LA GRANDE EXTENSION
Histoire de la santé humaine

延びすぎた寿命

健康の歴史と未来

Jean-David ZEITOUN

ジャン=ダヴィド・ゼトゥン［著］
吉田春美［訳］

河出書房新社

延びすぎた寿命——目　次

延びすぎた寿命　健康の歴史と未来

エレーヌとアレクシに

序文

ガブリエルは、最近の転倒による怪我が回復した九七歳の祖父を訪ねた。彼女の祖父アンドレは破傷風《はしょうふう》ワクチンが発明された年、一九二四年の生まれである。アンドレの父親は一九一八年のスペイン風邪の後遺症である呼吸器疾患が悪化して亡くなり、アンドレはおもに母親と叔母の手で育てられた。二人の女性に見守られ、子ども時代と青年期を何の不安もなく過ごした。二九歳のとき肺炎になったが、抗生物質のおかげですぐに治った。父親とは違って、何の合併症にも罹《かか》らなかった。

アンドレは普通に生活し、妻となる女性に出会い、三人の子どもをもうけた。そのうちの一人が、一九五九年生まれのガブリエルの母親である。アンドレはエネルギー関連企業で働き、健康そのものの人生を送った。周知のように、一九七〇年代に心血管疾患の死亡率は低下していた。七〇歳のとき前立腺がんが見つかったが、それほど不安にならなかった。がん治療で生活の質が大きく低下することもなかった。娘であるガブリエルの母親がその数年前に乳がんになったときのほうが、よほど心配した。それは小さな腫瘍《しゅよう》だったが、娘は三〇代で、まだ子どもがなかった。乳がんの治療で不妊になるのではないか、将来妊娠したらがんが再発するのではないかと、家族は恐れた。一九九五年にガブリエルが生まれ、すくすくと育った。彼女の母子手帳には、持続的なアレルギー性喘息《ぜんそく》とだけ書かれている。

ガブリエルは祖父を訪ねたとき、フランス人の寿命が一年に三か月ずつ延びていることを話した。こんにち人口学者に統計上、何歳まで生きられるか尋ねれば、このような傾向はまだしばらく続き、九〇歳以上の長寿になるとの答えが返ってくるだろう。そしてもし、トランスヒューマニスト〔新しい科学技術で人間の身体と能力の限界を超えることができると考えるトランスヒューマニズムの信奉者〕と呼ばれる人々に同じ質問をすれば、現在の傾向が続くどころか、一〇〇歳以上生きられるようになると答えるに違いない。

しかしながらガブリエルには、世界はあまりに複雑になっており、長期の予測を鵜呑《うの》みにするのは危険だと言っておくのが賢明だろう。不確実なことが多く、一〇〇年単位で世界の健康の方程式を立てるのは無謀である。現実には、ガブリエルは祖父ほど長生きできないかもしれない。祖父の年齢に近づくことすらできない可能性がある。

健康の歴史は医学の歴史ではない。健康が医学で決まる割合は一〇%から二〇%にすぎないからだ。かつてこの割合はもっと低かった。医学以外に健康の決定要因が三つある。行動、環境、生物学。大雑把に言えば年齢、性別、遺伝である。治療を中心にした医学の歴史では、人間の健康の拡大全体を理解することはできない。健康拡大の歴史は病気の根絶の歴史である。最初の進歩以前、人間の健康は果てしのない停滞のなかにあった。一万二〇〇〇年前の新石器革命から一八世紀半ばまで、西欧の人々の平均余命はほとんど変わらず、二五年から三〇年ほどだった。この歴史的な均衡状態がプラスの方向へ変わったのは、一七五〇年以降のことである。いくつかの要因によって時代状況が大きく変わり、寿命はほぼ一貫して延び続けるようになる。二〇〇年前、スウェーデンの女性は平均寿命四六年の世界記録を打ち立てた。二〇一九年には日本の女性が八八年で世界一になった。

この記録に届かなくても、先進工業国の人々はこんにち、少なくとも八〇年は生きられるし、アンドレのような一〇〇歳近い高齢者も珍しくない。ガブリエルの祖父が健康で長生きできるのは、はるか昔からの進歩が蓄積しているおかげである。一七五〇年以来、どの世代も前の世代より少し長く生きられるようになり、つぎの世代がさらに長く生きるための準備をしてきた。本書が語るのは、そうした健康をめぐる進歩の歴史である。

最初に断っておくが、本書で扱うのは健康の改善だけである。したがって、平均余命が世界的に停滞していた一八世紀以前の歴史は取り上げない。また、記述は西欧中心になるが、それは、人の生命に関するデータが他の地域より多く手に入るからである。

寿命の連続した延び

一七五〇年以降の人間の寿命を調べると、ずっと右肩上がりだったことがわかる。いくつかの戦争とパンデミックで中断された時期もあったが、そのあとすぐに、上昇の流れを取り戻した。また、寿命が延びた結果として、人間のあいだに存在していた生来の不平等も減少していった。とはいえ、それは部分的に、社会的不平等に取って代わられたのだが。しかしながら、この単調な寿命のカーブではわからないことが三つある。

第一に、この連続した上昇を引き起こした原因は、時代ごとに異なることである。時期によって、人間は病気や死と闘うためにさまざまなアプローチをとらなければならなかった。ある病気が克服されると、また別の病気が出現し、異なる方法でそれに対処しなければならなかった。

第二に、カーブが一本調子で上昇しているため、あたかも寿命がスムーズに延びたかのように思えることである。しかし、決してそうではない。それどころか、平均余命が大きく延びたそれぞれの段階で、カーブを押し上げる力に対し、それと相反する要素がカーブを押し下げようとしていた。カーブから読み取れるのは結局のところ、長寿という秘められた目標を長続きさせるために、人間のリアクションが有効に働いたということである。人間自身は一貫性がないにもかかわらず、生物学的な生の改善に取り憑かれ、自分の親より少しでも長く生きようとしたかのように、事態は進んだのである。

第三の情報はこのカーブに含まれない。それは将来、グラフ上の点がどこに位置するか、すなわちガブリエルの世代の平均余命がどのようなカーブを描くかである。

不確実な未来

私たちがしばしば経験する推論のバイアスにより、これからも寿命は延び続けると思いがちである。しかしながら、この傾向は不確実になっている。近年の人間は自らの発展に気をとられているうちに、意図せずして二種類のリスクを出現させた。それらのリスクはあまりに大きく、メタ問題になっている。それは行動と環境に関するリスクである。行動のリスクはアルコールの過剰摂取、喫煙、不健康な食生活、運動不足。環境のリスクはさまざまな種類の汚染、少し前からは気候変動である。気候変動のプロセスは完全に止めることはできない。以上のリスクはどれも昔から存在するが、そのインパクトはこれまでになく大きくなっている。それらはすでに、人間の健康に想像もつかないほどの負荷をかけており、死者や病気を増やして人間をますます不幸にしている。

こうしたリスクの原因はおもに、いやもっぱら人間にある。それらの徴候は、産業社会が健康と同じくらい「不健康」をもたらすことを示している。人間はさまざまな慢性疾患を生み出してきた。アンドレの娘が罹った早期の乳がんやガブリエルの喘息は、おそらくそのことを物語っている。喘息の罹患率は三〇年間に三倍に増えている。つまり、ガブリエルの家族の歴史は単なるエピソードではなく、二一世紀の世界の健康がもつ光と影を反映しているのである。

こうした状況に対し、人間は戦略的な誤りを犯してきた。リスクの影響を緩和するため大いに努力してきたが、リスクそのものやその原因に対処するための努力はあまりしてこなかった。人間はそうして、健康支出の生産性を大幅に低下させた。コンピューターの生産コストはしだいに下がったが、寿命を延ばすためのコストはしだいに上がっている。

本書がこれから語るのは、おもに、一本調子で上昇する寿命カーブに隠されたこれら三つの現象、すなわち健康の決定要因は変化すること、社会の改善はときに人間に不利益をもたらすこと、そして将来の健康はほとんど予想不能なこと、である。

新型コロナウイルス感染症（COVID－19）のパンデミックは、人間が環境を過度に操作した結果生じたものである。このパンデミックが人間の健康と寿命に持続的な影響をもたらすかどうか述べるのは、時期尚早である――短期間の影響はすでにあると言える。また、このパンデミックが世界を変えるかどうかも、まだわからない。スペイン風邪は多くの死者を出したが、世界を変えはしなかった。だが、すでに確かなことがある。新型コロナウイルス（SARS－CoV－2）のような新しい病原体は、人間の活動によって出現したということである。それは偶然の結果ではない。この社会はつねに、私たちの手に負えないさらなるリスクをもたらす可能性がある、ということだ。

本書は、人間がなすべきことの処方を示そうとするものではない。だが少なくとも、私たちはどうしてここまで来たのかという問いに対して歴史が何と答えるか、説明しようとしている。人間は最近、ようやく手に入れたものの一部を手放す覚悟があることを示した。ロックダウンや企業の閉鎖を受け入れ、健康が最優先になりうることを証明した。近代史においてこれまで、経済が政治的決定の主たる基準であったことを思えば、それはまさに画期的である。大多数の国民が初めて、経済活動を停止させ、回収できないほどの莫大な金銭的損失を出すことを、はっきりと選んだ。その目的はただ一つ、健康と命を守ることである。人間がこれからも、一部の経済より健康を優先させることを望むなら、これまで何がうまくいき、何がうまくいかなかったのか、理解しておくのは有益だろう。健康の歴史的な決定要因に関する適切な情報は、公衆衛生の活動を再検討する材料になるかもしれない。それは、想像力の欠如という、私たちがもつ最大の弱点の一つを補ってくれるだろう。

Ⅰ部　微生物の時代

1章　先史時代から工業化以前の時代まで――平均余命三〇年

先史時代から工業化以前の時代、人間の健康状態は平均してかなり悪かった。ホモ・サピエンスの大半（ほぼ一〇〇〇人中九九九人）は、健康に大きな不安を抱えながら人生を過ごした。生物学的に現在のヒトになってからの人間の健康は、長いあいだ低迷していた。健康状態はよくて当たり前ではなく、もっと健康になるのはさらに難しかった。現在入手可能な歴史データでは、数量的に正確な情報を得ることはできない。生命に関する統計を復元するのはきわめて難しいが、平均寿命、つまり出生時の平均余命は、世界の大半の国で二五年から三〇年程度であったと考えられる。

とくにだまされやすい平均値に平均寿命がある。なぜなら、人によって寿命に大きなばらつきがあるからだ。先史時代から工業化以前の時代の人間一人ひとりについては、ほとんど何もわからない。寿命が二五年から三〇年というのは、ほぼすべての人が二五歳から三〇歳のあいだに死んでしまうという意味ではない。実際、そのようなことは滅多に起こらない。個人の寿命には大きな差があり、それを基に算出される平均寿命が低いのは、乳幼児死亡率が非常に高かったためである。おそらく一八世紀まで、少なくとも半数の子どもが一〇歳を迎える前に死亡していた。さらに、多くの子どもがごく幼いうちに、つまり生後一年足らずで死んでいた。このように乳幼児死亡率がきわめて高かったことから、一五歳の余命は長いあいだ出生時の余命より長かった。(1) 子ども時代の罠《わな》にはまると、そこから逃れることはほとんどできなかった。しかし、子どもがいったんこの死の谷を通り抜ければ、全体的な平均値が示唆するよりもう少し長く生きられたかもしれないのである。

三つの死亡原因——微生物、栄養不足、暴力

先史時代から工業化以前の時代を通して、すなわち一八世紀末まで、いくつかの病気が不健康な人間の市場を分け合っていた。わずかな数の原因で、多くの人の死が説明できた。こんにち疾患は多様化し、新しい疾患が次々と出現しているが、昔はその反対だった。原因の大半を占めていたのはつぎの三つであったと見られている。微生物感染症、栄養不足、暴力である。

感染症はエンデミック（風土病）として蔓延《まんえん》するとともに、エピデミック（流行病）としても猛威をふるった。エンデミックとは、ごくわずかな微生物疾患がその土地の住民のあいだにつねに存在している状態をいう。それに加えて、局地的なエピデミックがたびたび発生する。そのようなエピデミックにより、病気と死亡数のピークはさらにはね上がる。インフルエンザ、結核、天然痘、ハンセン病、コレラ、さらにペストが、歴史資料の裏づけのある感染症の事例である。かつて、こうした感染症による死亡者はすさまじい数にのぼり、しばしばエンデミックからエピデミックへという経過をたどった。感染症はつねにそこにあるが、さらに広まることがあった。

しかしながら、先史時代から工業化以前の時代の人々は、微生物(2)が存在することを知らなかった。そ

れはとりわけ、微生物を見る技術的な方法が長いあいだなかったからである。大多数の者は、「汚れた空気」を意味する瘴気《しょうき》（ミアズマ）を信じていた。そのような空気は健康に悪いと考えられた。いやな臭いがするし、病気を運んでくるからだ。物質が腐敗することで瘴気は生じる。はっきり知覚できる悪臭こそが、瘴気の存在を示す主要なしるしだった。工業化以前の人々は、病気は「上から」来ると考えていた。エピデミック（epidemic）の語源にもそれがうかがえる（ギリシア語の epi は「上」、demos は「人々」を意味する）。そのため人々は、自分より上にあるリスクを過大評価し、自分と同じレベルにあるリスク、たとえば接触によるリスクを過小評価するようになった。この歴史的な誤りが長く続いたことから、工業化以前の人間は何千年も無意識のうちに、排泄物から口へという経路（糞口感染）で病原微生物が伝染する基本的なメカニズムを見逃していた。

不健康と死の第二の大きな原因は栄養不足である。それには風土・流行病的な側面もあった。栄養不足は慢性的だったが、とりわけ飢饉《ききん》によって悪化し、飢饉そのものが気候条件の影響を受けた。栄養不足は微生物の問題とまったく無関係というわけではない。微生物と栄養不足はつねに生物学的な関係を維持しており、そのことは統計にもはっきり表れている。両者の関係は相互的なものである。微生物と栄養不足は連動しており、可能であればともに作用する。栄養失調になると、感染症やその合併症に罹りやすくなる。感染症は栄養不足を悪化させる。この二つが同時に起きると、別々に生じるより死亡率は高くなる。感染症と栄養不足が単に重なるのではなく、被害を増幅させるのである。

さらに三つ目の暴力――とくに戦争――は、しばしば、人間が死亡する大きな原因になってきた。それは医学的な意味で病気ではないが、健康へのインパクトはかなり大きかった。

ここで一つ、重大な事実を述べておく。医学は長いあいだ個人の健康、集団の健康に対してはなおさら、大した影響を与えなかったことである。医学の歴史と人間の生死の数のあいだに一定の関係は存在しない。あらゆる時代に一流の医学者がおり、注目すべき理論を展開してきた。そのなかには真実もあれば嘘もあったが、つねに知的なものだった。ヒポクラテス、アヴィケンナ〔イブン＝シーナー〕、アンブロワーズ・パレがとくに有名で、彼らは輝かしい仕事をしたが、その天才的な発見でさえ、人間の健康に計測可能なインパクトをもたらさなかった。その歴史的な重要性は否定できないが、統計上の痕跡を残すことはなかった。医者や外科医の医療行為には何の効果もなく、なかにはひどく危険なものもあったのである。

というわけで、序文で述べたように健康の決定要因は四つあるが（医学、生物学、環境、行動）、先史時代から工業化以前の時代でインパクトをもっていたのは、環境と行動の二つだけである。環境には病原微生物がいっぱいいたが、それと闘う術《すべ》は知られていなかった。環境を操作して食糧資源を得ていたが、それもまだ不十分だった。さらに、こんにちまで伝わる歴史情報によれば、暴力的な行動は現在よりはるかに数が多く、それら日常的な暴力や戦争にも風土・流行病的な側面があった。

ジョン・グラントと人口学の始まり

「人口のデータが使えるようになったこと、そして、ベーコンとデカルトの思想を組み合わせた還元主義的アプローチが発展したことで、決定的な段階へ進む条件が整った。すなわち、人口の考え方を健康のデータに適用したのである」

アルフレッド・モラビア「疫学誕生三五〇年、一六六二―二〇一二」、『エピデミオロジー』、二〇一三年

集団の健康を数量的かつ体系的に初めて評価したのは、ジョン・グラント（一六二〇―一六七四）である。ロンドンに生まれたグラントは、人口学の創始者とみなされているが、疫学の創始者でもあった[3]ことは、それほど知られていない。有名なロンドン死亡週報の五〇年分のデータをもとに、グラントは友人のウィリアム・ペティとともに、生命に関する最初の統計的分析を行った。とはいえ、「統計」とか「人口学」といった言葉は当時まだ存在しなかった。死亡週報はロンドンにある一三〇の小教区それぞれの埋葬状況を記したもので、週に一度発行された。[4]その紙面から二種類のデータが得られる。死亡者数と、推定される死因である。死亡週報に死因として記載されている事柄の大半は、症状（「熱」、「嘔吐」）や臓器（「歯」、「胃」）についての記述にすぎない。

グラントは、人口学の分析において中心的な道具となる死亡表を初めてつくった。彼の研究の成果は『死亡表に関する自然的および政治的諸観察』というタイトルで、一六六二年に出版された。グラントは資料の整理から始めなければならなかった。調査資料は数千ページにわたって雑然と記されているにすぎなかったからだ。グラントは分類の誤りを正し、かつてない大量の情報を手に入れた。女児より男児のほうがたくさん生まれていることを初めて報告したのは彼である。女性は男性より二倍医者にかかっているが、男性のほうが多く死亡していることも、明らかにした。それは健康の歴史で繰り返し指摘されることである。ロンドンの人口増加が移住者の流入によるものであることも、彼は示した。とりわけ、彼が直感していたこと、すなわちペストが予測不能な形で発生しては多くの人命を奪っていることを、数字で裏づけることができた。このように規則性がないことから、ペストの原因が環境にあることが疑われた。ペストが流行していた数年間に人口は減少するが、翌年から出生が増加して元に戻ることも、彼は観察している。

彼はもう一つ、それまで予想していなかったことに気がついた。ペストの流行を除いて、死因がほぼ一定していることである。まだエンデミックという言葉はなかったが、グラントはそれを発見したのである。集団レベルの死亡率の傾向を推定しようとしていたことも、いくつかの歴史資料から明らかになっている。(5) それればかりか、そのような死亡原因を「慢性病」と呼んでいた。あとから振り返れば、グラントの誤りは皮肉なものである。彼には思いもよらないことだったが、当時、病気や死の原因は微生物によるものであることが多かった。要するに、こんにち慢性病と呼ばれるものとは正反対だったのである。

簡単に言えば、急性疾患は微生物を原因とするものが多く、慢性疾患の大半はそうではない。英語でも慢性疾患のことを「非伝染性疾患」と言う。グラントが当時の病気を慢性だと考えたのは、決して終息することがなかったからだ。病人にとっては慢性どころか、すぐに死んでしまったのである。

2章　一七五〇―一八三〇年――弱々しい健康改善

ヨーロッパにおける最初の死亡率低下

少なくともヨーロッパとアメリカでは、社会情勢が変化して人々の健康状態が上向くようになるのは一八世紀半ば以降のことである。ホモ・サピエンスのおよそ八〇〇〇世代（ヒトが誕生してからの二〇万年を、一世代を二五年として八〇〇〇世代）はほとんど変化がなかったが、このときようやく死亡率が低下するとともに、平均余命が上昇し始めた。この健康拡大の第一段階（一七五〇―一八三〇）に見られる特徴は、弱々しい改善にとどまったことである。進歩は不規則で、後退したときもあれば、ゆっくりと、ごくわずかしか進歩しなかったときもあったが、進歩したことは確かである。アメリカの医師で公衆衛生の歴史に関する大著[1]を書いたジョージ・ローゼン（一九一〇―一九七七）は、一七五〇年から一八三〇年までの期間を、世界の保健衛生の将来を決定づけた「転換期」、「我々に影響を及ぼし続けている遺産」とみなしている。

人口学者たちはヨーロッパのいくつかの国のデータを研究し、それを歴史情報に変えた[2]。それら断片的で不均質なデータにまだ不確実なところはあるが、それによって、この期間にそれらの国で死亡率がどのように推移したか、考察することが可能になった。人口学者のアプローチには直接的なものもあれば間接的なものもある。戸籍簿が存在する場合、それは直接的なアプローチになる。しかし、この時期にすべての国で戸籍がつくられていたわけではない。スカンジナビア諸国は他国に先駆けて戸籍の整備に取りかかったことから、その統計は時期的にかなり早い。フィンランドは一七二二年、ついでデンマーク、アイスランド、ノルウェーは一七三五年、スウェーデンは一七三六年である。

間接的なアプローチは復元と呼ばれるが、実際のところは補正されたものである。実在するデータに基づくとしても、それは完全に有効とは言えないからである。その多くは洗礼や結婚、死亡が記された教区簿冊である。人口学者はそれらのデータから、死亡率の推移をたどろうとする。外挿法〔既知のデータに基づきそのデータの範囲外で予想される数値を求めること〕によって全体の結論を導くのである。フランスとイギリスについては、このような方法で死亡率を推定している。ドイツ、イタリア、スペインのように、他のヨーロッパ諸国と同等のデータがない国もあるが、手に入る後世のデータによって、それらの国では死亡率の低下し始めた時期が遅かったと考えられている。このように時間的なずれが見られることから、人口学者たちは、データの管理システムを最初に構築した国はどこよりも早く自国の公衆衛生を改善できたとの仮説を立てている。「測ることは知ること」[3]なのである。

戸籍という直接的アプローチによる復元には二つの利点がある。それらのデータは質的に優れ、より範囲が広いということで、それは理論的に、その国に関する網羅的なデータだからである。そのため、結果はより確実で、より内容豊富である。それと反対に、小教区の資料は不完全で、間違いが起こりや

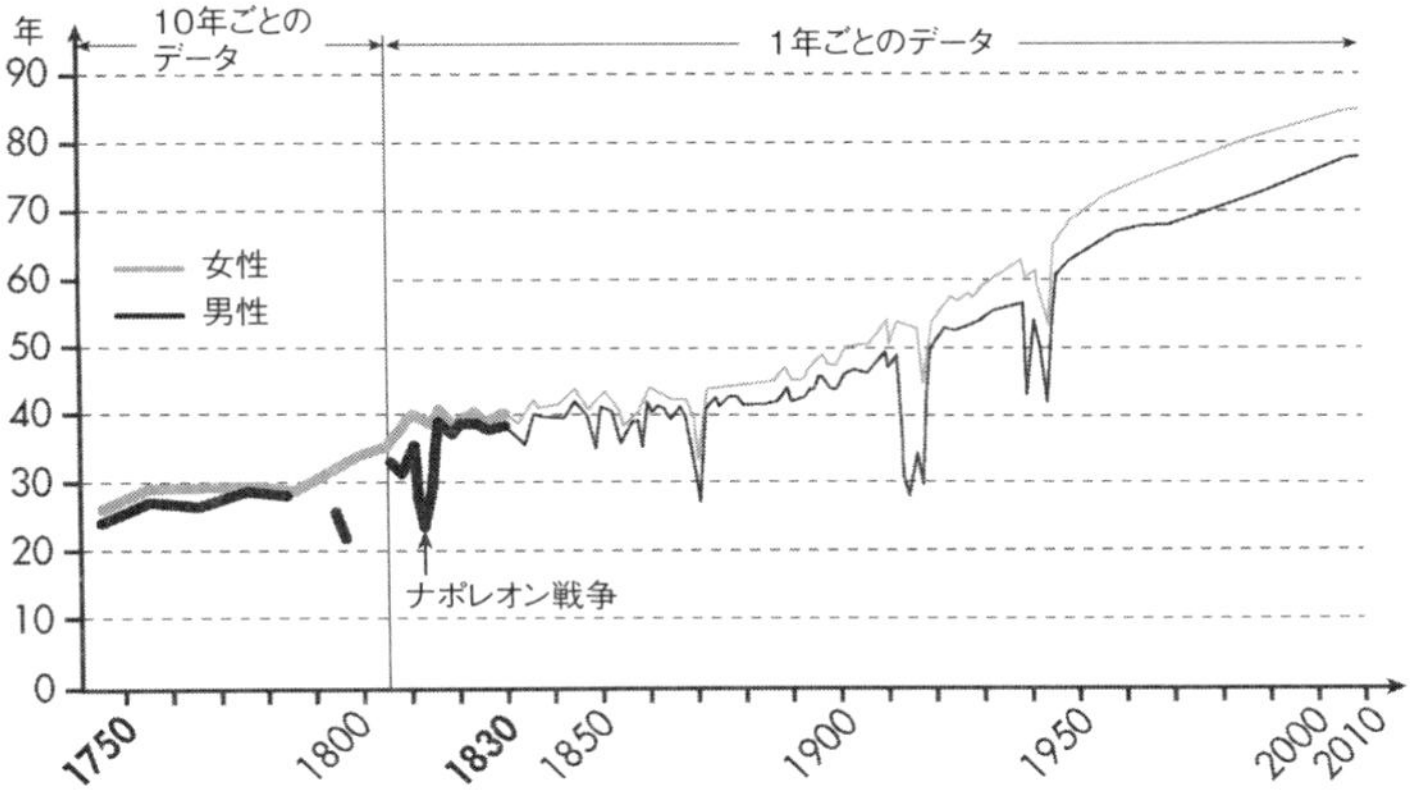

フランスにおける出生時平均余命の推移
出典：数字のデータ、INED（仏国立人口統計学研究所）

すい。データはその地域に限定され、不安定なものにとどまる。そこから導かれる結果はおそらく、平均してかなり不確実である。以上二つの資料——戸籍と教区簿冊——をもとに、人口学者は上記の国について死亡表をつくっている。こうして、ローゼンが範囲を区切った時期（一七五〇—一八三〇）におけるヨーロッパ諸国の死亡率が——慎重に——比較された。死亡率の低下は実質的に一七五〇年から始まったようである。だが、比較観察すると、当時のヨーロッパの死亡率に二つの大きな特徴のあることがわかってきた。同じ国でも時期によって不規則なこと、国のあいだで不均一なこと、である。

そうした不規則性は、グラフのぎざぎざのカーブに表れている。いくつかのピークは、飢饉や疫病によって死亡率が著しく上がったことを表している。ヨーロッパ大陸はまだ健康危機のさなかにあった。しかしながら、そのように何度も繰り返される危機的状況は、間隔があく傾向、つまり滅多に起こらなくなる傾向にあることが観察される。人間は自らの健康を改善して危機の衝撃を和らげようとし始めたのである。

さらに、そうした危機の形態も国によって異なるようである。人口の多い国では、それほど危機的な状況にならなかった。人口が多いために危機の衝撃が弱められたのだろう。イギリスはフランスほど脆《ぜい》弱《じゃく》でないようだ。フィンランドはとりわけ危機に弱いが、それはおそらく気候によるものと思われる。人口の八%が失われた年も何度かある。二〇二一年のフランスであれば、年間死亡数五〇〇万人を上回る規模である。[4] それでも危機の間隔はあき始め、すでに死亡率の数字に変化が表れている。以上の国々――フランス、イギリス、スカンジナビア諸国――では徐々に、死亡率の状況が改善された。すなわち、死亡率は危機的状況を脱し、一時的な小康状態に入ったのである。

ヨーロッパのグラフに見られるもう一つの大きな特徴は不均一性である。グラフの出発点でも、途中でも、国ごとに明らかな違いがある。イギリスのグラフを見ると、一八世紀半ばの死亡率はフランスより低い。そうした評価は、イギリスが当初、フランスより一歩先を行っていたことを示唆している。だが、人口学者ルイ・アンリ(一九一一―一九九一)はフランスの分析に基づき、イギリスのほうが優位にあったという見方に異論を唱えた。両国の健康状態は最初から違っていたという説への反論として、彼は方法の問題に注目する。[5]

アンリによると、イギリスの評価は二つのミスを犯していた。移民を考慮に入れていないこと、乳幼児の死亡数を少なく見積もっていることである。アンリはそもそも、イギリスの研究は人口統計学で用いられる第三の指標(最初の二つは出生率と死亡率)を無視していると考えていた。それは移民である。イギリス国を出た人々はもう元の国で死ぬことはない。したがって彼らはカウントされないのである。イギリスのデータは同国に限定されることから、人々の動きが分析に偏りをもたらし、結果を誤らせた可能性がある。つぎに、アンリによれば、それらの研究は重大な偏りを補正していなかった。幼い子どもの埋葬

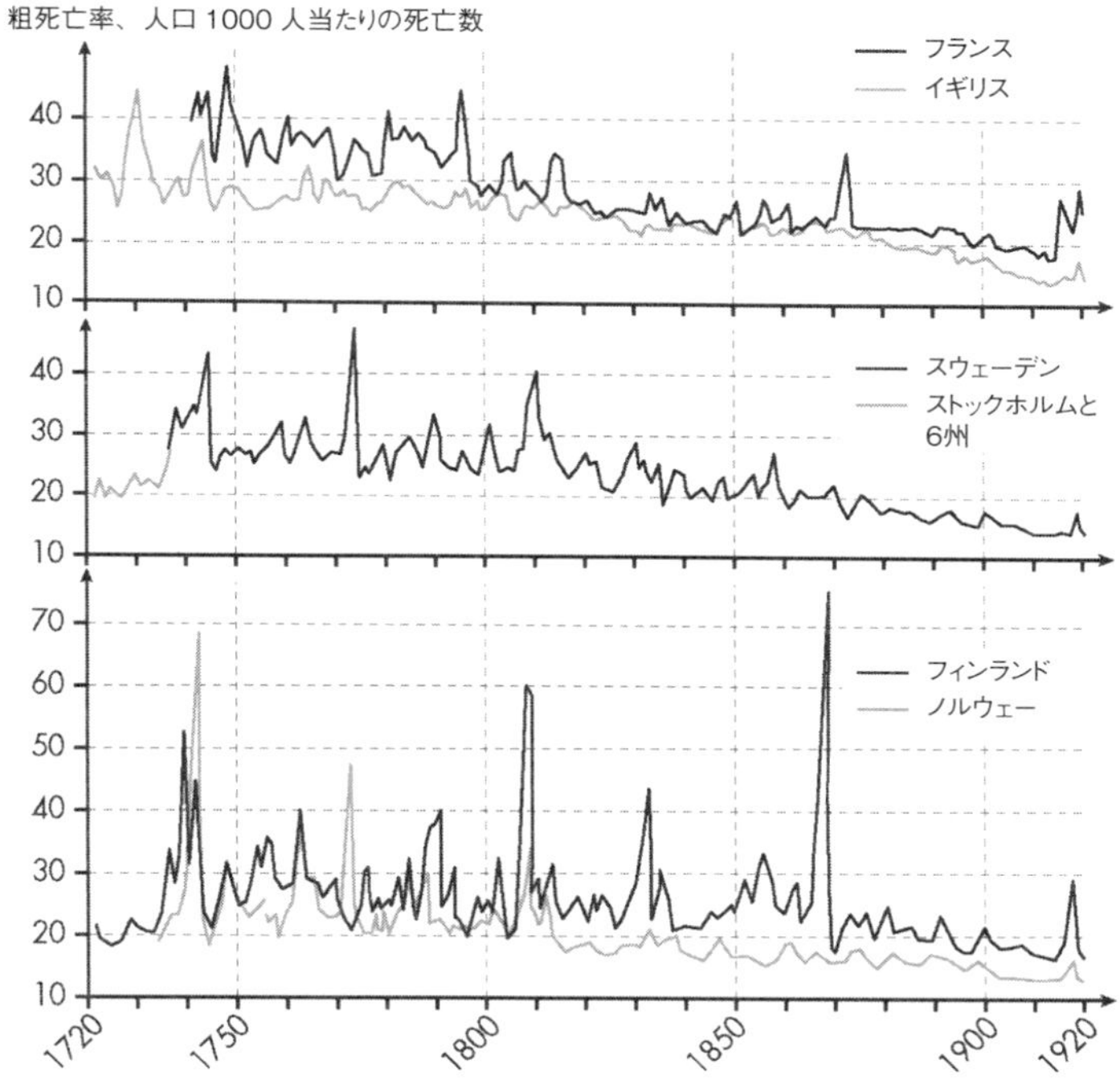

1720-1920年のフランス、イギリス、スウェーデン、フィンランド、ノルウェーにおける粗死亡率の年ごとの推移

出典：J. Vallin, La mortalité en Europe de 1720 à 1914: tendances à long terme et changements de structure par sexe et par âge. *Annales de démographie historique*, 1989. Le déclin de la mortalité. p. 31-54.

数を少なく見積もったのである。乳幼児の死亡数の一部を除外することで、イギリスの歴史家たちは自国の健康状態を過大評価し、フランスより良かったという誤った考えをもつに至った。結局のところ、イギリスの一八世紀の死亡率がフランスよりずっと低かったとは、まったく言えないのである。

だが、国ごとの違いは出発点だけでなく、途中のカーブにもある。死亡率が低下する形態は国によってさまざまである。スウェーデンでは規則的に低下しているように見えるが、フランスとイギリスでは不連続である。以上の簡単な説明には、世界の健康が進歩して以来の歴史がよく表れている。それぞれの国の位置づけは決定的なものではまったくない。早くスタートしたのに遅れてゴールする国もある。それらの国は当初、国民によりよい健康を約束するが、やがて不利益をもたらすのである。遅れを取りもどすことは可能だし、手に入れた優位が失われることもある。

変化の源泉——啓蒙思想と革命

歴史上初めて健康が進歩するには、変化が可能な時代状況になる必要があった。この新たな時代状況は、啓蒙思想と革命という二つの言葉で要約できる。実践より先に理論があった。まず認識のレベルで変われることが重要である。啓蒙思想は新しい思考と知識を提供することで、変化の引き金になる知的な手段をもたらした。フランスはこの動きを主導した。ディドロやヴォルテール、ダランベール、ルソーがその代表格だった。啓蒙思想が打ち出したのは知性の社会的価値、方法的懐疑〔少しでも疑いうるものはすべて偽りとみなした上で、まったく疑いえない絶対に確実なものを探る態度。デカルト哲学の根底をなす方法〕、理性の正しさだった。ディドロは『百科全書』の項目の一つで、人口の増減に乳児死亡率が大きく影響すると強調している。彼に言わせれば、一つのことを気にかける君主は別のことにも目を向けるべきである。ディドロはまた、健康を維持し病気に備えるには保険制度が必要だと主張した。

健康の向上に大きな役割を果たしたもう一つの出来事はフランス革命で、その影響はフランス国内にとどまらなかった。ローゼンは二〇世紀のアメリカ人の視点で、一八世紀末のヨーロッパが複雑な情勢にあったにもかかわらず、ヨーロッパ諸国には何か共通するものがあったと指摘している。「変化は不可避だと受け止められていた」というのである。啓蒙思想は進歩を十分ありうることとしたが、革命は進歩への欲望をかき立てた。

一七五〇年以降、ヨーロッパの人々の死亡率はどのようにして低下したのだろうか？　はっきりした答えは出ていないが、歴史の情報から重要な手がかりが得られる。何が起きたのかは以下の三点に要約できる。人口セグメント〔ある属性で区切られる人口のまとまり〕、病気のグループ、アプローチである。

子どもは人口セグメントだった。自分の健康が向上するのを目の当たりにした最初の世代が、最も若い人たちだった。子どもの死亡率はそれまでずっと高かった。人口学者の概算によれば、一七五〇年にフランスで一〇歳未満の子どもが死亡するリスクは五〇％に近かった。[6]乳幼児の死亡率を下げることで、人間はそうと知らずに、ほとんど望まずして、寿命のカーブを押し下げていた最大の問題に一気に片をつけた。乳幼児死亡率は平均寿命に対して非常に大きな影響を与えていた。それは純粋に、数学的な理由によるものである。平均は極端な数字に引きずられる。論理的に言って、より多くの子どもの命を救うことが、平均寿命を押し上げるのに最も効果的なのである。

第二点は、微生物疾患の罹患率が低下したことである。それは昔から病気と死亡の原因のトップを占めていたが、子どもの場合はなおさらだった。以上の二点――乳幼児死亡率の低下と微生物疾患の減少――は十分に立証されている。しかし、それらは何が起きたか語っているが、「どのように」起きたかという疑問には答えていない。

第三点につなげるためには、乳幼児死亡率の低下を可能にした行動を知る必要がある。健康の決定要因をあとから振り返って理解するのは依然として難しいが、公衆衛生のさまざまな措置が講じられたことが決め手になったのは明らかなように思える。歴史学と人口学の研究によると、一七五〇年以降、いくつかの変化が健康を向上させていた。清潔にすること、すなわちゴミの処理。飲料水の供給。栄養の向上。天然痘との闘い、である。これら四点についてはあとで詳しく論じるつもりである。それらの変化はすべて集団的なものである。話をいくらか単純化すれば、最終的に個人の利益になるとしても、そのアプローチは国民全体に対するものである。結果は最終的に個人の利益になるとしても、この期間の健康改善は医学とほとんど関係なかった。いずれにせよ、医学はほとんど進歩していなかった。だが、公衆衛生対策が実施されるには、誰かがそれを決定しなければならない。人間は健康政策を必要としていた。

健康政策の誕生

一八世紀以前に健康政策の考え方はほとんど存在しなかった。国家や君主はおもに二つの機能しか果たしていなかった。奪うことと罰することである。[7] 彼らは税という形で金を奪い、収穫物を奪い、さらに、軍隊をつくるために人を奪った。そして彼らは、権威主義的かつ非人道的なやり方で民衆を罰した。第三の機能は、それとは反対の論理に従っている。それはもはやネガティブなものではなく、ポジティブなものである。国家や君主は奪うのではなく、健康を改善するために与えようとし始めた。この権力の新たな野心は、のちにミシェル・フーコー（一九二六―一九八四）によって理論化された。彼はそれを「生権力《せい》」ないしは「生政治」と名づけた。すなわち国家が人々の生活に介入するようになったのである。[8]

フーコーが一八世紀について述べたように、また、本書でこれから述べるように、生権力は打算的である。それは健康のために健康を目指すのではない。信念よりも計算で行動する。それがまず取り組んだことの一つが、生産を増やすために人口を増やすことだった。一八世紀に国家は発展しようとしたが、不十分な健康状態がそれを阻んでいた。

　経済成長とは別の動機も働いていたが、それはおそらく、より局所的な形、あるいはそれほど決定的なものではなかった。恐怖はしばしば、政治的行動の動機になる。反乱への恐怖から、ヨーロッパの一部の国の政府は自国民の健康を改善するための改革に取り組むようになった。疫病、とくにコレラへの恐怖も公衆衛生対策の引き金になったと、歴史家たちは考えている。フランス政治学院の社会学者アンリ・ベルジュロンとパトリック・カステルは、近代国家の生政治への野心は自国民についてもっと知ろうとする意志と一致していたが、それは自らの権威を示す手段でもあったと説明している[9]。

　生権力は哲学的な意味で純粋なものではまったくなかったが、そのために効果がなくなるわけではなかった。政治が介入しなければ、国民の健康は一七五〇年頃に向上し始めたように、進歩を遂げることはなかっただろう。国家がもっと介入しなければ、変化は起こらなかった。健康政策がなければ、人間の健康が改善されることはなかったと言ってよい。科学だけ、あるいは市場だけでは不十分である。健康が転換期を迎えるたびに、国家の決定的な介入が確認できる。とはいえ、それですべてが解決するわけではない。

都市の生活環境

　一八世紀における生権力の第一の鍵が都市政策であったことは間違いない。それ以前の人間の歴史を通じて、生活の形態すべてが健康の善し悪しを決めていた。障害者や病人の大半は共同体が面倒を見なければならなかった。その時代に国家の公衆衛生は「社会医学」と呼ばれていた[10]。都市は病気の温床であり、都市の死亡率は長いあいだ、農村の死亡率より高かった（現在は逆転している）。工業化以前の都市の不潔さは、歴史家や作家によって描かれてきた。都市はまだそれほど膨張していなかったが、すでに毒されていた。住居にはあらゆるものが欠けていた。日当たりは悪く、風通しもよくなかった。下水は備わっていないか、まったく役に立たなかった。飲料水、つまり清潔な水の供給は、つねに大きな問題だった。

公衆衛生の最初の活動は基本的なものだった。飲料水の供給を改善し、衛生設備を整えることである。衛生設備の考え方と方法はそれまでなかったわけではない。新石器時代、古代ギリシア、中国、古代ローマの遺跡からも、その痕跡は見つかっている。ローマの下水のモデルは、最も時期の早い、最もよくできたものの一つだと、歴史家たちは考えている。インカ文明でも、下水システムと入浴施設の跡が見つかっており、ジョージ・ローゼンはそれを「公衆衛生のエンジニアリング」と呼んでいる。中世のいくつかの都市はすでに「公衆衛生の合理的な体系[11]」の上に成り立っていたと、彼は強調する。それでもやはり、都市の衛生が発達したのは啓蒙時代以降である。水の供給と衛生設備は不十分で、改善の余地は大きかった。水の供給は下水の整備より先行することが多かったと、ローゼンは推定している。都市や国によって清潔な水が供給されてから汚水の排水設備がつくられるまでに、五年から五〇年かかっている。ゴミの廃棄にも多くの努力が払われた。ゴミからは悪臭が発し、ゴミそのものより有害だと思われていた。

都市の公衆衛生対策には大きな利点があった。特定の対象に限られるものでなかったことである。とくに病気を防ぐために行われたわけではなかったが、図らずも、微生物を原因とするすべての病気がターゲットになった。それは公衆衛生の特徴の一つである。公衆衛生は本来、ほとんど総合的である。限界はあるが、幅広くカバーする。一つの問題だけでなく、結局のところ複数の問題を解決することになる。利益は健康に関するものであり、経済に関するものでもある。一八世紀の社会医学はほとんど選択的でなく、すぐに成果を上げなければならなかった。多くの金が投じられたが、それで得られるものも大きかった。

皮肉なことに、都市の公衆衛生対策はかなり誤った理論に基づいていた。瘴気（ミアズマ）説が広く信じられていたのである。瘴気説ほど間違いでない接触伝染（コンタギオン）説は一六世紀から存在したが、少数派にとどまっていた。接触伝染論者は、病気が病人から病人でない人にうつることがあるのに注目し、病気は「目に見えない生のプロセス」によって引き起こされると考えていた。[12] 反接触伝染論者も病気が伝染する性質をもつことを観察していたが、彼らはむしろ、環境によって伝染が起きると考えていた。彼らが最も信じていた環境要因が瘴気だった。その理論は間違っていたが、洗浄という手段は正しかった。都市の公衆衛生対策は間違った考えに基づいていたが、有効だった。衛生に関する措置以外に、ごくわずかとはいえ病院が出現したこと、とくにイギリスに無料診療所がつくられたこと、精神的健康が初めて認識されたことも、人々の健康を向上させるのに貢献した。

こうしたヨーロッパの社会医学の起源――啓蒙思想の影響――は共通するが、その現れ方は国によって違いがある。ミシェル・フーコーは、イギリス、ドイツ、フランスで理論と実践に違いがあると、はっきり述べている。この時代にそれらの国は、まだ互いの良いところを見習おうとしなかった。公衆衛生に対するプロイセンの考え方は権威主義的だった。他のドイツ諸邦はプロイセンを見習った。一七六四年、プロイセンに「医事行政」という言葉が登場した。その第一人者ヨハン・ペーター・フランク（一七四五―一八二一）にとって、政治的課題は明快だった。国家は絶対でなければならないということである。[13] 彼は啓蒙思想の影響を受けていたが、フランス革命の民主的な理想は共有していなかった。彼が重視したのは国家統計、医者の養成、医者の医療行為の管理である。一七七九年に出版された著書のタイトルにあるように「完全なる医事行政体系」をつくるには、この三つがどうしても必要だった。

フランスの社会医学は、都市の生活条件によって方向づけられた。フランス人が力を入れたのは都市空間の改善である。フランス革命後、ギロチンにその名を残すジョゼフ・ギヨタン博士[14]が主導して衛生評議会が創設された。

最後にイギリスのアプローチは、イギリスが労働生産性にこだわっていたことを示している。イギリスの社会医学は労働者に集中していた。「労働力《ワークフォース》」という言葉が登場したのはおそらくこの時代である。健康はすでに、明確に経済の問題だった。イギリス式の社会医学の管理は、実質的に存在しない国民国家より、限られた地域の当局の手で行われていた。ジョージ・ローゼンが書いているように、イギリスの行政は当時、「きわめて小教区的」だった。

一八世紀末にはもう、ヨーロッパの多くの都市で清潔さと生活条件が改善されていた。それは不安定で不十分なものだったが、半世紀前より良くなっていた。都市にゴミはあふれていたが、以前ほどではなく、飲料水は十分でなかったが、やはり以前よりたくさん供給されていた。そして健康の指標は上向く傾向にあった。死亡率、とりわけ乳幼児死亡率が低下し始めたのである。医学は進歩していなかったが、人々の健康は最初の飛躍をとげていた。

3章　自発的な免疫化

「試験は有効だと確信したお妃は、自分の子どもたちに種痘を受けさせた。イギリスはその手本に従った。そのときから、お妃とウォートリー・モンタギュー夫人のおかげで、少なくとも一万人の子どもたちが命を救われ、同じ数の娘たちが美しさを失わずにすんだ」

ヴォルテール『哲学書簡』、一七三四年

病で病を治療する——人痘接種

赤死病とも小さな痘症（スモールポックス）とも呼ばれた天然痘（痘瘡《とうそう》）は、人間を永遠に苦しめると思われた災厄だった。天然痘は古代から知られていた。資料の裏づけのあるものでは、古代エジプトのファラオ、ラムセス五世の症例が最古である。そのミイラの顔面に、痘瘡の跡がはっきり残っているのである。

感染力が非常に強く、ヒトだけが感染する天然痘は、発熱や筋肉痛といった、ごくありふれたウイルス性の症状を引き起こす。だがとりわけ恐ろしいのは、感染者の二〇%から四〇%が死に至ることである。一命をとりとめても顔に瘢痕《はんこん》（あばた）が残り、ごくまれに失明することもある。天然痘はエンデミックからエピデミックになって死者の数をさらに増やし[1]、一七世紀末以降も猛威をふるった。子どもはとくに弱く、ロンドンの死亡週報によると、死亡者の五〇%が五歳未満であった。一八世紀を通してヨーロッパ全体で六〇〇〇万人が天然痘で死亡したと推定されている。スウェーデンのデータによれば、毎年スウェーデンの子どもの一〇%が天然痘で命を落としたとみられている。

天然痘と闘うための最初のアプローチが人痘接種であった。人痘接種が行われるようになったのは、二つのことが観察されたからだった。まず、この病気は伝染するのではないかと疑われ、病気の性質が明らかにされた。瘴気説が支配的だったとはいえ、接触伝染論者たちは、天然痘が病気でない者を病気にすると考えていたのである。つぎに、他の病気でもそうだったが、免疫という現象が起きることに、人々はかなり以前から気づいていた。天然痘から回復した者は、二度と天然痘にならないようだった。イェール大学の医学史教授フランク・スノーデンは、昔は患者の数が多く、二度と病気に罹らない人の数も多かったので、免疫に気づきやすかったと説明している[2]。天然痘の身体的な後遺症ははっきりわかるし、生存者は社会の至る所にいたので、比較観察が容易だった。天然痘に罹ったことのある者とそうでない者の違いは一目瞭然で、免疫をもつ者が多いことも直感的にわかる。

病で病を治療する試みが始まった。人痘を接種して軽い天然痘にしておけば、理論的には、重い天然痘になるのを防げるはずだ。そのようにして症状を軽減できることはすでにわかっており、それはのちにパストゥールによって科学的に証明されることになる。こうした考え方により、人痘接種と言われるものを試してみようとする人々が現れた。この考え方はホメオパシーの論理——似たものが似たものを癒す(同質療法)——に近かったが、ホメオパシーはまだ存在していなかった[3]。人痘接種では、生物学的物質、一般には重症でない病人の膿疱の中身を採取し、病気でない者にそれを移植する。うまくいけば、接種を受けた者はそれから一〇日ほどたって軽い天然痘になり、その状態が数週間続く。その後は二度と天然痘に罹らなくなる。

医学史家たちは、人痘接種にさまざまな方法のあることを観察してきた。採取する物質、接種する場所、実施期間、それ以外の技術的に細かい点についても、文化によってさまざまだったようだ。人痘接種が標準化されることはなかった。ワクチン接種が登場する以前に、ペルシア人や中国人が人痘種痘を行っていたが、ヨーロッパで始まるのは一八世紀になってからである。ヨーロッパ人にそれを強く勧めたのがレディ・メアリー・ウォートリー・モンタギュー（一六八九―一七六二）で、一七一三年に天然痘で弟を失い、一七一五年には自らも天然痘になってその美しい顔に跡が残った。その翌年、トルコ大使に任命された夫についてトルコへ赴き、一七一七年には彼女が「植えつけ《エングラフティング》」と呼ぶ人痘接種に大いに興味をもった。一七一八年三月、イスタンブールで息子に人痘接種を受けさせたが、大した後遺症もなく、明らかな予防効果が見られた。レディ・モンタギューは知的でカリスマ性があり、したがって影響力があった。彼女はフェミニストであるとともに、人痘接種の推進者になった。一七二一年に帰国すると、国王ジョージ一世に接種を試してみるよう働きかけた。その年の八月、数人の死刑囚に対して倫理的とは言いがたい実験が行われた。接種を受ける代わりに、生きていたら釈放すると約束したのである。六人から七人に対して行われたが、数週間後、全員がまだ生きており（免疫を獲得し）、彼らは恩赦を与えられた。人痘接種は広く国民に推奨された。一七二二年、レディ・モンタギューは皇太子妃を説得して二人の娘に接種を受けさせた。これは、イギリス国民が人痘接種を受け入れるのに決定的な出来事となった。政治指導者やその家族が接種を受けると、メディアでさかんに報じられた。

人痘接種は急速にヨーロッパ、そしてアメリカに広まった。イタリア、オランダ、スウェーデン、ロシアもこれを受け入れた。ベンジャミン・フランクリンとトマス・ジェファーソンも大いに乗り気だった。多くの者がためらっていたようだが、ジョージ・ワシントンは軍隊に接種を命じた。スノーデンによれば、人痘接種は「ルネサンスのペストに対する措置以来、伝染病に対する明らかに有効な第一の戦略[4]」だった。人痘接種は天然痘の死者の数を劇的に減少させた。フランスでは、自らも天然痘に罹ったヴォルテールが熱心に働きかけたにもかかわらず、人痘接種が広まるのに長い年月を要した。数学者のダニエル・ベルヌーイ（一七〇〇―一七八二）は、人痘接種が普及すれば人口が増加することを統計モデルで示した[5]。一七七四年にルイ一五世が天然痘で死ぬと、ルイ一六世とその弟たちに緊急に接種が行われた。

人痘接種が広がり始めると、誤った論拠や根拠のない恐怖に基づく批判にさらされるようになった。だが、提起された問題点のいくつかは正当なものだった。こうした真実と嘘が入り交じった批判は、その後、ワクチン接種などの積極的予防医療に対する反対運動の特徴になる。批判のなかには本当のことも多少あるが――科学者たちに矮小化されることがある――、それも反対派に利用される。もっともらしい理屈をつけられ、でっち上げられたことと一緒くたにされて、反ワクチンの論拠にされる。人痘接種はたちまち、わずかな真実と多くの嘘が入り交じった攻撃の対象になった。

とはいえ、人痘接種は効果を上げたものの、二つのリスクがあったことは確かである。一つは接種を受けた人に対するリスク、もう一つは集団に対するリスクである。まず、人痘接種を受けた人は重症化して死亡する可能性があった。こうしたリスクは一％から五％あったと、医学史家たちは推定している。要するに、人痘接種はまったく安全というわけでなく――病原体を不活化しない限り、どんな予防接種にもリスクはある――、重症化するリスクが接種を受けない場合よりおよそ四倍から二〇倍低下する、ということである。しかしながら、人々の合意を得るには、事故の数は十分に少ないとは言えなかった。二つ目の集団に対するリスクでは、接種を受けた人はウイルスに感染しているため、感染を広げる可能性があった。弱められた形の病気が広がり続け、再び毒性を強める恐れがあった。イギリスとフランスでは、この二つのリスクにより、都市での接種を避けて農村のみで行うよう、議会が命じたほどだった。

天然痘ワクチンの大きな影響

エドワード・ジェンナー（一七四九―一八二三）は田舎医者だった。多くの田舎医者と同様に、天然痘に似た家畜の伝染病が存在することを知っていた。イギリス人はそれをカウポックス（牛痘《ぎゅうとう》）と呼んでいた。フランスでは「ピコット」とか「ヴァクシン――ヴァシュ（雌牛）に由来」と呼ばれた。雌牛が牛痘に罹ると乳房に膿疱《のうほう》ができる。牛痘は牛の天然痘の一種だが、症状は軽かった。天然痘に罹るのは人間だけだが、牛痘に罹るのはおもに牛であっても、ヒトに感染することがあった。牛の乳を搾っていて手や腕に水疱ができることがあり、それは手や腕が牛の乳房に接触して感染したのである。牛痘に感染しても治るし、後遺症もないようだった。牛痘に罹ると天然痘にならないことが、人々のあいだで知られていた。この特性を裏づける資料がいくつか、一七六〇年代からイギリスに存在していた。牛痘の水疱が天然痘に対する免疫になったのである。これは交差免疫という現象で、その効果はこんにちははっきりと立証されている。

交差免疫は交差反応と関係がある。病原体に感染してできる抗体は、特定の病原体だけに働くとは限らない。別の病原体が同じ抗原、ないしは単に似たような抗原をもっているだけで、抗体はその病原体を認識する。ところで、生物というのは保守的で、まったく新しいものより模倣したものを多くつくり出す。似ているというだけで誤って認識し、その病原体から自らを守ろうとする。免疫システムは欺かれるわけだが、そこには利点もある。こんにち、天然痘ウイルスと牛痘ウイルスは同じ「オルトポックスウイルス属」であることがわかっている。インフルエンザは、交差免疫が働くもう一つの事例である。こうした交差免疫により、ウイルスが頻繁に変異しても、ヒトは長期間それらのウイルスからある程度守られるのである。

牛痘に関心をもったとき、ジェンナーはすでに人痘接種を行っていた。一般大衆の観察に加え、ジェンナーは二つの基本的なステップを導入した。精密な観察と段階的な試験である。彼はまず、牛痘がヒトにどのように作用するかを詳しく記録することから始め、大勢の患者一人ひとりの経過を収集した。この第一段階により、牛痘に感染しても軽症ですむこと、天然痘に対して免疫の効果をもつことが確かめられた。長期にわたって観察したのち、ジェンナーは実際に試してみる決心をした。実験は二回にわたって行われた。まず、自然な状態、一般には牛との接触で牛痘に感染したことのある人たちに人痘を接種する。人痘接種は副反応をともなうが、それらの人々はその実験で何の症状も出なかった。マイナスの影響がまったく観察されないところを見ると、牛痘と天然痘のあいだで交差免疫が働いたのは明らかだった。

結果が一致する情報を十分に収集したのち、ジェンナーは第二段階に進んだ。牛痘が人痘接種と同じ効果をもつだけでなく、より安全であることを示したのである。ある治療のプラスの効果とマイナスの効果のあいだでよりバランスをとろうとするのは、医学の永遠の原則である。医薬品や医療機器の評価は、つねにこのバランスに基づいて下される(6)。だがジェンナーにはまだ、自分のアイデアを実際に使えるものにするにはどうしたらよいかという問題が残っていた。彼はさらに実験を重ね、動物ではなくヒトの物質で免疫をつくろうとした。

一七九六年五月一四日、彼は牛痘に罹った農婦サラ・ネルムズの手から水疱を採取した。そして、ジエームズ・フィップスという八歳の少年の腕に傷をつけ、そこに水疱を植えつけた。どんなに小さい変化も見逃さず、局部的な反応と全体的な反応をしっかり観察した。つぎに、潜伏期間を置いてから、ジェームズ少年に二回にわたって天然痘を感染させようとしたが、何の症状も観察されなかった。この安全で実行可能な方法により、少年は天然痘に対する免疫を獲得したのである。ジェンナーはやり遂げた。[7]この処置は有効で、リスクがなく、比較的やりやすかった。

彼は自分の研究を発表しようとして科学雑誌に投稿したが、掲載は却下された。根拠が薄弱だと思われたのである。ジェンナーはさらに二年待ってから、再び人の腕から腕へ、一五人の人々に対して実験を行った。二年待ったのは、おそらくかなり慎重を期したためであろう。二一世紀においても、医薬品の第I相臨床試験は同じくらい慎重に行われている。新薬が初めてヒトに投与されるときは、ジェンナーが行ったように、結果が出るまで待たなければならない（二年はかからないが）。一連の試験の結果はすべて肯定的だった。全員が天然痘に罹らなかった。一七九八年、ジェンナーは自費で研究論文を出版した。『イングランド西部の数州とくにグロスターシャーで見られ、牛痘の名で知られる病気、Variolae Vaccinae の原因及び作用に関する研究』である。ジェンナーがどんな牛痘ウイルスを使用したのかはっきりわからないが、ワクチン（物質）と予防接種（方法）を考案し、それぞれ vaccin、vaccination と命名した。

ジェンナーは夢想家でもあった。一八〇一年にはもう、種痘で天然痘を根絶できると考えていた。「これが実施されたら最終的に、人類にとって最大の災厄である天然痘は姿を消すに違いない[8]」実際には、天然痘が根絶されるまでに一五〇年余りを要した。すでに見たように、人痘接種に対して牛痘接種の最大の利点は安全なことだった。人痘接種の二つのリスクは、牛痘接種にはほとんどなかった。ジェンナーのやり方には、毒性の影響も、伝染する可能性もなかった。以上の理由と、ジェンナーが優秀なロビイストであったために――ローマ教皇やナポレオン、ジェファーソンを種痘の支持者にした――、種痘は急速に普及し、多くの人々が接種を受けるようになった。フランスでは一八〇五年にナポレオンが軍隊に種痘を課したが、全国に広まったのは一八二〇年代になってからである。一八〇七年にはドイツのいくつかの地方、一八一〇年にはデンマーク、一八一六年にスウェーデンでも、種痘が義務化された。しかしながら、すべてがとんとん拍子に進んだわけではなかった。

新しい技術、とくに医学の新技術のほぼすべてと同様に、種痘にも反対する人々がおり、そのため種痘の普及が遅れるとともに、効果も限られたものになった。そして、例のごとく、そうした反対意見は現実の技術的問題に基づいていたのだが、その認識が誇張され、ねじ曲げられていた。このように本当のこととそうでないことが入り交じった状態になると、人々の同意を得ることがさらに困難になる。ジェンナーのワクチンには三つの限界があったが、それはこんにちのワクチンや医薬品でも同じである。ワクチンは完全に効くわけではなく、安全性についても同様で、実施方法やアクセスに問題が起きることがある。

第一に有効性の問題があった。効果があるのは確かだったが、不安定だった。ワクチンで一〇〇％病気から守られるわけではないし、いつまでも守られるわけでもなかった。最初の接種からおよそ一〇年たつと、予防効果は薄れ始めた。種痘を受けた人が天然痘になった最初の事例がいくつか観察され、公表された。そして人々は、天然痘が消滅したわけでないことを思い知らされた。第二に、殺菌が行われなかったために合併症が起こった。消毒していない皮膚から採取されたため、細菌による病気や、天然痘そのものが伝染する可能性があった。種痘で梅毒になった事例がいくつか報告され、種痘に悪い印象を与えることになった。第三に、ワクチン不足が繰り返し発生した。ワクチン物質を保存できなかったからである。水疱が物質をつくり出す期間は一〇日間程度だった。そのため、この時期にできるだけ多くの物質を採取し、できるだけ多くの人に接種しなければならない。ワクチンの供給は複雑で、いつもうまくいくとは限らなかった。

こうした現実の困難により、種痘の効果はなかなか上がらなかったが、種痘そのものが見直されることはなかった。しかしながら、ワクチン反対派のなかには悪意をもつ者もおり、当然ながら、ビジネスが競合するのを恐れた牛痘接種医たちもそこに含まれていた。それ以外の妨害は想像上のリスクに基づいていた。ヨーロッパとアメリカの反ワクチン運動は一九世紀にすでにかなり大きくなっていた。反ワクチンはワクチンの誕生とともに生まれた。彼らの理屈は昔からほとんど変わらない。国家の陰謀を疑い、ワクチンの自然でない性質を批判し、存在しないリスクを勝手に想像したり、存在するリスクを大袈裟に言い立てたりするのである。

このように、一九世紀の種痘は順調に進んだわけではなかった。きちんとした統計がないので、ワクチンの接種率を知るのは困難である。しかしながら歴史家たちは、農村より都市のほうが、はるかに接種率が高かったと考えている。当時、フランス人のおよそ一〇人に九人が農村部に暮らしていた。農民はそれほど危険にさらされていないので、感染症の問題にあまり関心がなかった。そんなことより、収穫がどうなるかでいつも頭はいっぱいだった。農村のワクチン接種率は農産物の収穫高におおむね比例していた。収穫が多ければ、農民も公衆衛生に気をつかう余裕があった。反対に不作の年は、彼らをその気にさせるのがより難しかった。

関心事に対する心の容量は無限ではない。自分の出会うさまざまなリスクが頭のなかでつねに競合しているのだろう。それが、健康に社会的勾配〔社会経済的状況の違いにより差が出ること〕のある理由の一つである。経済的な心配が大きいと、健康などどうでもよくなってくる。経済的不安があるときは、自分の健康にそれほど気をつかわなくなる。ナポレオンが敗北した年である一八一四年のフランスのように、戦時中は接種率が下がることも観察されている。反対に、なんであれ流行病が猛威をふるっているときは、接種を受けたいという人が多くなる。一八三二年と一八五六年のコレラの大流行のあとや、一八七〇年に天然痘が流行したあとがそうだった。

ワクチン接種に限界があり、不安定だったにもかかわらず、種痘は国民の健康に大きな影響を与えた。一九世紀初頭、すなわち種痘が広がる以前、天然痘のエピデミックのピークは七年から八年ごとに繰返され、フランスでは五万人から八万人の子どもが罹患していた。一九世紀末、流行のピークはまだ見られたが、天然痘に罹った子どもは二万五〇〇〇人ほど、すなわち二分の一から三分の一になっていた。この数字はさらに下がり、一九〇二年に種痘が義務化されると、ほんの数十人になった。だが、種痘は天然痘の罹患率を低下させただけでなく、重症化も防いだ。たとえば、天然痘の致死率、すなわち感染者に対する死亡者の割合は、一九世紀の初めと終わりでほぼ二分の一になっている。一五―二〇%から八―一〇%になったと、歴史家たちは推計している。

以上の結果は、ただ一つの病原体、つまり天然痘ウイルスに対する生ワクチンで得られたものである。ジェンナーののち、別の病気、すなわち狂犬病に効く新しいワクチンができるまでに、八〇年以上かかった。その間に、家畜に対するワクチンが一つだけ、ベルギーの医師ルイス・ウィレムス（一八二二―一九〇七）によって開発された可能性がある。(9) ウィレムスは、家畜の牛が罹る肺の伝染病に関心があった。家族の農場でそのような病気が発生していたのである。天然痘の予防にヒントを得て、ウィレムスは病気に罹った牛の肺の分泌物を何度か採取し、別の牛に投与した。残念ながら、「ワクチンを接種した」牛たちは死んでしまった。ウィレムスがふと思いついて牛の尾の先にその物質を注入したところ、その技術は安全かつ有効なことがわかった（その理由はまだ解明されていない）。ウィレムスは一八五三年にその実験結果を発表した。フランスでは彼のことは知られていないが、彼が暮らした町ハッセルトにはウィレムスの銅像が立っている。

4章　一八三〇―一八八〇年――工業化と健康

衛生の誕生

ワクチン接種の普及だけが、一九世紀に人々の健康が大きく改善した決定的要因ではない。それ以外にも、人間の環境にはびこる細菌を減らそうと努め、その種の対策は増加の一途をたどったのである。社会医学は存続していたが、名称を変えた。この頃から、衛生や公衆衛生、衛生主義といった言葉が使われるようになる。自らも医者だったリトレの辞書によると、公衆衛生とは「公衆全体を健康にする知識の総体」である。とりわけ一八二〇年以降のフランスに優秀な人材が輩出し、この分野をリードしたことは明らかなようである。そのなかで最重要の人物は間違いなくルイ・ルネ・ヴィレルメ（一七八二―一八六三）であった。

ヴィレルメはパリ近郊で、行政官の父親のもとに生まれた[1]。解剖学者で軍の外科医として有名なギヨーム・デュピュイトランに外科学を学び、ヴィレルメ自身も軍の外科医になってナポレオンに仕えた。

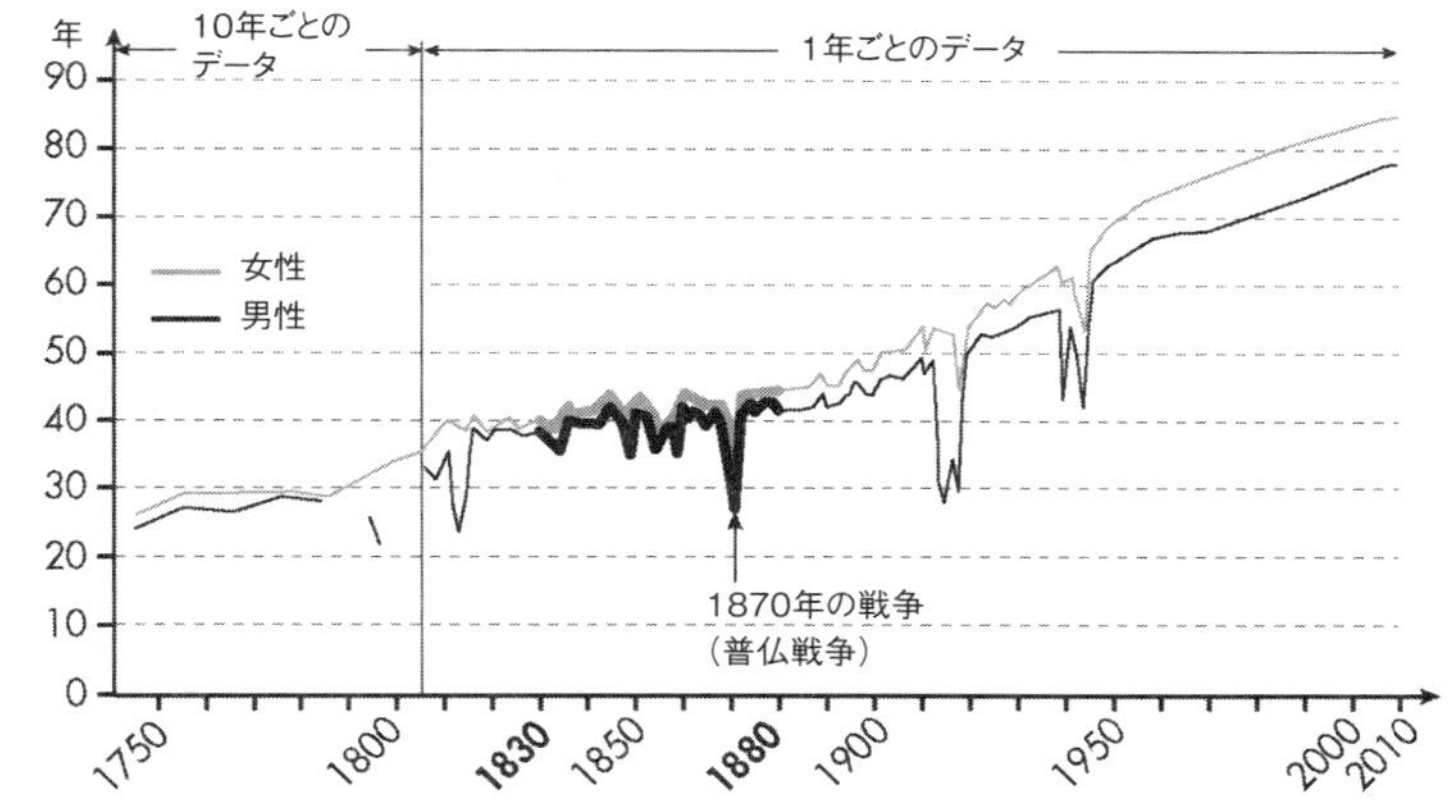

フランスにおける出生時平均余命の推移
出典：数字のデータ、INED

博士論文の審査に合格したのち四年間開業し、三六歳で臨床の現場を離れ、疫学の研究に専念した。ヴィレルメの仕事には、医学に大きく貢献したものが三つある。第一に、監獄に入っている人々の健康を調べ、当然ながら、彼らが著しく健康を害していること、監獄の環境を良くすれば健康が改善することを示した。

第二に、そしてこれが最も知られていることだが、彼は貧困と死亡率の関係を明らかにした。そのためにヴィレルメは、人々の健康に社会的要因が与える影響を研究する社会疫学の創始者の一人とみなされている。この研究はパリについて行われ、一八二二年から一八三〇年にかけて発表された[2]。当時のパリにあった一二の街区それぞれについて、ヴィレルメは死亡者数を集計し、一八一七年から一八二六年までの在宅死亡率を推計した。当時はおよそ三人に二人が自宅で死亡していたと考えられる（こんにち先進国ではこの比率が逆転している）。彼はその結果を、厳密に計算した人口密度と比較した。私有の庭園や中庭を居住スペースではないとして計算から除外し、それぞれの情報の裏づけをとって正確さを期した。さらに、数種類の税務データを収集して住民の所得を推計した。

こうした膨大な作業により、ヴィレルメは、貧困と死亡率が統計上関係のあることを証明した。これは、死亡率に社会的勾配があることを最初に示したものの一つである。ヴィレルメはそうして、所得が死亡率を予告するという法則を確立し、それはときにヴィレルメの法則と呼ばれるようになった。あとで詳しく説明するが、所得と死亡率に関係のあることは、わずかな例外を除いて、その後調査が行われたほぼすべての地域で確認されている。エンゲルスは一九世紀半ばにマンチェスターで、同じ時期にウィルヒョウが北シュレージエンでこれを観察している。シャンタル・ジュリアとアラン゠ジャック・ヴァルロンはヴィレルメのデータを改めて分析し、その結論が正しいことを確認した。[3][4][5]

その間にヴィレルメは、一八二九年に科学雑誌「公衆衛生と法医学年報」を共同で創刊した。彼の第三の大きな仕事は社会を改革することだった。一八三四年に倫理学・政治学アカデミーは、工業化の影響を評価するために労働者の健康について彼に問い合わせた。そこで彼は一八四〇年に「綿織物と毛織物および絹織物工場の労働者の身体的・精神的状態に関する調査」を出版した。労働条件を調べたものでは、これまでに知られている最初の報告書である。ヴィレルメの仕事はのちに、イギリスの衛生運動の一環としてエドウィン・チャドウィック〔一八〇〇―一八九〇〕に継承されることになる。この一八四〇年の報告書をきっかけに、フランスで児童労働を規制する最初の法律がつくられ、八歳の年齢制限が定められた。

パリ学派と病院の発展

「一九世紀初めに医師たちは、何世紀も目に見えず、はっきり語られてこなかったものを記述した」

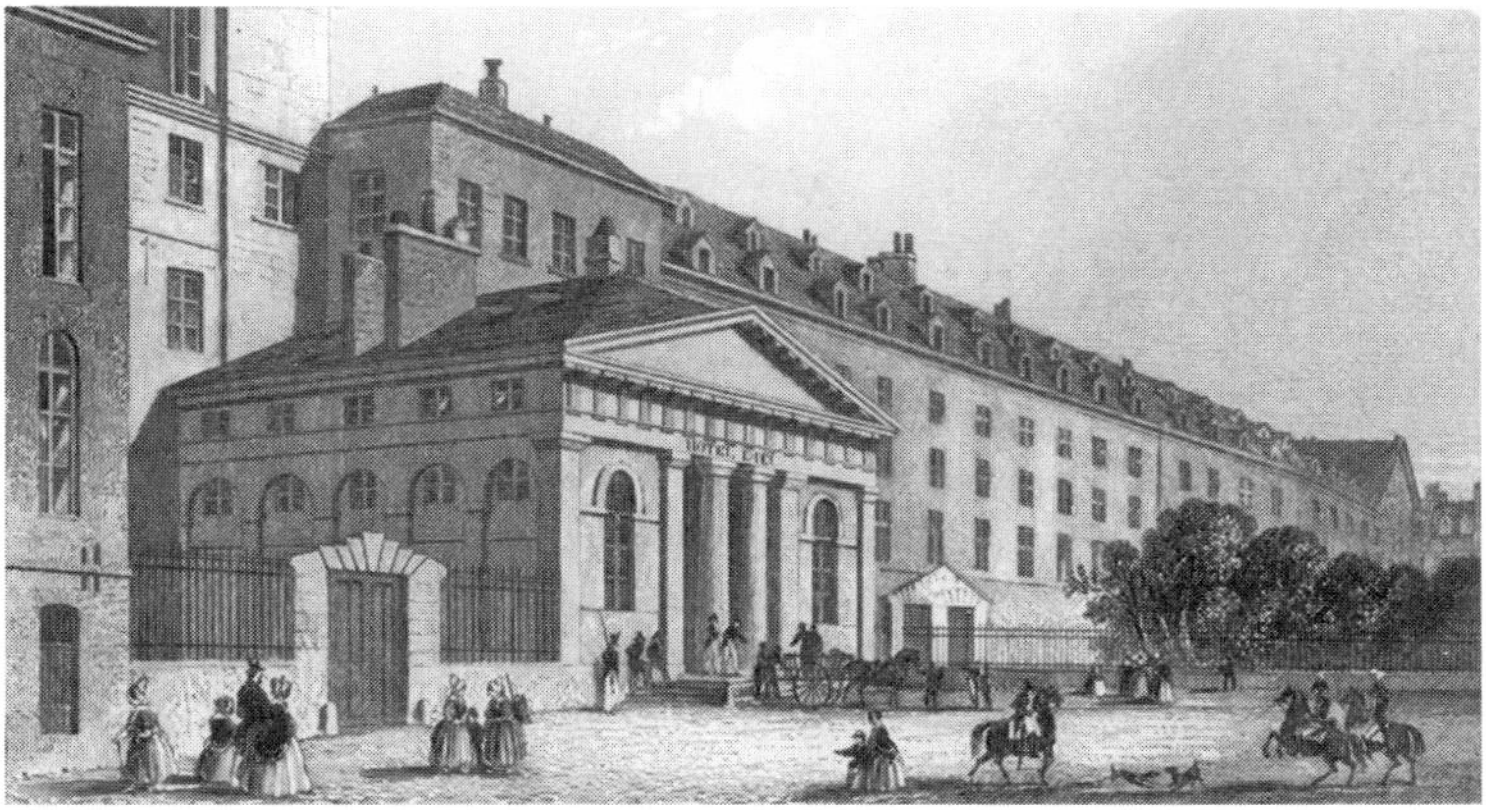

パリのオテル＝デュー病院、1849年

ミシェル・フーコー『臨床医学の誕生』、一九六三年

医学のパリ学派は登場した一七九四年から一八四八年まで知の基準として権威をもち、パリはヨーロッパのみならず世界の医学の中心地になっていた。スノーデンは、その登場は病気の理解における「概念の革命」、「医学の認識論の革命」であったとさえ述べている。パリ学派は病気の原因に関する知識をかつてなく進歩させたが、医者の養成も変えた。それ以前に医者は、おもに本を読んで勉強していた。先人の書いたものを読むことが職業訓練の前提になっていた。スノーデンは「書斎医学」であったと述べている。パリ学派は勉強の場を紙から病床に移すことで、医者の養成を一変させた。病院のインターンという身分は一八〇二年にできたが、フルタイムで病院に勤務している臨床医はインターンだけで、一般の医者は日中ないしは半日しか病院にいなかった。

パリ学派が誕生する要因が三つあったと、スノーデンは説明する。制度（病院）、哲学（啓蒙思想）、精神状態（フランス革命の精神）である。

パリ学派以前にパリにはすでに病院（施療院）が存在していた。ノートル＝ダム大聖堂前の広場にあるオテル＝デュー病院は六五一年に創設され、ヨーロッパで現役最古の病院になっている。だが、フランスすなわちパリの病院は病人を治療する場所ではなかった。まず貧者、とりわけ問題を抱えた人々が収容されていた。非常に高齢で介護を必要とする市民や孤児も、そこで暮らしていた。治療の手段がないことから、病人を引き受けることはなかった。病院の荒廃と不潔さは想像を絶するほどだったが、そもそも人間の尊厳を守ることが目的ではなかった。複数の患者が同じベッドに寝かされることもあった。一七九三年に革命政府はこうした状況を把握し、一台のベッドに二人以上寝かせてはならない、ベッドとベッドの間隔を一メートルあけなければならないとする政令を出している。パリ学派の登場とともに、病院は機能を変え、病気を研究して医者を養成する場所になった。ミシェル・フーコーが言っている意味で、臨床医学が誕生したのである。ピティエ病院や、いまはもう存在しないシャリテ病院のように、いくつもの病院がつくられた。ジョージ・ローゼンによると、一八三〇年にパリには三〇もの病院があった。

パリ学派の名声を高めた第二の要因は、哲学に関するものだった。それは啓蒙思想の理性である。知識を進歩させようとする意志は普遍的なものだが、知的な懐疑主義はその原動力であり、権威に対して疑問をもつのは当然のことだった。医学の場合、それは医学のドグマを問い直すことを意味した。そのようなドグマはほぼすべて間違っていたからだ。啓蒙思想を構成するもう一つの要素は経験主義である。知識を得るための土台になるのは観察であって、実際のデータから乖離した理論ではない。

同じく認識にかかわる第三の要素は、革命の精神である。時代は新しいものを求めるだけでなく、特権の見直しへと向かっていた。一八世紀の医者の養成も特権と無関係ではなかった。パリ学派は特権より実績を重視したので、だれもが居場所を求めて働いたし、すべての者に昇進の機会が与えられた。

こうした全体的な傾向のほかにパリ学派を特徴づけていたのは、実務面で変化が見られたことである。そのために当時、他の学派にない実績を上げることができたのである。まず、病院は専門分野ごとに再編成され、医学の専門化によって病気をもっと深く研究できるようになった。病理解剖学と臨床解剖学が登場したのはこの頃で、前者は後者の一部とみなされていた。マリー・フランソワ・グザヴィエ・ビシャ（一七七一―一八〇二）、とりわけルネ・ラエネク（一七八一―一八二六）はその第一人者で、さらにピエール・ブルトノー（一七七八―一八六二）やアルマン・トルーソー（一八〇一―一八六七）もいた。以上の人々は全員、現在の病院にその名を残している。病理解剖は病変した組織を直接研究する。臨床解剖のおもな目的は、症状（臨床）と病変（解剖）を結びつけることである。ここでも観察が重要な手段となった。観察は、病室の生きている病人を調べることから始まる。患者の症状をできるだけ詳細に記述し、整理しなければならない。その作業は患者の死後も続けられた。解剖は体系化され、「検査（vérifications）」と呼ばれるようになった。死亡した病人を解剖し、病変した組織を調べ、症状と結びつけようとしたのである。

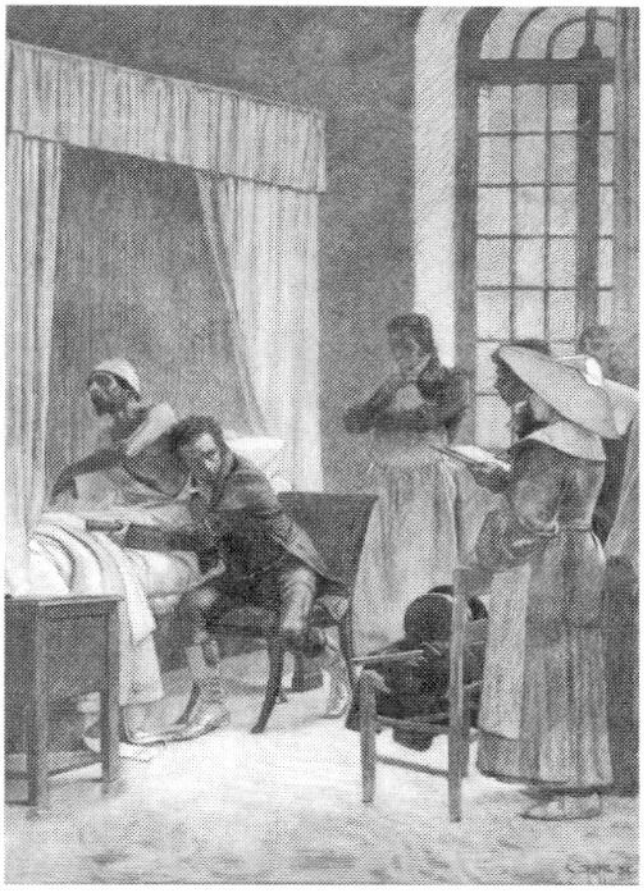

ネッケル病院で学生を前に肺結核患者を聴診するルネ・ラエネク、1816年

病変と症状は病気という同じ問題の内の顔と外の顔であると、ラエネクは説明している。彼はとくに肺の病気、なかでも肺結核に関心があり、結局のところ自らも肺結核に罹って死亡する。臨床解剖学に

よって同じ症状の背後に複数の病気が存在することがわかり、病気のリストが拡大した。身体は自らの問題を表現するのに限られた語彙しかもたないのである。病理解剖学の研究は、病気が多様であることを明らかにした。臨床解剖学は、病気のより正確な分類を可能にした。パリ・ディドロ大学で医学史を教えるロジェ・ダシェによれば、「その最終的なモデルがもはや変更されることはなかった」[6]。

パリ学派に見られる変化のうち残りの二つは医学の機構に関するもの、すなわち医学コミュニティの成立と生物医学の誕生である。パリ学派以前に、研究者と医者は別々に仕事をすることが多く、知識の共有はそれほど進んでいなかった。パリ学派は、知識の拡散に好都合な医学コミュニティになった。医学雑誌と学会の二つが、知識の普及と交換のおもな手段であった。さらに、臨床解剖学に続き、生物学を医学に応用した生物医学によってデータの数量化が進み、人体への理解がさらに深まった。フランソワ・マジャンディ（一七八三—一八五五）主導のもと、研究室での実験を通じて人体の機能が計測され、人体の機能と機能不全が数量的に評価されるようになった。生物医学はマジャンディの弟子クロード・ベルナール（一八一三—一八七八）により、一九世紀後半にさらに発展した。

パリ学派の医師たちは多くのことを学んだ。彼らは病気をより深く認識し、理解していった。認識と理解の基礎を確立したことで、彼らは長期的に大きな影響を及ぼし、それらの基礎の大半はこんにちでも有効である。補足的な検査が行われることが多いが、臨床診断はいまでも必要とされている。病理解剖も技術が高度化したとはいえ、いまもルーティンとして行われている。当時の人々の健康が改善されたのは、人間の病気に関する知識がかつてなく増えたからだと思うかもしれない。はっきり証明するのは不可能だが、どうもそうとは言えないようである。

実際、治療は大して進歩していなかった。一つは、当時、薬がなかったから。もう一つは、治療する意志に欠けていたからである。パリの一流の学者たちにとって、治療は最優先事項でなかったと思われる。観察することに気をとられ、治療することは忘れていたかのように、すべては動いていた。病院は研究と教育の場であり、治療は二の次で、インパクトに欠ける点が目につくようになっていた。パリに来た外国人医師たちには、治療する気もないのに人体を研究するのは倫理に反するように思われた。これはパリ学派が影響力を失った原因の一つであると、スノーデンは述べている。そのため、健康の歴史の続きは、イギリスのような別の場所で書かれることになった。だが、イギリスでその動きが起きるには、きっかけが必要だった。産業革命によってイギリス人の健康は明らかに悪化したことから、それが行動を起こす理由になったのである。

工業化と都市化は国民の健康を悪化させた

「早期の工業発展は雑多なものの寄せ集めで、近代の経済成長の初期における人間の生活はすべての面で一様に進歩したわけではなかった。すべての面でよくなることなど滅多にあるものではない。ある意味で、早期工業時代の男女は親の世代ほど運に恵まれなかった」

ジョン・コムロス、一九九八年

工業化と都市化という二つの歴史的な出来事は切っても切れない関係にある。工業が生まれたために都市が成長したからである。ヨーロッパそしてアメリカでは工業化により、農村から都市へ大量の人間が流入した。啓蒙時代末期から衛生運動の初期にかけての過渡期に、人々の健康は悪化し、やがて改善されるようになる。この試練は観察者たちによって認識されるとともに、分析者たちによって計測されている。しかしながらやがて、そこから進歩が生じた。健康の悪化が衛生運動の引き金になり、衛生運動はこんにちに至る工業時代のすべての人類の健康にプラスの影響を与えることになる。

スコットランドの技師ジェームズ・ワットが蒸気機関を改良したことをきっかけに、第一次産業革命は起こった。それは一七七〇年から一七八〇年にかけてイギリスで始まり、イギリスは急速に世界の工場になった。一九世紀になると、ヨーロッパ大陸やアメリカでも工業化が始まった。フランスとアメリカが先陣を切り、オランダ、スウェーデン、ドイツがそれに続いた。オーストラリアさらに日本が最後に時代の転換期を迎えた。歴史家によると、フランスで産業革命が始まったのは一八三〇年で、第二帝政期の一八五二年以降にフランス全土へ拡大した。ドイツでも一八五〇年以降に同様の状況となった。

機械を動かすには燃料が必要である。それが石炭であり、当時は素晴らしいエネルギー資源とみなされていた。CO_2を排出することはまだ知られておらず、誰も気にしていなかった。初期の工場は、利便性を考慮して炭鉱の近くにつくられた。それがのちにエネルギー消費社会と呼ばれるもの、すなわち化石燃料の上に築かれた産業経済の始まりであったと考えても、間違いではなかろう。最初に発展したのは繊維産業と金属産業だった。第一次産業革命は仕事を変えた。時間と金のかかる手仕事から、よりスピーディーでコストの安い、機械による分業へと変わったのである。だが、機械を動かすのはやはり人間でなければならず、その点で人口が重要な意味をもつようになった。工場はしばしば都市につくられた。それまで農業社会だったため、労働市場の多くは農村にあったが、工業化によって都市へ移った。農民は労働者になった。イギリスでは一九世紀半ばに人口の半数以上が都市で暮らしていたことから、どの国よりもはるかに都市化の進んだ国になった。

だが、工場も都市も健康によくなかった。工業化により、直接的にせよ間接的にせよ、人間の健康は悪化した。直接には、工業化にともなう労働環境の悪化によるものである。工場は汚染され、事故に遭うリスクも高い。労働条件もほとんど規制されておらず、労働者の健康は農業生産者に比べてはるかに脆弱だった。労働者の死亡率はとてつもなく高かった。

工業化の最悪の影響は間接的なものである。無秩序に開発される都市を通じて、それはもたらされた。都市には責任ある作り手がおらず、住民であるアクターがいるだけだった。都市はその成長の衝撃をうまく吸収できず、都市の生活水準は非常に低かった。工業化は病気の原因になる工場をつくることでその労働者に害をもたらし、有毒な都市を成長させることでその家族にも不利益を与えた。新たに工業化された都市には三つの大きな問題があったが、それらはすべて、健康に悪い影響を与えた。都市は汚れ、人が密集し、貧しかったのである。都市はすでに不衛生な状態だったが、先述したように公衆衛生対策によって、その状態は緩和されるようになった。ところが、労働者とその家族が都市に押し寄せたことから、人口密度が新たな問題になった。貧困も以前から存在したが、さらに深刻になった。大量の貧窮者が存在することを示す社会的貧困という言葉が現れたのは、一九世紀初めのことである。マルサスの言う資源の制約はヨーロッパの新しい工業都市の現実だった。都市の資源に比べて住民の数が多すぎたのである。彼らには十分な金もなければ、十分な空間もなかった。

新しい工業都市ではあらゆる感覚、とくに嗅覚が大きなダメージを受けた。悪臭はお定まりだった。歴史家のアラン・コルバンは『においの歴史――嗅覚と社会的想像力』〔山田登世子・鹿島茂訳、藤原書店、一九九〇年〕において、成長する都市のなかで悪臭が増えるに従い、人間はしだいに悪臭に対して不寛容になったと説明している。嗅覚のストレスは至る所にあった。小便、よどんだ水、動物の死体。都市を構成するほとんどすべてのものが、強烈なにおいの素になった。においを測定する嗅覚測定器を考案した科学者もいた。彼らはにおいと病気の発生を関連づけようとし、瘴気説をますます信じるようになった。

このような環境が健康に良いはずがない。そこらじゅうが不衛生なので、ますます微生物が増え、したがって感染症が増加した。高い人口密度が病気の伝染を容易にし、エピデミックや深刻なエンデミックを引き起こした。貧困によって人々は栄養不足になり、病気に対してさらに脆弱になった。ヨーロッパの新しい工業都市は、都市そのものにとっても、その住民にとっても、言葉のあらゆる意味において病的な成長を遂げていた。歴史家たちは、コレラなど、あらゆる形の下痢の大流行を記述している。麻疹《はしか》と猩紅熱《しょうこうねつ》の被害も詳しく伝えているが、この二つはしばしば混同された。都市住民のほぼ全員が痩せていたことがわかっている。子どもはとくに、感染症のリスクと栄養不足のリスクに弱かった。この二つのリスクは、人間の健康の歴史においてたびたび結びついており、第一次産業革命もその機会になったのである。

哲学や文学からも、こうした健康の後退を読み取ることができる。詩人のウィリアム・ブレイクは「暗い悪魔的工場」について語っている。カール・マルクスにとって資本の特徴は、労働者の健康や寿命に無関心なことだった。フリードリヒ・エンゲルスは一九世紀のマンチェスターにおける子どもの労働、環境破壊、少ない賃金、健康の悪化を嘆いていた。チャールズ・ディケンズは貧しい人々が住むロンドンのイーストエンドを描いたが、その現実は彼の文学のテーマになった。

ケンブリッジ大学の歴史学者サイモン・スレーターは、工業化と健康の関係を破裂（disruption）、剝奪（deprivation）、病気（disease）、死（death）の四つのDの頭文字に要約している。彼の研究は、第一次産業革命が公衆の健康に対して低く見積もっても両義的な影響、おおかたはマイナスの影響をもたらしたことを明らかにした。[7] 富裕な地区では一部の人々がいち早く工業化の恩恵に浴したとしても、工業化の影響は大多数の民衆にとって直接的にネガティブなものだった。「革命」という言葉そのものが、この現象が暴力的なものであるのを物語っている。

産業経済が人間の健康より優先された

これこそ歴史家が記述し、作家が語り、人口学者が計測したことである。健康の基本的指標を検証すると、全体的に悪化したわけではなかったが、悪化の傾向ははっきり表れている。工業化とともに、国の死亡率はしばしば上昇し、都市の死亡率もほぼ一貫して上昇している。研究者たちは、産業転換と健康の悪化が同時に起きていることを明らかにした。完全に証明されたわけではないが、この一致は両者の因果関係を裏づけるものである。たとえばイギリスでは、工業化の進展とともに、一八二〇年まで死亡率は下げ止まった。フランスはそれほど影響を受けなかったようで、死亡率は一八四五年まで低下したのち、四〇年近く同じレベルにとどまった。わずかに時間的なずれはあるが、この現象はフランスの工業化と都市化に一致すると考えられている。死亡率が下げ止まったのは、ある年齢層では死亡率がわずかに低下したものの、別の年齢層で上昇したために相殺されたことを示している。一八五〇年から一八七〇年まで乳幼児死亡率が上昇したため、平均はそちらの方向へ引きずられた。女性と男性の健康に大きな違いはなかった。女性も劣悪な労働条件で働いており、場所や時期によっては、女性の健康のほうが悪化した可能性すらある。男女の健康格差で女性がはっきり優位に立つようになるのは、一九世紀末になってからである。あとで見るように、女性のほうが健康で長生きなのは一九世紀より二〇世紀の現象である。

公衆の不健康を物語るのは死亡率だけではない。身長のような身体的特徴からもそれはわかる。人間の身長はいくつかの要素で決まる。遺伝子の役割は大きいが、身長の約二〇%は外部の環境の影響を受ける。すなわちその二〇%は、それぞれの時代に人がどのような条件で生活していたのかを物語っているのである。昔の人々の人体測定を行っている歴史家たちはそうして、いくつかの国で工業化とともに人々の平均身長が低下したことを示した(8)。一八〇〇年のイギリス人男性の平均身長は一・六九メートル弱であった。一八五〇年にはほぼ四センチ低下した。歴史家の推定によると、産業転換のあいだにドイツ人男性の平均身長は二・五センチ低下した。平均身長の低下は、おおかた不健康のしるしである。それは栄養状態がよくないことを示している。こうした骨のデータは生物学的アーカイブとして、昔の人々の骨の健康について教えてくれる。農業社会から工業社会になったとき、人口の幅広い年齢層が体力の衰えを経験し、新しい産業時代の人々は小さくなった。こうした身長の低下は、新石器時代の農業革命でも観察されているが、そのデータはまだ断片的である。

すべての国の工業化が同じように進行したわけではない。他の国より健康へのインパクトが大きかった国がいくつかある。たとえばフランス、スウェーデン、オランダは、産業転換に対してそれほど脆弱でなかったようである。歴史家たちの研究は、それぞれ部分的に関連した三つの要因が人々に影響を与えた可能性のあることを示唆している。第一に、細菌説と産業転換の時期が影響したことが考えられる。微生物の存在が認識される以前に工業化した国は、健康の面でより高いつけを払うことになった。イギリスのケースは確実にそうである。歴史家が「生物学的ペナルティ」と呼ぶものである。第二に、工業化にともなって都市化が急速に進んだことが挙げられる。工業化そのものにも増して、都市化は健康に有害であった。第三に、食べものも決定的な役割を果たしたと考えられる[9]。栄養状態のよい国民は、産業転換のさまざまな衝撃に対して、より抵抗力があった。工業化のタイプや国の地理的特徴など、それ以外の要因も影響しただろう。アメリカのように面積の広い国は、工業化のメリットが大きかった。そのような国では人口密度が低く、農業に活用できる土地が多く、より多様性に富んでいる。その国に最も適した選択をする可能性も高くなる。したがって、必要とされる労働量は低く抑えられたのである。

　ミシガン大学の経済学者で公共政策の専門家デヴィッド・ワイアーはフランスのケースを研究した[10]。フランスが産業転換を実現した最初の国の一つであるにもかかわらず、工業化のインパクトを比較的うまく吸収したのはなぜか、彼は理解しようとした。いくつかの要素がフランスに有利に働いた可能性があると、ワイアーは推測している。一つは、フランスの都市の成長はとくにイギリスと比べて緩慢であったこと。もう一つは、フランスの都市では肉の消費が多く、高身長と低死亡率につながった。最後にワイアーは、転換時に早期に出生率が低下したため、子育てのコストが下がった可能性があると推測する。子どもの数が少なくなると、自分のことにより気が回るようになるのだろう。

　産業革命は、経済と健康がつねに緊張関係にあることを明らかにした。その影響は相互的なものである。ある意味、経済と健康の関係は比較的シンプルで、健康であれば経済成長も容易である。だが逆に、経済は健康にポジティブな影響を与えただろうか？　その答えは複雑であり、時間的な見方によると言えそうである。ある時点で調べるか、長期的に健康を評価するかで、答えは違ってくる。ある時点では、経済が人間の健康を犠牲にして動くことはたびたびある。経済学では「負の外部性」という言葉が使われている。これは経済成長のネガティブな結果——健康だけでなく、たとえば環境に対しても——である。こうした負の外部性は、環境汚染、交通事故、経済が工業国に広めた生活様式（栄養過多や運動不足）のように、かなりの数の要因からなる。また経済学者たちが最近示したように、経済危機で自殺の増加がしばしば観察されるだけでなく、国民全体では健康の改善につながることもたびたびある。[11] このように経済と健康は緊張関係にあるため、有効な健康政策を進めることは難しい。たとえそうする必要があるときでも、政治のリーダーたちにとって経済と健康のどちらを選ぶかは、難しい問題である。

長期的には、答えはより微妙である。たとえ不均衡な形で行われようと、経済発展は世界の健康の改善に大きく貢献した。一九世紀以来、そしてあとで見るように二〇世紀になるといっそう、経済のおかげでより効果的な公衆衛生対策が可能になるとともに、個人的にも有効な医療を受けられるようになった。それでも経済活動が長期的に負の外部性を生み出し、健康改善のポテンシャルを低下させていることは確かである。

産業革命は、集団の健康が動的な性質をもつことについて、歴史的に格好の事例を提供している。健康は静的な状態ではない。健康状態という言葉がよく使われるとしても、状態としてよりプロセスとして考える必要がある。そのプロセスはプッシュ（押し）要因とプル（引き）要因によって決定される。健康は通常、正の決定要因と負の決定要因という、相反する力のもとに置かれている。その結果は、プッシュとプルの増減によって違ってくる。個人のレベルでも、集団のレベルでも、それは変わらない。水平方向、つまりある時点においても、また垂直方向、すなわち時間の流れにおいても、同様である。決定要因の推移とその相互作用の結果が、死亡率や平均余命の曲線となって表れる。方程式の項は変わるが、その原理は変わらない。一八世紀半ばから産業転換期にかけて、都市での医療、天然痘との闘い、そしておそらく食事がよくなったことがプッシュ要因になり、健康が大幅に改善されるとともに、死亡率が低下し、平均寿命が延びた。一部の国では工業化によってこのメリットが修正され、ゼロまたはマイナスに戻った。

そのため産業革命はJ型の健康曲線を描いた。それは最初に低下することで、押し上げるための手段をもたらした。工業化と都市化は当初、人を健康にするより人の健康を破壊していた。歴史家たちは、たびたび飢饉が起こり、平均寿命が低下した一八四〇年代を、「ハングリー・フォーティーズ」と呼んでいる。ジョージ・ローゼンから見て、この期間に健康の進歩が逆転したことに疑問の余地はなかった。人々の健康に関して一七五〇年以降に徐々に獲得したものは、工場と都市により失われた。最初に工業化したイギリスは、最初に病に冒されたが、最初に復活を遂げた。

エドウィン・チャドウィックと衛生運動――不衛生をなくして健康を改善し……経済を発展させる

衛生思想を衛生運動に変えるには、一流の人物が必要だった。それがエドウィン・チャドウィック（一八〇〇―一八九〇）である。彼は一九世紀初めのパリの先進的な理論を活用し、一八三〇年代から一八四〇年代にそれを自国に適用した。衛生運動のインパクトはやがて、一九世紀後半から第一次世界大戦にかけて、ヨーロッパ大陸やアメリカに広がった。チャドウィックはマンチェスターの弁護士なので、医者以外で公衆の健康を改善した人々の系譜に属すると言えよう。幸運にも彼はフランス語を解し、ヴィレルメの著作を読んでいた。ヴィレルメが集めたデータとその分析手法に、感銘を受けたようである。またヴィレルメと同様、環境が健康に影響を与えると思ったが、ヴィレルメとは異なり気候を二次的な原因であるとして、環境のつぎに位置づけていた。彼にとって、不健康のおもな原因は不衛生であった。

チャドウィックの職業生活は二段階に分けられる。まず貧困、そして健康である。チャドウィックは工業化直後のイギリスに生まれ、工業化が人々の健康状態に悪影響を与える様子をつぶさに見ていたことは間違いない。さらに、マンチェスターはイギリスで最初の工業都市で、綿織物の生産で知られていた。一八〇〇年から一八四〇年のあいだに、イギリスの主要な都市の人口は二倍から三倍に増加したと推定されている。同じ期間に、それらの都市の死亡率もおよそ二倍になった。この一致は、両者に因果関係のあることを示している。都市は野放図に発展し、それを規制する地域政府もなかった。イギリスの新しい工業都市は組織化されておらず、都市計画もなかった。

チャドウィックはイギリスの貧困を確認するにとどまらず、国の社会機構を批判した。最初の「救貧法」は一六〇一年、エリザベス一世の時代に定められた。その結果生じた体制は邪悪なものだったと、チャドウィックは評価していた。その体制では貧しい人々は貧窮と退廃から抜け出せず、富裕な人々にも不利益をもたらすからだった。そこで彼は問題を解決するために働いた。一八三四年に彼がつくった法律がイギリス議会で承認された。それが「新救貧法」である。一八三二年と一八三三年のコレラの大流行は、この法律が政治的支持を得るのに貢献したようである。コレラが流行したことで、都市の生活条件に改めて目が向けられたからである。「新救貧法」は、自由市場に任せておけば問題は解決すると信じていた。法律の目的は貧困率を下げることで、それには二つの方法があった。まず、国家権力を強化してそれに集中させること。つぎに、社会支援は恥ずべきこととして、本当にそれを必要としている人だけが頼れるようにすることである。チャドウィックは貧困をなんとかしようとしたが、それに共感していたわけではなかった。彼の主義は抑止的なもので、彼の道具は救貧院《ワークハウス》だった。貧しい人々はそこで単純な仕事を行い、最低限のものを受け取れるようにした。ディケンズは『オリバー・ツイスト』で「新救貧法」と救貧院を批判している。ディケンズにとって救貧院は避難所ではなく、ほとんど監獄に等しかった。救貧院が提供するのは、生命の維持と引き換えのきつい労働だけで、しかもそれは、救貧院のなかに限られた。財産は売られ、家族はばらばらにされ、子どもは親から引き離された。イギリス人はよほど困窮していない限り、救貧院に入ろうとしなかった。

貧困に取り組んだのち、チャドウィックは自らの名声を利用して健康問題に専念した。フランスで行われた健康調査のことが耳に入っていた。彼はその手法を再利用して、イギリス人の健康に関する報告書をまとめた。国王に報告書を提出する前に、その問題をできるだけストレートな形で公衆に伝える必要があると考えた。彼は、イギリス人の健康に関するデータを収集するという大仕事をやり遂げた。その記述は比類がなく、大都市だけでなくイギリス全土に病気と不衛生が蔓延していることを、それは図らずも示したのである。最終報告書は一八四二年に公表された。日常の病気が不衛生とその原因に関係のあることは明らかだった。それらの病気はすべて微生物によるものだったが、そのことはまだ知られていなかった。不十分な排水、飲料水の不足、家の周囲のゴミを回収するシステムがないことが、諸悪の根源だった。チャドウィックは結核、天然痘、猩紅熱、コレラの被害について記述し、それらを都市の不衛生な状態と結びつけた。この『衛生報告』は、公衆衛生の歴史に残る基本資料であり、ベストセラーにもなった。彼以前に、イギリス人はこの問題に気づいていたが、どれほど大きな問題か理解していなかった。

歴史資料を調べていると、チャドウィックが信念より計算で行動したことに、改めて気づかされる。すべての人が健康になるよう、彼が望んでいたとは思えない。たとえば、彼が関心を抱いていたのは明らかに、若年や壮年の男性だった。それがおもな生産労働人口だったからだ。女性や子ども、シニア世代は『衛生報告』に取り上げられていなかった。衛生運動を通して、チャドウィックは経済的利益をさらに追求したのである。病気の労働者はそれほど生産的でなかった。死んだ労働者は妻と子どもをあとに残すので、それも国家の負担になる。

チャドウィックの『衛生報告』は見事な記録だが、処方的なものではなかった。彼はそうあってはならないことを述べたのであり、するべきことを述べたわけではなかった。それは処方箋のない診断だった。処方はそのすぐあとに出されることになる。彼の仕事の成果は四つあり、チャドウィックはそのいずれにも関与していた。その翌年、一八四三年の特別委員会の設置。都市に清掃作業を行う権限を与える一八四六年と四八年の二つの法律。最後に、一八四八年の中央衛生局の創設で、そこが公衆衛生の法律の作成と適用を担うことになる。イギリスの都市はより清潔になった。下水のシステムや飲料水の供給を改善し、家の周囲にゴミをためさせないようにした。衛生運動は第一次世界大戦まで続くことになる。とりわけ健康を意識させることで、イギリス人の生活を変えた。そのおかげで、二度とコレラがはやらなくなった。イタリアやスペインでは一九世紀末になってもコレラが流行した。その変化は目に見えるものであり、さらに鼻でも感じられた。新しい工業都市を特徴づけていた悪臭は希薄になり、より耐えられるようになった。

ドイツではウィルヒョウが、健康のすべての決定要因、とりわけ社会的決定要因——貧困、労働条件、食事——をなんとかしようと奮闘していたが、チャドウィックと顧問の医師サウスウッド・スミスが関心をもっていたのは不衛生をなくすことだけだった。スノーデンによるとチャドウィックは、工場の労働時間の短縮にも、全職業の労働時間の短縮にも、児童労働の規制にも、組合やストライキにも反対していた。彼と同時代人のカール・マルクスとは正反対だったのである。

スノーデンはまた、衛生運動は女性の生活に多大な影響を与えたと言っている。それはチャドウィックが意図したことではなかった。女性は以前から家で家族の面倒をみなければならなかったが、その責任がますます重くなった。女性はそれ以来、自分に割り振られた仕事をこなすため、衛生にいっそう気を使うようになる。子どもに衛生をしつけ、住まいをより清潔にすれば、家族はもっと守られるのである。スノーデンの見るところ、それこそが女性の社会的責任の拡大であり、それはこの時代に認められたのである。

中央衛生局の役割は決定的だったが、多くの政敵をつくることになった。彼らの口実はいつも同じだった。自由と財産を守るためとして、個人と少数者の利益が侵害されることに反対したのである。一八五四年、イギリス議会は法律の更新（公衆衛生法）を議決せず、中央衛生局はいわばお払い箱となった。エドウィン・チャドウィックは五四歳だった。彼は疲れ果て、のけ者にされていた。

大きな変革の大半と同じく、衛生運動は短期のプロセスでも、連続したプロセスでもなかった。歴史的には、法律の可決のような特定の出来事の日付に集約されるが、実際には、衛生運動は数十年にわたって展開した。これほど時間がかかったのは、健康問題のエキスパートたちが数々の困難に直面したからでもある。彼らにはつねに、公式には自由や権利といった高貴な目標を掲げる反対者がいた。そのような善意の行動は、個人の利益を守るための口実になったが、公共の利益には反していた。法律に関して言えば、大きな改革に先行してしばしば小さな法律がつくられる。その影響は取るに足らないが、象徴的には大きな意味をもっている。それらの小さな法律は、つぎのより野心的な法律へ進むためのステップになるからだ。大きな法律ができても、政治的妥協によって部分的に骨抜きにされることがある。

衛生運動はかなり特異な事例だが、もう一つ、社会学に属する反復的な事柄をよく示している。人間は問題を予見するのは苦手だが、起きた問題に対応するのはそれほど下手ではないということである。

人間が何らかの問題に対応して行動するのは、歴史に繰り返し見られる現象であり、健康拡大の大部分はそれで説明がつく。あたかも私たちが健康に対して共通の認識をもっているかのように、すべては起こっているが、それは自分を守るためであって、先を見越して行動したわけではない。さらに、プッシュ要因はしばしばプル要因のあとに生じる。プッシュ要因はプル要因の力に抗するために考えられ、その多くが有効だが、少々遅れて作用する。衛生運動はその典型的な事例である。それによって最終的に、ヨーロッパの都市は消毒されるが、即座にそうなったわけでも、衛生運動だけで実現したわけでもなかった。別のトラウマと別のスターが必要だった。新たな局面を開くことになったのはコレラとジョン・スノーだった。

5章　一八五〇―一九一四年――大きな前進

ジョン・スノーはいかにしてコレラの伝染を食い止めたか

ジョン・スノーの物語は非常によく知られている。多くの著述家にとって、疫学の父の名に値するのはグラントではなくスノーである。スノーは一八一三年、貧しい家に生まれた。医学を学んで麻酔の専門医になり、やがてコレラに関心をもつようになった。死亡率の高いこの下痢性の疾患については、古代より記述され、紀元前二五〇〇年頃に書かれたサンスクリット文書にその痕跡が見つかっている。

この疾患で死亡するのは、コレラに感染したことと直接関係があるわけではない。感染した人は敗血症〔病原菌が多量に血液の中に侵入して起こる全身感染症〕ではなく、下痢と嘔吐による極度の脱水で死ぬのである。体内の水分が失われ、水を飲んでも吐いてしまうため、水分を補うこともできない。コレラの下痢はおそらく、あらゆる下痢性疾患のなかで最も激しいものである。

スノーの時代には、コレラ患者のおよそ半数、とくに子どもや高齢者のような最も弱い人々が死亡していた。コレラはエピデミック、さらにはパンデミックとして広がり続けていた。スノーは一八三一年のロンドンのコレラを知っていたが、瘴気説は信じていなかった。麻酔を研究していたのでヒトが吸引する気体についてよく知っており、瘴気説に疑問をもっていたのである。コレラを引き起こすのは悪臭でも、なんであれ空気中に存在するものでもないと考えていた。患者に下痢や嘔吐が見られることから、むしろ口から入るもの、口から摂取するものが原因であろうと思われた。それは消化器の症状なので、病原体がいるのは消化器に違いない。そして、糞便や吐《と》瀉物《しゃぶつ》が下水を流れることで水が汚染されるという仮説を立てた。

スノーは糞便と口の関係を概念化したが、そこが当時の接触伝染論者と異なる点だった。接触伝染論者は瘴気を疑っていたが、病原体を口から取り入れる、ないしは口から吸い込むことで直接感染すると信じていた。コレラは直接、経口感染することもあるが、多くの場合そうではなかった。感染は間接的に起こるとスノーは予想した。一八四九年に最初の論文を発表して自説を披露したが、当時の医者たちは、彼の説は間違っていると考えていた。医者の大半は相変わらず、瘴気を吸い込むことで病気になるという説を支持していた。一八五四年に再びコレラが流行し、スノーに自分の説を試す機会が訪れた。彼が最初にやったことは地図づくりの一言で要約できる。健康地図はそのとき初めてつくられたわけではなく、一八世紀から存在していた。ヴィレルメはパリの地図を作成したたし、チャドウィックはイギリス人の健康を地図に表した。だが歴史では、一八五四年にコレラが流行したときスノーがその方法を初めて実行したことになっている。

スノーはまず、患者の多くが共用の水道ポンプの近くに住んでいることに気づいた。それは説得力のある最初の観察となった。彼はつぎに、住まいに近いソーホー地区のブロード・ストリートのポンプの

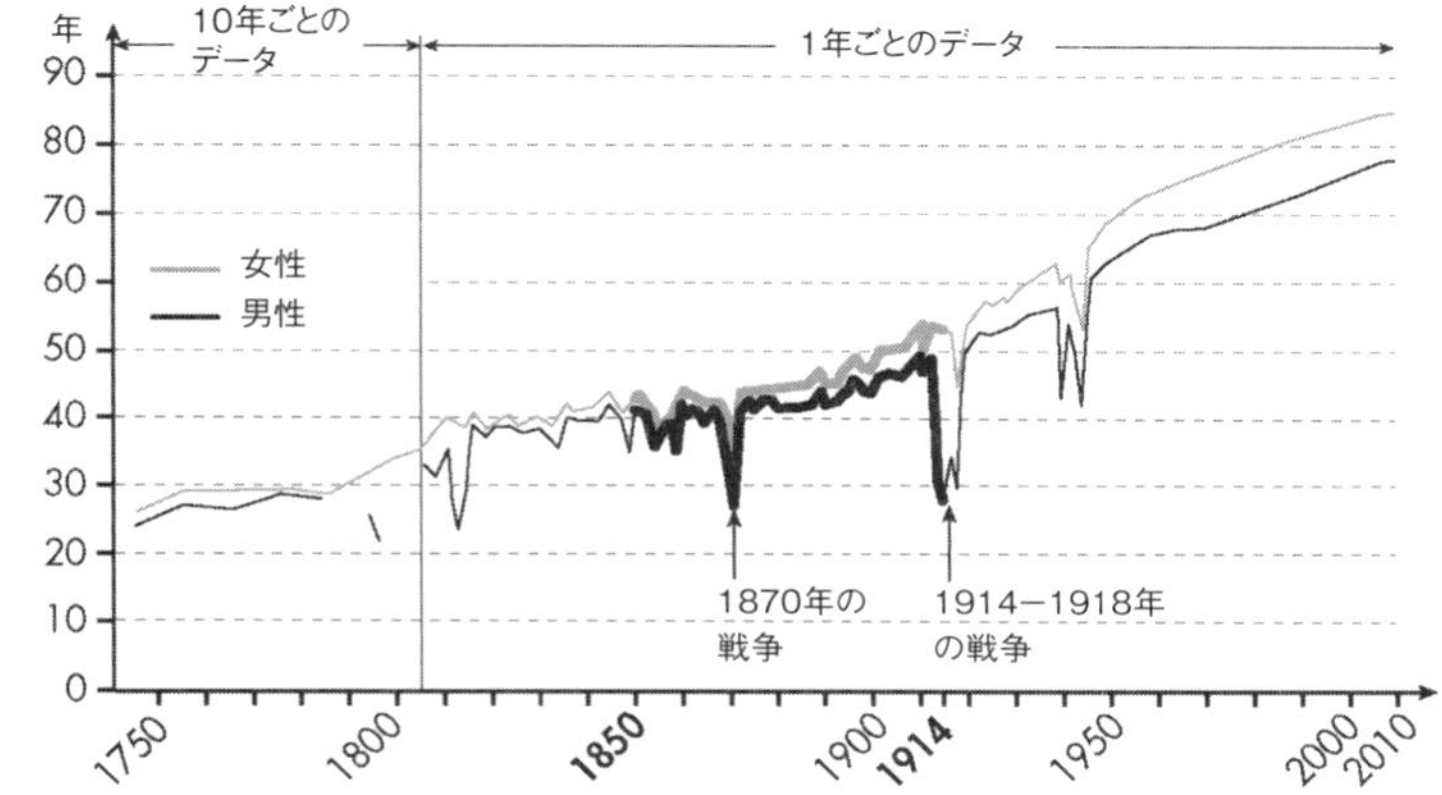

フランスの出生時平均余命の推移
出典：数字のデータ、INED

周辺で一〇日間に五〇〇人の死者が出ていたことを突き止めた。それらのデータを裏づけるため、病院や公的記録の情報を集めた。そうして、彼らがいつ病気になったかを特定し、ブロード・ストリートのポンプに水を汲みに行ったかどうか知ることができた。コレラで死んだロンドン市民六五〇人以上の自宅を訪れ、それぞれの家でどこから水を汲んでいるか調べた。別の原因を排除するため、コレラに罹らなかった人が同じポンプの水を飲んでいたかどうか確かめた。たとえば、ソーホーに近い監獄では、五三五人の収監者のうちコレラに罹った者はほとんどいなかった。その監獄が自前の井戸をもち、業者から水を買っていたことを、彼は確かめた。

　自説を裏づけるデータが十分集まると、スノーは市の責任者に面会して説明した。彼らはためらったがスノーに説得され、ブロード・ストリートのポンプを試しに停止することに同意した。彼らがスノーの助言に従ったのは、それが初めてだった。そこから水を汲めないよう、ポンプの柄《え》が取りはずされた。コレラの流行はほとんどすぐに収まり、その地区を離れていた住民が戻り始めた。

だがこんにち、コレラはそのときすでに終息し始めていたことがわかっている。

スノーは疫学の全体的なプロセスを考えていた。すなわち観察から始めて実験を行う。前者でシグナルをとらえ、後者でその妥当性を確かめるのである。

このような結果になったにもかかわらず、すべての者が納得したわけではなく、スノーを支持する者はいなかった。医学雑誌「ランセット」は彼を批判し、議会は彼を攻撃した。政府の衛生学者のリーダーで医者の王と呼ばれたジョン・サイモン（一八一六―一九〇四）は、彼のデータを剽窃《ひょうせつ》し、瘴気説に都合良く解釈した。スノーは研究を続け、コレラの症例を一つひとつ追跡しては、ブロード・ストリートのポンプと結びつけた。しかしながら当時の役人たちは、彼は大したことを証明していない、彼の研究は「示唆」にすぎないと判断した。ロベルト・コッホ（一八四三―一九一〇）がコレラを引き起こす細菌、ビブリオ・コレラエを発見するまで、三〇年近くを要することになる。スノーは病原体を突き止めようとはしなかったが、伝染を食い止めることには成功した。病原体が特定されても感染をコントロールできるわけではないというのは、二一世紀になってもよくあることである。まず、伝染の形態を理解するよう努めなければならない。コレラの場合がそうだったが、腸チフス、黄熱病、エイズ、SARS（重症急性呼吸器症候群、SARS－CoV－1ウイルスによる）でも同様である。スノーが確立した手法は、疾病の発生源と原因を突き止めるのにこんにちなお使われている。瘴気説に代わって細菌説を受け入れさせることができないまま、彼は数年後に亡くなった。

疫学はスノーを神話化したが、歴史学者たちは彼の評価を引き下げた。時代状況が彼にとってそれほど悪くなかったことを明らかにしたのである。(1) 第一に、衛生運動がチャドウィックとそのチームによってすでに始動していた。第二に、細菌説は証明されていなかったが、検討されるようになっていた。一八三〇年代以降、コレラは水を介して伝染する微生物疾患ではないかと考えられるようになっていた。第三に、スノーはそれほど孤立していたわけではなかった。ヘンリー・ホワイトヘッドという地元教会の副牧師が彼を大いに助けたことが知られている。第四に、彼の手法も新しいものではなかった。疫学が病気の理解、とりわけ病気の伝染の理解に大いに役立つことが、しだいに認められるようになっていた。ヴィレルメと親交のあるフランスの研究者、ルイ＝フランソワ・ブノワストン・ド・シャトーヌフ（一七七六―一八五六）が一八三四年に『パリとセーヌ県の農村におけるコレラの経過と影響に関する報告書、一八三二年』を発表していた。この二〇〇ページ近いパリのコレラに関する疫学的分析を、フランス国立図書館の公開アーカイブで読むことができる。さらに健康地図の作成も、ずっと以前から行われていた。第五に、ポンプの柄の撤去についてもすでにいくつか記述がある。一八四九年にミズーリ州のセントルイス市の衛生評議会が、コレラの流行を食い止めるためにポンプの柄を取り外した。その翌年、イギリスのサルフォードのコレラでも、同様の措置がとられている。

以上のことから、スノーは時代の申し子であり、もう少し先へ進むことができたのだと考えられる。彼は改革者というだけでなく、自らの考えを実行に移すための知識と方法と人間を集めることのできた人物だった。彼の物語は、医学という建物がしばしば、レンガを一つひとつ積み上げることで成り立っていることを示している。いくつかのレンガは質が悪く、のちの建物に被害をもたらす。小さいレンガでも質がよければ、適切な場所に収まる。大きな物語はしばしば単純化され、理想化されるが、実際には、一流の学者たちは社会的に空っぽの場所で活動しているわけではない。何もないところから研究しているわけではない。適切なレンガをタイミング良く積むための才気とチャンスに恵まれた者が、一流の学者になれるのである。

食事のインパクト——もう一つの非医学的要素

衛生設備と飲料水により、都市の環境から多くの病原微生物を追い払うことが可能になったが、それらはまだ完全にいなくなったわけではなかった。身の回りを清潔にするだけでは、残留する病原微生物からヒトが身を守るのに十分ではなかった。栄養状態を改善することで、もっと身を守ることができた。人々の栄養状態はおそらく一八世紀半ばから改善され、一八世紀末にさらに大きく進歩した。やがて、工業化と都市の発展によって再び栄養状態は悪化し、多くの場所で、人々の身体と健康にかなりのダメージを与えた。そのあと再び上向くと、二〇世紀まで一本調子で改善が進んだ。

このように食事がきわめて重要な役割を果たしたことは、多くの著述家によって研究されてきたが、最大の研究者の一人が二〇世紀のイギリスの医師、トマス・マキューン（一九一二—一九八八）である。マキューンが医学に対してどのような問題を抱えていたのか、正確にはわからない。それでも、健康の拡大に非医学的要素が果たした役割を明示しようとしたことは確かである。マキューンは職業生活の大半をバーミンガム大学の社会医学の教授として過ごした。(2) 彼の名は、死亡率の低下において医学が果たした役割、というよりむしろ、医学が大した役割を果たさなかったことに関する総合的な論文と結びつけられている。要するにマキューンは、一八世紀、とくに一九世紀の人口増加は医学や公衆衛生より、生活条件によってもたらされたと言っているのである。そして生活条件そのものが、経済の進歩の結果であった。とくに晩年の彼は、食べものの役割、すなわち栄養の役割を重視するようになった。彼の学説は、その結論の多くがのちに現場の医師たちから厳しく批判されたにもかかわらず影響力をもち続けた研究の一例である。

マキューンは同僚のR・G・ブラウンとともに、一八世紀のイギリスの人口増加に医学が及ぼした影響に関する最初の研究報告を発表した(3)。死亡率が低下した原因に対する疑問を再検討したのち、医学を決定要因とみなせないことを証明しようとしたのである。一八世紀には有効な医薬品も、確実な外科治療もなかった。マキューンはイギリス国民の健康に対する人痘接種の実際のインパクトについても疑っていたが、ジェンナーの発明後、種痘が威力を発揮したことは認めていた。しかしながら、彼によれば、種痘だけでは人口増加全体を説明できない。彼はそうして、人口増加の原因を他に求めるべきであるとの結論に達した。

別の論文でマキューンは、結核、腸チフス、猩紅熱、ジフテリア、肺炎といった一九世紀の微生物疾患による死亡数を調べた(4)。死亡率の曲線は一貫して下がっていた。彼はまず、死亡率の大幅な低下が治療法の出現以前に起きていることに着目した。そして、医学の介入によって推移が大きく変わったわけではないと指摘した。新しい治療法の発明後に死亡率が一層低下したわけではなかった。マキューンのグラフは一目瞭然であったことから、彼の説は一躍注目された。

たとえば、結核の死亡率低下の四分の三は、結核菌に対する主要な抗生物質であるストレプトマイシンの開発以前に生じていた。マキューンは他の微生物疾患と同様に結核に関しても、死亡率の低下に医学がそれほど貢献していなかったと結論づけた。公衆衛生の措置についても部分的に評価を下げた。彼によると、それらはとくに、コレラのような水に関連した疾患のリスクを低下させたが、総合的な死亡率に対する効果は小さかった。

彼はそのすぐあとで、食事がよくなった影響がいちばん大きかったと述べている(5)。それは農業の改善と経済発展の結果であった。栄養状態がよくなったために病気から守られるようになったと、彼は考え

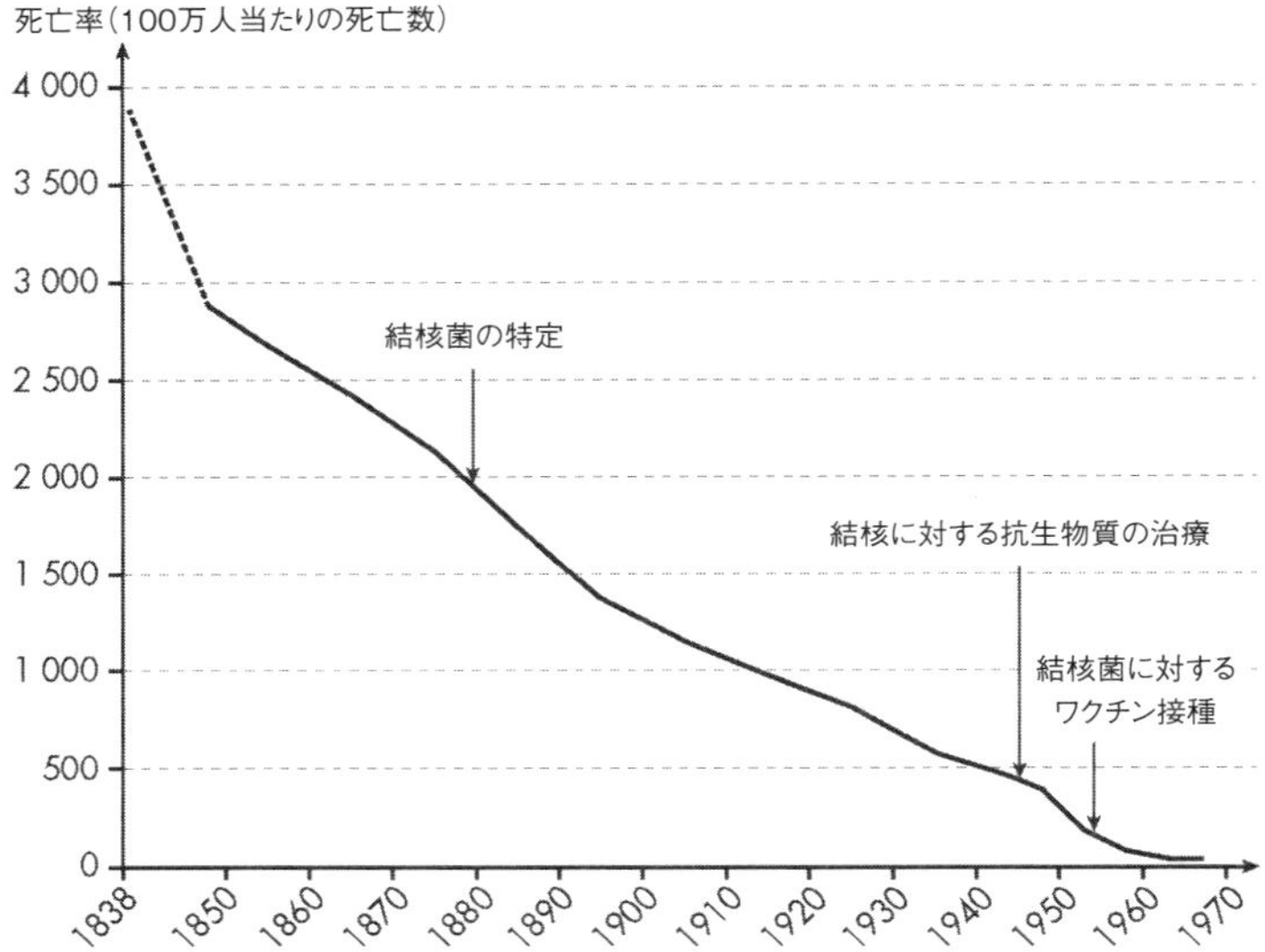

トマス・マキューンによる結核の死亡率

このグラフは、1838年から1970年まで結核による死亡率がほぼ一貫して低下していることを表している。この死亡率低下が生物医学の進歩と関係なく生じたと見られることを、マキューンは示した。1つは、結核菌の発見、治療薬やワクチンの発見以前に低下していること。もう1つは、そうした進歩によってカーブが変化しているように見えないからである。これらのデータは、19世紀の健康改善に医学が大した役割を果たしていなかったというマキューンの理論の根拠になった。実際には、たとえ別の要因が作用したとしても、生物医学の進歩はやはり結核の死亡率低下に影響を与えていた。

出典：Thomas McKeown, *The Role of Medecine: Dream, Mirage or Nemesis*, Blackwell, Oxford University Press, 1979.

た。それは一面で正しいが、それがすべてではない。彼の説は科学界に大きな論争を巻き起こしたが、別の一派によって再び取り上げられた。まず、あらゆる権威を疑うカウンター・カルチャーの信奉者で、そのなかには医者もいた。マキューンは図らずも、彼らに科学的なお墨付きを与えたのである。そのつぎに彼の説に飛びついたのは、国民の健康から国家を解放しようとしていた政府や自由主義的な政治家たちだった。

しかしながら、マキューンは部分的に間違っていた。彼は反論され、存命中から死後に至るまで厳しく批判された。彼は大きなミスを犯しており、彼の結論はもっと注意して扱うべきだった。[6] たとえば、何人かの歴史家と人口学者は、一七五〇年以降にイギリスの結婚年齢が下がっていることを観察していた。そのため最初に人口が増加したのは、出生率が上がったからであり、マキューンが言うように単に死亡率が下がったからではないと考えられた。[7] 人痘接種の統計的なインパクトと病院の発展が人口増加に与えた影響も、もう一度見直すべきだった。何人かの医者は、マキューンに臨床医学の専門知識が欠けていると批判した。そのために、いくつかの診断を間違って分類し、その分析を誤ったというのである。さらに歴史家たちは、一九世紀の平均余命の上昇に都市の公衆衛生対策が一定の役割を果たしたと、改めて評価した。マキューンの研究と結論を最も詳細にわたって批判したのは、おそらくサイモン・スレーターである。[8]

二〇世紀以前の医学は役に立たなかったと主張したのは、マキューンが最初ではなかったし、彼一人でもなかった。しかし、そのために最も強く批判されたのはおそらく彼だった。彼が間違っていたのは、公衆衛生の重要性を否定し、経済成長の見えざる手を信じすぎたことだった。マキューンは影響力があった。彼にはスタイルがあり、挑戦的な態度をとっていた。人間の健康にとって物質的生活の条件——食事を含めて——は決定的に重要であるという話なら、まったくその通りである。ある解説者が書いていたように、マキューンはつねに正しい答えを導き出したわけではなかったが、すぐれた問題提起をしたのである。[9]

ロバート・フォーゲル（一九二六—二〇一三）はマキューンから影響を受けた。ニューヨークに生まれたフォーゲルは経済学の教授になり、ボストン、さらにシカゴで教鞭をとった。一九七八年以降はアメリカの死亡率に関心をもつようになり、やがて、イタリアのベッラージョにあるホテル、ヴィッラ・セルベッローニで開かれたシンポジウムでマキューンに出会う。フォーゲルは、ヨーロッパの死亡率低下における食事の歴史的役割を明確にしようとした。だが、マキューンと同じやり方で問題に取り組んだわけではなかった。[10] マキューンは食事の影響を強調しようとして、それ以外のものを排除していった。医学や衛生設備、病気の減少を除いたうえで、食事が決定的な役割を果たしたと結論づけた。フォーゲルはヒトの身長を研究し、食事のインパクトを直接評価しようとした。三〇〇年間のデータを調べ、[11] 工業化以前と工業化以後の人々の身長がどうしてほぼ連続的に、あるいは少なくとも規則的に伸びたのかを記述した。工業化以前の人々が比較的小さかったのは確かである。それは不健康の原因であり結果であった。生活条件が改善すると、身体の大きさは健康の原因となり結果となった。人間はいわゆる「負のフィードバック」状態から「正のフィードバック」状態へ移行したのである。

　このフィードバックの転換はヒトの健康拡大に大きな役割を果たした。それは何かが停滞から進歩へ移行したときに必ず見られる現象である。負のフィードバック状態では、あるシステムの構成要素は互いに調整し、バランスをとろうとする。サーモスタットにたとえると、負のフィードバックを理解しやすい。気温が上がると、暖房の温度は反対に下がる。つまり、ヒトの不健康の度合いが大きくなっているとき、病気や体力低下のさまざまな原因が結びついて、歴史上の健康レベルは低く抑えられたままである。フィードバックが正になると、それと反対のことが起こる。改善の原因が結果としてより良い健康を導き、それがまたより大きな回復力《レジリエンス》の原因になるといった具合に、物事は続いていく。負のフィードバックは保守的になる傾向があり、正のフィードバックは拡大へと向かう。正のフィードバックはそれ自体に活力を与える。

食事の改善は二〇世紀まで、正のフィードバックとして作用した。自らの論理を補強するため、フォーゲルは死亡率とともに身長に注目し、両者が同時並行的に推移していることを観察した。工業化の時代に身長の伸びが低下すると、死亡率は上昇した。やがて、とくに衛生運動の影響で身長が再び伸びると、死亡率は再び低下した。彼の研究は、それまでの研究と同様に、身長がどれほど健康の指標になるかを裏づけていた。数年にわたる研究ののち、一九八六年に彼は、一八〇〇年から一九八〇年までに観察されたイギリスの死亡率低下の四〇％が栄養の改善によるものであると結論づけた[12]。

フォーゲルは、人間の身体変化の分析を発展させていった。身長の急激な伸びを説明するため、「環境を制御し革新的技術を生み出す人間の能力の相互作用が、ダーウィン進化の従来の概念よりはるかに速いスピードで身体が大きくなるという特異な発達の形をつくり上げた[13]」ことを明らかにした。環境を操作し技術を生み出すことで、ヒトは進化のお定まりのコースを脱し、独自の成長を遂げることができた。フォーゲルによると――そしてこれは一般に認められていることだが――、十分なカロリーを摂取できるようになったことが、人間の数が増加した主要な決定要因である。この身体的圧力は人間から発しており、その影響は人間に戻ってくる。

フォーゲルはまた、二冊目の著書で、栄養の改善による生理の向上には素晴らしい特徴があると主張している。つまりそれは伝達可能なのである。「ある世代の健康と栄養は、母親や乳幼児の経験を通じて、次の世代の体力や健康、寿命に貢献する。それとともに、健康と寿命の延びによって次の世代の人々はより力強く、より長期間働いて資源をつくり出し、次の世代がまたそれを利用して繁栄を遂げることができるのである[14]」

だがフォーゲルはやはり経済学者だった。彼は当然ながら、その人体測定と食事の研究から、この史上まれに見る生理的進化によって経済は成長したと結論づけた。彼は一九九三年にノーベル経済学賞を受賞した。ノーベル委員会は鉄道産業と奴隷制の経済的役割に関する研究を受賞理由としたが、フォーゲルはレセプションのスピーチで、食事と経済成長の関係に関する研究を第一の成果に挙げたのである。

細菌説

細菌説は病原微生物の存在を認め、特定の微生物が特定の病気を引き起こすと考える。これは医学と健康の歴史、そしておそらく人類の歴史そのものにおいて最も重要な出来事の一つである。それはあらゆる方面に決定的なインパクトをもたらした。その作用は地球全体に及んでおり、永遠に消えることはない。それは健康と病気の理解を一変させた。それによって人々の健康を改善するための公衆衛生対策はより理にかなったものとなり、患者はより有効な治療を受けられるようになった。それはまた、人間の生き方を変え、世界の見方を変えた。

あらゆるグランド・セオリーと同様に、細菌説は突然出現したわけではない。ゼロからつくられたわけではないし、たった一人の人物が主導したわけでも、急にその価値が認められたわけでもない。ずっと以前から存在していたが、認められることはなく、注目されるようになってからも、執拗な抵抗に遭ったのである。一九世紀末に加速度的に知見が増えていくには、それが可能になる時代状況とタイミングが必要だった。

ごく簡単に言うと、時代状況には少なくとも四つの要素があり、勝者となった学者と敗者となった学者の両方がその土壌を準備した。彼らの貢献の度合いを数値化することはできないが、すべての者が決定的な役割を果たしたように見える。反論の余地のない形で細菌説を確立したのは、パストゥール、コッホ、リスターという三人の勝者である[15]。

時代状況の第一の要素は、一六世紀以来、病気は「伝染しうる生きた実体[16]」によって引き起こされると考える接触伝染論者たちがいたことである。瘴気が病気を引き起こすと信じる人々のほうが優勢だったが、接触伝染論者たちはずっと存在していた。それに続いて、パリ学派の学者たちが、ヒトの病気の性質について、本質的にして新たな見方をもたらした。病気の局所的な性質とその特異性である。それ以前に、ヒポクラテスとガレノスの理論では、身体全体が混乱する、つまり体液のバランスが乱れると病気になると考えられていた。パリ学派の学者たちはこの誤ったモデルを一変させた。彼らの見るところでは、病気は最初、局所的に発症し、一つないしは複数の器官を冒したのち、場合によって身体全体に影響が広がる。この見方の変化は根本的なものである。病気は全身に及ぶこともあるが、まずは局所的なものである。つぎに、パリ学派の学者たちは、病気は特異的なものである、つまり一つの病気が他の病気に変化しないことを示した。それはすなわち、病気には原因があり、それが病気を大きく決定づけているということである。局所性と特異性という二つの新しい考え方は、細菌を病気の原因とする説が説得力をもつのに最も重要な役割を果たした。

つぎに、クロード・ベルナールの仕事により、研究室における研究が医学で大きな位置を占めるようになった。彼の強迫的な研究の目的は、二つの実験の結果が異なるのは医療処置の違いによるものだと結論づけることだった。それ以外、すべては同じだったからである。病院での研究では、そうした条件をコントロールできなかった。もう一つベルナールが発見したことがある。病気は特異的というだけでなく、動的であるということである。病気は進行する。そのことが発見されたのは病院ではなく、研究室においてだった。細菌説の最も重要な部分で成果を上げたのは、研究室における研究だった。

さらに、勝者の前にはしばしば敗者がいた。二人の敗者は、何か病気の原因となるものが存在することを熱心に説いたが、それを特定するに至らなかった。コレラのスノーとセンメルヴェイス（一八一八―一八六五）である。イグナーツ・センメルヴェイスはオーストリアで活動したハンガリーの医者で、ウィーンの病院の産科に勤めていた。出産後に併発する病気の一つが、細菌が子宮に感染して起きる産褥熱だった。この感染症に罹った妊婦の多くが命を落とした。センメルヴェイスは、産科の二つの病棟で感染率に明らかに差のあることに気づいた[17]。産科医と医学生が分娩を行う病棟では、産褥熱になる妊婦は約一八％にのぼったが、助産婦が分娩を行う病棟では三％にすぎなかった。センメルヴェイスは、この違いは医者たちが午後の分娩の前に検視解剖を行っているからではないかと考えた。医者たちは二つの活動のあいだに手を洗っていなかったのである。解剖で怪我をした同僚が産褥熱に似た感染症で死んだとき、彼の推測は確信になった。

センメルヴェイスは医者たちに手を洗うよう強く勧めた。すると感染率は下がり、二つの病棟でほぼ同じ、二％前後になった。このように統計的な証拠があるにもかかわらず、センメルヴェイスが賞賛されることはなかった。上司のヨハン・クラインは彼をけなした。「その小さい粒子とはいったい何だ。人の目に見えない粒子とは。ばかばかしい！　センメルヴェイス氏の小さい粒子は想像の産物にすぎない！[18]」センメルヴェイスは病院を去ってハンガリーに戻り、自分が発見したことを地元の産科病棟で実践し続けた。その結果は一貫して説得力のあるものだった。歴史でははっきり語られないが、彼が孤独とうつ病で失意のうちに世を去ったことは間違いなさそうである。

スノーとセンメルヴェイスの大きな違いは研究のレベルにあった。スノーは疫学者で、センメルヴェイスは臨床医だった。それを除けば二人とも、研究している病気、いっぽうはコレラ、もういっぽうは出産後の感染症を引き起こす何かが存在するに違いないことを科学的に証明した。だが彼らの悲劇は、その何かを物質的に示すことができなかったことだ。セリーヌはセンメルヴェイスに関する医学の博士論文でこう書いている。「彼はその目で見ずに微生物に触れようとした[19]」統計的な証拠だけでは、彼らが勝者となるのに十分でなかった。彼らの手法に威力はあったが、説得力がなかった。人々は見ることを望んだが、技術的な手段がなかったので、存在するに違いない微生物は見えるようにならなかったし、認識することもできなかった。それとは反対に、瘴気は、漠然と定義されているにすぎなかったが、よほど現実的に思えた。瘴気は悪臭と結びつけられ、誰でも臭いは感じることができるからだ。

ルイ・パストゥールの天才

ルイ・パストゥールは微生物の存在を最初に明らかにした人々の一人であり、実験の知識人であり、ヒトにワクチンを接種した二人目のパイオニアであった。彼の人生はいくつかのエピソードに分けられるが、そのいずれもが天才の仕事であり、一貫した流れで結ばれている。つまり生物学、動物の健康、動物の免疫、そしてヒトの免疫である。一八二二年にフランス東部のジュラ地方に生まれたパストゥールは、二度の試験を受けてエコール・ノルマル（高等師範学校）に入学し、化学の研究助手になった。一八四七年に学位を得たのち、初期の研究で、ある種の分子が二つの異なる形で、しかも左右対称に存在することを発見した。こんにち異性体と呼ばれるもの。同じ化学式をもつが、構造が逆になっている化合物である。二つの分子が鏡像のように向き合っている様は、まるで右手と左手のようだった。そのうち一つだけが植物や動物、すなわち生物で観察されることに、パストゥールは気づいた。彼はそこから、分子の向きが生物の世界と無生物の世界を分ける境界線であると結論づけた。この最初の発見は抽象的すぎて話の本筋と関係ないように思えるかもしれないが、これをきっかけに、パストゥールはいつしか生物学の世界に足を踏み入れることになるのである。

彼は一八四九年にストラスブール大学教授、一八五四年にリール理科大学学部長に就任する。職場が変わったことで、彼は化学から生物学へ転向することになった。農業と産業のコンサルタントとして活動するうちに、微生物の存在を明らかにしていった。牛乳とワインの研究[20]を通じて発酵に関心をもったのである。彼は二〇年にわたって発酵の研究に取り組むことになる。発酵のプロセスはすでに知られていたが、どうしてそうなるのかわかっていなかった。「化学的」な作用によるものと考えられていたが、それは実際には「生物学的」なプロセスであり、細菌がその原因であることを、パストゥールは突き止めた。乳酸発酵によって牛乳は飲用に適さなくなり、酢酸発酵によってワインの味が損なわれる。一八五七年にエコール・ノルマルの教授になると、さまざまなタイプの発酵を研究し、顕微鏡で最初に細菌を観察するとともに、自分の研究室でそれを培養することに成功した。さらに、さまざまな問題の解決法を見つけるために実験を行い、牛乳やワインを加熱することで、飲み物の味を損なわずに細菌を殺すことができた。この低温殺菌法はパストゥールの名をとってパストゥリザシオンと呼ばれている。パストゥールはこの頃から、存在が確認された細菌と人間の病気のあいだに関係があるという仮説を立てていたと考えられる。この仮説の妥当性が検証されるのはずっとのちのことである。

さしあたり、生物の自然発生説を唱えるフェリックス・アルシメード・プーシェとの論争を機に、彼は化学から生物学へと軸足を移した。パストゥールは信心深かったが、自然発生説を信じていなかった。それは決定論〔一切の事象は何らかの原因によってあらかじめ決定されているとする考え〕に反するからだった。科学アカデミーはパストゥールとプーシェを競わせることにした。パストゥールは一連の厳密な実験を行い、生物が自然発生しないことを証明した。最初に〔そこに〕微生物がいなければ、微生物は発生しない。生物は無から生まれないのである。パストゥールは微生物学を創始しようとしていた。

一八六五年から一八七〇年までは、パストゥールの人生においてとくに重要な時期である。[21]その時期に、二つ目の軸足を動物の健康に置くことになったからだ。そこへ導いたもう一つの産業は絹で[22]、最初の動物は当然ながら蚕だった。養蚕ではたびたび蚕の大量死に見舞われていたが、その理由はわからず、パストゥールに助言を求めたのである。パストゥールは養蚕の研究をするため、南フランスのアレスに一時的に移り住んだ。顕微鏡で観察し、蚕の病気が二つあることに気づいた。微粒子病と軟化病である。二つの病気は二つの異なる微生物[23]によって引き起こされたが、そのことがわかるのはもっとのちのことである。パストゥールは蚕を選別して病気の個体を取り除く方法も考案した。

一八六七年、パストゥールの厳しい指導に不満をもった学生たちともめ、彼はエコール・ノルマルの学部長を辞任した。そしてナポレオン三世に手紙を書き、エコール・ノルマルに研究室をつくるための財政支援を求めた。皇帝は承諾し、一八六八年に建設工事が始まった。その年の一〇月一九日のことである。パストゥールは気分がすぐれず、左半身にしびれを感じた。それでも科学アカデミーの会合に出席し、自宅に戻ると夕食もとらずに就寝した。その晩、大きな脳出血を起こし、左半身が不随になるとともに、話すこともできなくなった。彼は四五歳だった。妻と支援者で親友のピエール＝オーギュスタン・ベルタンの助けを得て、彼はしだいに快方に向かい、まず言葉を、そして考える力を取りもどした。身体の残りの部分が機能するようになるにはさらに時間がかかり、左手を自由に動かすことは二度とできなかった。のちの肖像画からも、左手が不自由だったことがうかがえる。

彼は仕事ができるようになると、顕微鏡を使った研究を再開した。歴史家たちは、一八七〇年代の一〇年間に細菌説が確立したと見ている。パストゥールは、どの病原微生物についても、分離し、培養し、再現するという、三つの手順を踏んだ厳格な研究手法をとった。まず顕微鏡で、大半が細菌である新しい微生物を観察する。つぎにそれを培養するが、それにはかなりの困難をともなった。最後にそれを動物に接種し、病気を再現するとともに、細菌と病気が特異的に結びついていることを改めて証明するのである。

同じく一八七〇年代の一〇年間に、パストゥールは三回目の仕事の転機を迎えた。それが動物の免疫の研究である[24]。他の多くの学者と同じく、彼も免疫という現象に関心をもっていた。人痘接種とジェンナーが考案した種痘はすでに、パストゥールが「二度なし現象」と呼ぶ免疫の仕組みを利用して行われていたが、人体にダメージを与えることなく免疫をつけるのはまだ非常に困難だった。ジェンナーは、天然痘に近いがもっと軽い病気を利用することで、この問題を解決しようとした。幸運にも、その病気が交差免疫をつくったのである。パストゥールは別の方法を探していた。細菌の毒素を弱める必要があったが、どうすれば弱毒化できるのかわからず、多くの試みは失敗した。その頃彼は、家禽コレラに関心をもっていた。やがて、細菌が原因であることがわかり、その細菌はパスツエラと命名された。家禽コレラはヒトには問題を起こさないが、ニワトリを含むキジ目の鳥には下痢を引き起こし、それがヒトのコレラを連想させた。家禽コレラに罹ったニワトリは二日もたたずに死んでしまう。歴史が語るところでは、パストゥールは運に助けられた。はっきりした理由はわからないが、おそらくかなりの偶然によって、パストゥールは一八七九年、家禽コレラ菌のある種の株がもはや病気を引き起こさないことを観察した。それらの株はたまたま、真夏の研究室に置きっ放しになっていたようである。高温にさらされたために変質したのか、その株は弱毒化していたが、免疫力は失われていなかった。パストゥールは自らの論理に従って実験を行った。この株が病原性を失ったことをニワトリに投与して確認したのち、通常は毒性の強い新鮮な株をそのニワトリに投与した。比較実験のために、同じ毒性のある株を、パストゥールが「新しいニワトリ」[25]と呼ぶ、免疫のない別のニワトリに与えた。結論は明白だった。弱毒化した株を投与してあったニワトリは病気にならなかった。免疫がついていたのである。それらのニワトリには「耐性」があったと、パストゥールは述べている。その株を投与されていなかったニワトリはコレラを発症して死んだ。パストゥールは二つの重要な概念を発見した。弱毒化と非再発である。弱毒化した株は病気を引き起こさなかったが、免疫をつくったため、以後、病気が再発することはなかった。パストゥールはその過程で、毒性は固定した性質ではなく、変化しうることを発見した。

　この出来事に続いて、動物の免疫につながる二つ目の出来事が起こった。パストゥールは炭疽にも関心をもっていた。炭疽は牛や羊が罹る細菌性の感染症で、こんにちではほぼ消滅しているが、かつては大量の家畜を死に至らしめることがあった。炭疽と呼ばれるのは、死んだ動物の血液が黒ずんでいたからである。血液を介しての伝染力は強かったが、パストゥールはさらに一歩踏み込んだ。一八七七年に炭疽菌を分離し、食物を介した感染の可能性を示したのである。その少し前にドイツのロベルト・コッホも同じ細菌を特定した。パストゥールは炭疽ワクチンを開発するため、ただちにムランの農業会社に協力を仰いだ。一八八一年五月、セーヌ＝エ＝マルヌ県のプイイ＝ル＝フォールで行われた公開実験で、パストゥールは二〇匹の羊と数頭の牛に弱毒化した炭疽菌を接種した。数日後、それらの動物と、ワクチンを接種していない同数の比較グループに、弱毒化していない株を投与した。一八八一年六月二日、群衆と記者たちの目の前で、両者に大きな違いが現れた。ワクチンを接種されたすべての動物が生きており、病気になっていなかったが、もういっぽうのグループは死んだり、重い病気になったりした。

プイイ＝ル＝フォールの実験は、それまで考えられていたこととおおむね一致した。ヨーロッパのいくつかの研究所で、細菌の発見が相次いだ。ブドウ球菌と連鎖球菌はパストゥール自身（一八七八―一八七九）、淋病を引き起こす淋菌はドイツの細菌学者アルベルト・ナイセル（一八七九）、腸チフスを引き起こすサルモネラ菌はコッホ（一八七八）、コレラ菌はまたもやコッホ（一八八二―一八八三）によって発見された。その間に、これは新しい研究分野であるとの意識が生まれた。それが微生物学である。微生物学は人間の病気の見方を変えた。同時代の多くの人々にとって、微生物の存在は明白となった。フランス軍の外科医シャルル＝エマニュエル・セディヨは、microvie（小さな生命）を短縮した microbe（微生物）という名称を提案し、辞書編纂者のリトレは一八八六年の『医学事典』にその言葉を加えた。

プイイ＝ル＝フォールの実験ののち、パストゥールは四つ目の最後の転機に向けて進み始めた。ヒトの免疫、すなわちヒトに対するワクチン接種である。一八八〇年代にパストゥールは、古代より知られていた動物の病気である狂犬病の研究に取りかかった。狂犬病に罹った動物は制御不能となり、たちまち死んでしまう。その光景はひどくショッキングで、狂犬病はつねに恐れられた。その動物にかまれたり、ひっかかれたりすると、ヒトにも動物と同様の症状が引き起こされ、通常は昏睡状態や死に至る。その死は見る者を震撼させずにおかなかった。

狂犬病の研究はパストゥールにとって、さらに困難をきわめた。彼はその病原菌を特定できなかった。なぜなら、それは細菌ではなく、ウイルスによって引き起こされるからだ。ウイルスは、パストゥールが使っていた光学顕微鏡では見えず、電子顕微鏡を使ってようやく見ることができる。[26] 助手のエミール・ルーとともに、パストゥールは病気の動物の中枢神経系、すなわち脳と脊髄を調べていた。病気の症状からいって、病原菌はそこにいるに違いないと考えたからだ。彼らは犬だけでなく、より危険が少なく扱いやすいウサギを使って研究した。研究室には銃まで備えてあった。どちらか一方がかまれたら、病気で苦しむことのないよう、もう一人が撃つことになっていた。彼らは犬からウサギへ、つぎにウサギからウサギへと伝染させ、狂犬病のウイルスを保存することに成功した。このように動物間で伝染を繰り返すことにより、潜伏期間を一週間に縮め、安定させることができた。安定した毒性をもつウイルスが手に入るようになったのである。

パストゥールとルーはつぎに毒性を弱めるため、動物の脊髄を日光に当てて乾燥させた。さらにその断片をフラスコに入れ、なかの空気を塩化カリウムで乾燥させた。それは非常にうまくいった。脊髄を長時間、高温にさらせばさらすほど、それは乾燥し、病原微生物の毒性は弱まる。パストゥールとルーは動物でワクチンの試験を行い、弱毒化と非再発を確認した。まず、乾燥した脊髄を動物に接種しても病気にならなかった。つぎに、乾燥の度合いを徐々に下げた脊髄、さらに新鮮な脊髄を接種したが、依然として病気にならなかった。動物たちは免疫を獲得したのである。

パストゥールはそうした研究の進展に励まされたが、その限界にも頭を悩ませていた。ワクチンの製造に手間がかかり、狂犬病の治療に役立てる機会がほとんどないことがわかったのである。ワクチンはいつ必要になるかわからない。動物にかまれることは予想できず、緊急に対応する必要がある。しかしパストゥールのやり方では、ウイルスをつねにストックしておかなければならなかった。パストゥールはこう語っている。「この方法ではつねに準備している必要があるが、それはとても難しい。しかし、事故や不測の事態で狂犬病の動物にかまれることがあるのだから、すぐに取りかかれるようにしておかなければならない[27]」不測の事態は一八八五年七月六日に訪れた。

彼の研究室に三人の人物がやって来た。アルザスの食料品店主テオドール・ヴォネ、九歳のアルザスの少年ジョゼフ・メステル、少年の母親である。ヴォネの犬が主人をかんで逃げ出し、ジョゼフ少年に激しくかみついた。ヴォネは犬を撃ち殺し、犬は解剖された。犬の胃は干し草と木でいっぱいだったことから、その犬が狂犬病に罹っていたのは明らかなように思われた。ヴォネは大してかまれておらず、犬の牙はシャツを貫通していなかった。彼が狂犬病のウイルスに感染する恐れはないと見て、パストゥールはアルザスに帰した。少年のほうはより深刻だった。パストゥールはその日、科学アカデミーの仕事の打ち合わせに来ていた二人の医師に事情を話した。医師たちは緊急にジョゼフ・メステルを診察し、傷の程度を見て、狂犬病を発症するリスクは大きいと判断した。パストゥールが書いているように、「その子どもは死を免れないように思われた。不安がなかったわけではないが、犬でずっと成功していた方法をジョゼフ・メステルに試してみる決心をした」。助手のエミール・ルーは倫理的なジレンマに苦しみ、しばらく前からパストゥールのもとを離れていた。人間に試してみる決心がつかずに、数か月がたっていた。

七月六日の夜、科学アカデミーの二人の医師によって、少年に最初のワクチンが投与された。パストゥールは医者でなかったので、自分でワクチンを打つことはできなかった。投与されたワクチンには、二週間前から乾燥させていたウサギの脊髄が含まれていた。それからおよそ一〇日にわたり、しだいに毒性を弱めたワクチンが一二回投与された。ワクチン試験の効果を最大にするため、最後のワクチンは毒性のある新鮮な脊髄でつくられた。それと同時に、パストゥールは同じ分量のワクチンを毎回別の複数のウサギに投与していた。証拠を補強するため、つねにこうした比較試験を行っていたのである。その結果は、彼が期待した通りになった。すなわち、最初のワクチンは十分弱毒化されていたため狂犬病を発症しなかったが、最後のワクチンはそうでなかったので、動物たちは病気になった。ジョゼフ・メステルはまったく狂犬病にならなかった。この出来事は数か月間内密にされた。

その年の秋、パストゥールは二つ目の症例に遭遇した。一五歳の羊飼いジャン＝バティスト・ジュピーユが、犬にかまれて研究室にやって来たのである。パストゥールはこう書いている。「病気の疑いのある大きな犬が、六、七人の子どもたちの一団に向かってきた。仲間の羊飼いはいずれも彼より年下だった。彼は鞭をふりかざして犬の前に飛び出した。犬はジュピーユの左手にかみついた。ジュピーユは犬を打ちのめして押さえつけ、右手で犬の口をこじあけて左手を引き抜いた。そのとき再び何度もかまれた。それから、鞭の革紐で犬の口を縛り、はいていた木靴で犬を打ち殺した[28]」パストゥールは再び治療用のワクチンを打ち、ジュピーユは一命を取りとめた。パストゥールが自分の考案したものを広く世間に知らせたのは、このときである。彼はすぐに、犬にかまれた大勢の患者に対応しなければならなかった。一八八六年一〇月には二四九〇人の患者が彼の研究室でワクチンを投与された。研究室が手狭になったため、一八八八年一一月にパストゥール研究所が開設された。パストゥールは一八九五年九月二八日に死去するまで、研究所の指揮をとった。ジョゼフ・メステルは成人すると、しばらく研究所の守衛を務めた。一九四〇年、ドイツ軍のパリ侵攻に耐えがたい思いを抱いていた彼は、自ら命を絶った。

パストゥールは病気が伝染することを発見したわけではない。接触伝染論者は前世紀、いやそれ以前から存在していた。細菌を発見したのも彼ではない。アントニ・ファン・レーウェンフック（一六三二―一七二三）という人物が一七世紀に自作の顕微鏡でそれを観察していた。特異性の考え方を打ち出したのもパストゥールではない。彼以前にパリ学派のなかでそれは登場していた。パストゥールは、「固有の病気における病原微生物の役割を明らかにし、実験による方法論を確立した[29]」のである。彼は微生物学と免疫学の主要な創始者の一人であり、予防ワクチンと狂犬病の治療ワクチンを開発した。ついでに言うと、パストゥールの免疫理論は間違っていた。弱毒化された微生物は自らが生きるのに必要な物質を宿主から奪おうとする、つまり宿主からその「栄養」を取り去るのだと、彼は考えていた。免疫とは病原体の栄養素がなくなった状態だと信じていたパストゥールは、免疫の概念を受動的にとらえていた。免疫とは実際にはアクティブな現象だが、そう見ていなかったのである。

ロベルト・コッホ――もう一人の巨人

ロベルト・コッホはパストゥールにつぐ二人目の細菌説の立役者で、パストゥールを補完するとともに、異なるスタイルでその競争相手になった。コッホは一八四三年、ドイツ北西部の鉱山地帯に生まれた。[30] 彼の両親は一三人の子どもがいたため、コッホの面倒を見る余裕がなかった。コッホはおもに、写真好きだった叔父に育てられたが、それは瑣末的なエピソードではない。彼も写真に熱中し、さらに自然科学、とりわけ考古学に関心をもつようになった。科学の道に進んだことで、のちにそれらの情熱を融合させ、微生物の探求と視覚化に取り組むことになる。コッホは医学を学んだ。一八七〇年のフランスとの戦争では、近視を理由に兵役を免除されたが、軍医に志願した。一八七二年に戦争が終わると、人口三〇〇〇人のシュレージエンの都市ヴォルシュタインに医師として赴任した。微生物学に一層関心をもつようになるのは、一八七五年以降のことである。妻に最初の顕微鏡を買ってもらったコッホは、とくに炭疽、腸チフス、そしてコレラの三つの病気を研究した。

コッホがとくに熱心に取り組んだのは炭疽の研究だった。炭疽で大量の家畜が死ぬことに心を痛めていたからだ。炭疽菌はかなり大きかったので、それを特定するのはそれほど難しくなかった。研究室のなかった彼は、自宅で研究した。ヴォルシュタインに近い農家で炭疽が発生すると、病気の羊の血液を顕微鏡で調べ、細菌を見つけて写真におさめた。コッホは史上初めて病原微生物の写真をとった。彼はつぎに、いわゆる「芽胞（胞子）」形態、つまり静止状態の炭疽菌を観察した。炭疽菌はこの状態で、動物の体内だけでなく外部環境でも生き延びることができる。これは炭疽の根本にかかわる発見だった。細菌が芽胞形態になることで、炭疽が間接的に伝染する理由がわかったからだ。牛は地面の草を食べていて病気になることが多く、(31)牛のあいだで直接伝染するわけではなかったのである。

コッホは観察したのちに実験を行った。通常の形や胞子の形の細菌を、ウサギやネズミに接種した。それらの動物は病気になって死んでしまった。彼は死んだ動物の血液と組織を調べ、同じ細菌が存在することを確認した。それによって、その細菌が病原体であることがしだいに明らかになった。さらに、感染した組織をウサギの目に入れ、そのなかで細菌が増殖するのを観察した。そのウサギはたちまち死んでしまった。コッホは一八七六年に炭疽に関する研究を発表した。わずかな期間に観察と培養の方法――眼内液の採取による――を開発し、炭疽菌の生活環を理解した。彼はその細菌をバチルス・アントラシスと名づけた。

コッホはさらに数年間ヴォルシュタインにとどまり、そのあとベルリンにポストを得て、微生物の研究チームの指揮をとるようになった。そこで彼は、「白いペスト」とも呼ばれる結核の問題に取り組むようになる。結核はおそらく、当時の死亡率を押し上げていた第一の原因で、およそ七人に一人が結核で死亡していた。(32)ヒポクラテスは紀元前四六〇年に結核について記述していた。エジプトのミイラに結核で骨が変形した跡が見られることから、新石器時代から結核が存在したと考えられている。疫学上大きなインパクトをもたらしただけでなく、この病気には分類の問題があった。同じ臓器のなかを含めて、じつにさまざまな形態で存在していたからだ。それらの形態が同じ病原体のものであるのか、わかっていなかった。結核が伝染することはすでに予想されていたが、その点もはっきり立証された。細菌を分離する方法が開発され、実際の効果を再現できるようになっていたが、まだ十分ではなかった。

結核菌は分離し培養するのが非常に難しかった。だが、ベルリンのシャリテ病院の患者から採取したサンプルを調べていたコッホは、ついに結核菌を目にする。それとともに、結核でない人にその細菌が存在しないことも確認した。彼は細菌の量と病変（結核）の大きさに関係のあることも観察した。それによって、その細菌と病気に因果関係のある疑いが濃厚になった。コッホはこうした観察だけでは不十分だと考え、実験を行った。細菌はなかなか成長しなかったが、培養することに成功した。二一七匹の動物に細菌を投与したところ、すべてが結核を発症した。彼が予想した通り、用量と効果の関係も存在した。細菌が多ければ多いほど、病変の数は多く、サイズも大きかった。その細菌がさまざまな形態の結核に存在することがわかり、そこでようやく、細菌と結核を結びつけることが可能になった。さらに、痰のなかの結核菌を特定し、痰で伝染しうることを確認した。それが広範囲に伝染する原因であり、この病気に集団予防が必要なことが明らかになった[33]。

コッホは一八八二年の講演と、その数週間後に出た出版物で、自ら発見したことをすべて公表した[34]。彼がつくった顕微鏡のプレパラートは二〇〇枚以上にのぼった。彼の業績はただちに国際的に認められ、結核菌はコッホ菌とも呼ばれるようになった。コッホは観察と実験全体を詳細に記録することで、総合的に立証したのである。このように大量のデータをとることは一つのセオリーになった。コッホの研究手法、すなわちコッホの原則により、病原体と疾病の因果関係を証明するための方法が確立した[35]。コッホの原則が通用する範囲は結核のみにとどまらなかった。その後、彼の原則は効力を失ったが、その指針はいまでも大きな意味をもっている。

コッホはアジアコレラで最後の偉業を成し遂げようとしていた。国境をまたいだコレラの大流行は一八八三年に始まった。コッホは自らのチームを率いてインドに渡った。彼らは細菌を分離し、疫学のデータに基づいて、その細菌がコレラの原因菌であることを証明した。

二人の大物の関係がしばしばそうであるように、コッホとパストゥールの関係は複雑だった。彼らは最初、互いに親愛の情を抱いているように見えたが、しだいに関係は悪化した。コッホは人間関係に厳しいことで知られていた。パストゥールが炭疽ワクチンをつくると、コッホはサンプルの調査を求めた。操作のミスにより、それらのサンプルには弱毒化した細菌だけでなく、別種の細菌も混じっていた。コッホは批判し、パストゥールにドイツでワクチンの有効性を証明できるはずがないと挑発した。「炭疽に関するパストゥールの研究はこれまで何も生み出さなかった」と、彼は書いた。のちにジュネーブでの会議で、パストゥールは自らのアプローチを弁護した。つぎにコッホが発言し、パストゥールにこう応じた。「パストゥール氏が今日、ウイルスの弱毒化について話すとプログラムに書いてあるのを見たとき、非常に興味深いこの問題について何か新しいことがわかるのではないかと、会議に出席するのをとても楽しみにしていました。私は失望したと言わなければなりません。パストゥール氏のスピーチに何ら新しいものはなかったからです。私に対する彼の攻撃にここで答えるのは有益だとは思いません……」。私の答えは医学雑誌に書いてあります」[36]。別のところではこんなことも言っていた。「パストゥールは医者ではない。病理学のプロセスや病気の症状について彼が正しい判断を下せるとは思えない」[37]

研究者同士がこうして敵意を抱くことがはたしてプラスだったのかマイナスだったのか、知るのは難しい。相手が発見したことをなかなか認めようとしなかったという点では、マイナスの影響があったと言えるだろう。だが、もしその気になれば、互いに刺激を受けることもあっただろう。二人の研究手法と主義主張は異なっていた。パストゥールのほうが二〇歳ほど年上だった。彼は医者ではなく、化学者だったが、微生物学に対して幅広い関心をもっていた。コッホは医者だった。彼の研究はどちらかといえば、どんな微生物が病気の原因になるかという点に集中していた。パストゥールは感染のメカニズムを研究した。[38] コッホは細菌の培養に優れた手腕を発揮した。パストゥールは一人ひとりに免疫をつけることで人々を守ろうとした。コッホは公衆衛生を通じて共同体の安全を確保しようとした。化学者パストゥールは臨床医となり、臨床医コッホは公衆衛生の実践者になった。

結局のところ、コッホの仕事は歴史に長く残ることになった。コッホは三〇年にわたり、微生物の培養や殺菌、消毒にずっと影響を与えた。実験に基づく天才的なアイデアを医学と微生物学に次々と投入し、私たちはいまもそれを利用している。彼の研究を調べると、厳密さにこだわっていたことがわかる。コッホが開発した手法——比較、偏りの排除、再現——はいまも完全に有効である。彼は実際には大きなミスを犯していたが、[39] 彼の研究を台無しにするものではない。コッホは一九〇五年にノーベル生理学医学賞を受賞した。

ジョゼフ・リスター——清潔な外科医

ジョゼフ・リスター〔一八二七—一九一二〕は細菌説の第三の重要人物である。パストゥールは化学者、コッホは医者、リスターは外科医だった。彼はエジンバラで医療に従事した。外科が避けて通れない第一の問題は、一八四六年に大幅に改善された。麻酔が発明されたのである。麻酔の急速な普及は、一連の手術において三つのことを変えた。まず、患者が大声で叫ばなくなったので、手術が静かになった。そしてつぎに、急いでやる必要がなくなったので、手術にたっぷり時間をかけられるようになった。

できそうになかった手術がいくつかできるようになった。執刀医のレパートリーは増えた。だが、第二の重大な問題は手つかずのままだった。手術後の感染症である[40]。外科医は手術のやり方を知っていたし、施術も正確に行われたが、術後の段階になると命にかかわる感染症の罹患率が劇的に上がった。とくに傷口や傷跡が化膿してしまった。そのため、緊急で重大な症例以外は外科手術を控えるほどだった。エジンバラ大学教授のサー・ジェームズ・シンプソン〔一八一一―一八七〇〕は、「外科病院の手術台に横たわった患者はワーテルローの戦場にいるイギリス兵より死亡するリスクが高い[41]」と述べた。さらにいくつかの研究では、術後の感染症の罹患率は自宅より病院で手術を行ったときのほうが高かった。こうした病院に特有のネガティブな影響は「入院性障害」と呼ばれていた。こんにちでいう「医原病」である。

リスターはパストゥールの仕事を知っていた。パストゥールが発見したことからいって、術後感染症はそれまで信じられていたように病人の内部から来るのではなく、外部から来る、つまり空気中にある何かによって起きると、リスターは考えるようになった。リスターは一八六〇年代に、フェノールを使った消毒を開発した。彼の外科手術では四つのものにフェノールがしみ込ませてあった。彼の手、器具、部屋の空気、傷口である。リスターは手術前にフェノールで手を洗い、器具と傷口を消毒し、空気中に散布した。すぐに結果が出た。術後の死亡率が三分の一に下がったのである。センメルヴェイスと同様に、リスターも反対に遭ったが、彼のほうが精神的に強かったのか、根気よく説得した。外科医たちがリスターの画期的方法を受け入れなかったおもな理由が二つあった。一つ目はイデオロギー的なもので、リスターの言葉を信じなかったか、信じようとしなかった。二つ目は、消毒によって外科医の仕事がやりにくくなったからである。空気中に散布されたフェノールによって咳き込んだし、消毒作業に時間がかかった。最終的に統計がものをいった[42]。消毒が行われるようになると、生存率は一気に改善したのである。外科は発展し、緊急の場合でなくても外科手術が行われるようになった。

革命

細菌説が認められたことは、人間の健康に大きな正のインパクトをもたらした。細菌説を取り入れることで、それまでやりたくてもできなかった治療や、想像もできなかった治療が可能になった。社会の公衆衛生対策が強化され、より理にかなったものになった。細菌説が提唱する考え方は、衛生運動のもとになった不潔説の考え方と異なっていた。だが、そこから導き出される方法は同じ方向を目指していた。住居——リスクの温床と見られていた——は近代化された。トイレと浴室は清掃された。大衆向けの情報キャンペーンが強化された。人前で唾を吐くことはなくなり、咳をするときは口を覆い、手を洗うようになった。細菌説は医学教育の中身も変えた。医者の社会的地位も上がった。医療が進化し、体温測定や、顕微鏡などによる検査も導入された。

ワクチン接種は新たな段階を迎え、それは現在につながるものとなった。大きな転換点が訪れたのは、パストゥール亡きあとすぐのことだった。細菌の弱毒化に関するパストゥールの基本的理論は間違っていた。パストゥールはワクチンが何をするものであるか理解していなかった。ジェンナーと彼は天才的な発見をしたが、それは経験的方法、つまり観察によるものだった。一九世紀最後の一〇年間にワクチン開発は合理的な考えに基づいて行われるようになり、もはや経験のみに頼ることはなくなった。[43]フランス、イギリス、ドイツ、アメリカの研究施設では、状況に即した科学研究が行われるようになった。最も重要な成果は、細菌を不活化する方法と細菌の毒素の発見に関するものである。そこからやがて抗毒素がつくられる。すなわち、免疫を獲得した患者の血清に細菌の毒性と増殖を抑える物質——抗生物質――が含まれていることがわかったのである。こうして一九世紀末までに、腸チフス、コレラ、ペストに対する不活化ワクチンが開発された。

しかしながらフランク・スノーデンは、細菌説がもたらしたネガティブな影響が二つあったと述べている。第一に、それは意図せずして、公衆衛生キャンペーンが垂直方向へ、つまり特定の病気に関係する微生物に対するものになるのを助長した。そのため逆に、水平方向のアクションがおろそかになった。水平方向のアクションは、もっと幅広く、貧困、食事、住居といった不健康の社会的原因に対処しようとする。衛生運動によって人々の目が社会的原因に向けられたことを、スノーデンは思い起こさせる。細菌説は公衆衛生の活動の視野をさらに狭めさせた。第二の重大な影響は倫理に関するものである。研究に使われる動物の数が増え、その大半を苦しめることになった。それを規制する仕組みもなければ、実験の枠組を定める道徳的なスキームもなかった。動物実験が規制されるようになるのは二〇世紀半ばのことである。

こうした欠点はあったが、人間の健康の拡大は続き、第一次世界大戦まで寿命はコンスタントに延びていった。ヨーロッパの平均余命の上昇において公衆衛生対策とワクチンが正確にどの程度の役割を果たしたのか、数字で示すことはできない。しかし、細菌説の影響が大きかったことは確かである。それは疫学転換を加速させ、感染症を抑制するとともに、無数の子どもの命を救った。一九世紀末に感染症で死ぬ人は死亡者全体のおよそ三〇％を占めていた。二〇世紀末にその割合はおよそ四％に下がっている。細菌説によってもたらされた進歩は、他のいかなる医学のイノベーションにも増して人間の健康と寿命に大きな影響を及ぼした。細菌説は世界の見方と人間の生き方を決定的に変えたのである。

6章　一九一八―一九一九年
――スペイン風邪で世界人口の二%から五%が死んだ

一九一八年初頭、第一次世界大戦は五年目に突入し、今年こそ終わるだろうと世界の人々は期待していた。一九一七年一一月にロシア革命が起こると、ソビエト政府はただちに休戦を申し入れた。ウィルソン米大統領は一九一八年一月にはもう和平プランを提示していた。ドイツ軍の攻撃は続いていたが、それほど威力はないようだった。この戦争ですでに一五〇〇万人以上が死んでいた。

一九一八年の人々は、戦争はまもなく終わるだろうと思っていた。それまで経験したことのないパンデミックによって短期間のうちにさらに二倍から五倍の死者が出るとは、思いもしなかった。彼らが疑いもしなかったのは無理もない。パンデミックはつねに予測不能なのである。パンデミックは正確にこの要素があるから起きるというものでなく、前もって警告を発することもない。いきなり出現して不意打ちを食わせるのが、パンデミックの常である。

インフルエンザウイルスは環境のなかに普通に存在する。ヒトの周囲で無数のウイルスがうごめいているが、いつもヒトを攻撃するわけではない。自然宿主である水鳥などの無数の野鳥のなかにとどまっている。パンデミックは遺伝子の「再集合」と呼ばれるメカニズムで起きる。一つの細胞のなかで二つのインフルエンザウイルスが結合し、新しいウイルスができるのである。つぎの遺伝子の再集合がいつどこで起きるのか、予測して手を打つのは不可能である。インフルエンザのエピデミックには季節性、つまり規則性があるが、パンデミックは不規則に起こる。

出現

一九一八年初頭、インフルエンザは通常の規模で冬の拡大期に入っており、誰も気にとめていなかった。おそらく戦争に関連した出来事に気をとられていたのだろう。それこそが心配の種であり、希望の素であって、それ以外のことは目に入らなかった。スペイン風邪[1]のパンデミックが人々の前にはっきり姿を現した時期はわかっているが、正確にいつ、どこで始まったのかはわからない。どのように拡大したかはよく知られているが、どこでどう生まれたかはほとんどわかっていない。医学史家たちはいまだにその場所と時期について論争している。

パンデミックであることが明らかになる以前、何かが起きていることだけはわかっていた。「グレート・インフルエンザ」に先立つ冬と春に、小さな流行が何度か、ごく短期間発生していた[2]。それら流行の中心地がインフルエンザの発生地と見られているが、確証はない。臨床においてインフルエンザに固有の要素はないからだ。それら中心地の多くでは爆発的に流行したが、その後の経過を知れば意外な思いがする。流行は突然始まったが、長続きせず、死亡率も低かった。地理的に限られており、そこから広まったとは思えない。それらの場所がのちのパンデミックに関係があるとは、一概に言えないのである。一つないしは複数の中心地がスペイン風邪のA型インフルエンザウイルスに関係するとしても、それは可能性にとどまり、どうしてそのときパンデミックにならなかったのかわからない。パンデミックになるには、その時期のほうが気候条件はよかったのである。

発生地として候補に挙がっているのは、おもに以下の三地点。中国、アメリカのカンザス州のハスケル郡、フランスのパ＝ド＝カレ県にあるエタープル＝シュル＝メールである。これら三つの候補地には、野生動物と関係が深いという共通点がある。一九九五年のエボラ出血熱の流行と新型コロナウイルスのパンデミックも、動物との距離の近さによって引き起こされた。歴史家のジョン・バリー（一九四七年生まれ）は世界的に認められたスペイン風邪の専門家で、このテーマに関する基本文献を書いている。[3] バリーは中国起源説とフランス起源説を退ける。彼によれば、いくつかの研究からいって、ウイルスはまずアメリカに広まり、その後ヨーロッパに拡大したのは明らかである。[4] それらの研究によると、ある米軍の基地から別の基地へ、つぎに都市へ、さらにヨーロッパへと感染は広がった。時間の流れから見て、世界中に広まる前にアメリカで流行が始まったことは明らかなように思われる。主要な媒介者は米軍だったようだ。

それでも、正確な発生地はどこかという問題は残る。複数の証言や研究では、カンザス州のファンストン陸軍基地が発生源ということになっている。バリーは、そこは二次的な感染の中継地であって発生源ではないと考えている。発生源はむしろ、同じくカンザス州の、ファンストンから五〇〇キロほどのところにあるハスケル郡だというのである。カンザスの郡が当時どれほど田舎であったか、想像がつく。人々はニワトリや牛、豚を飼育していた。ローリング・マイナーという人物がそこで医者をしており、しばしば、同じく医者の息子も診察にあたっていた。バリーは、彼らが科学的に厳密である点を強調する。一九一八年の一月から二月にかけて、通常のインフルエンザに似ているがより重症化する病気が流行しているのを、彼らは観察していた。若くて健康な、最も抵抗力のある人々まで感染し、やがて肺炎になって、その多くが命を落とした。感染拡大期ののち、そのエピデミックはいきなり消えてしまった。マイナーは当局に通報し、当局も数か月後に警告を出した。

バリーによるとハスケルは、「医者が保健当局に通報するほどインフルエンザの流行が激しかったことが資料で裏づけられた世界初の事例」である。彼はハスケルをグレート・インフルエンザの発生地とし、その論拠として、ハスケル以外にそれらしい場所が見当たらないからだと述べている。証拠がないことは、そうでないことの証拠にならないと、反論できるかもしれない。それでもバリーは、ファンストン陸軍基地までウイルスの感染経路をたどっている。この基地には数万人の兵士が居住していたが、その多くがハスケルの出来事のあとで病気になった。この基地もハブになっており、そこから各地へ部隊が拡散していた。まず、発生地とされるアメリカ各地の基地、さらにヨーロッパへ向かったのである。米軍最大の上陸地であるブレストの港は、インフルエンザウイルスのつぎなる行き先だった。バリーのシナリオは不確実だが理にかなっており、いまのところそれ以外に有力な説はない。グレート・インフルエンザの発生源について確実なことは言えないが、一九一八年初頭にカンザスで何かが起こったことは確かである。現在入手可能な歴史と疫学の手がかりにより、この場所でスペイン風邪のウイルスが生まれた可能性は十分にある。パンデミックがいつどこで始まったのか、永遠にわからないかもしれない。

世界規模で猛威をふるう第一波

そのあとのことはもっとよく知られているし、理解されている。それは猛烈なパンデミックであり、夏、秋、冬と、季節ごとに三度の拡大期があった。それら三度の拡大期は昔風に「波」と呼ばれている。パンデミックにいくつかの波があるのは、そのとき始まったことではない。一八八九年のインフルエンザのパンデミックでもそうだった。複数の公文書から、スペイン風邪の第一波は一九一八年六月から七月に始まったと推定できる。世界の発生状況を調べると、その特徴がはっきりする。世界的な感染爆発である。(5) スペイン風邪は不確かで探知不能の段階を経ると、同時多発的に姿を現した。一九一八年七月の世界地図はまるで一斉攻撃を受けているかのようである。いくつもの国にウイルスが出現したところを見ると、ウイルスがすでにそこに存在していたのは確実であり、気づかれることなく広まったに違いない。

この突発的出現のあとを事後にたどることができるのは、歴史資料が残されているというだけではない。疫学の残されたデータを分析すると、呼吸器疾患による死亡率が上昇したことがわかる。それらのデータを復元することも可能である。肺炎の死亡者が増えていることから、インフルエンザの波が襲ったことはほぼ確実である。国から国へ、この指標を追跡すると、パンデミックは世界各地で一九一八年七月頃に起こったことがわかる。このように世界で同時発生しているのは、A型インフルエンザウイルスがすでに広まっていたことをうかがわせる。発生源がどこであれ、それはすでに広く拡散していた。それぞれの地域で感染症を引き起こし、人の命を奪っていたのは確実だが、世間の注意を引くほどではなかった。その死は通常と異なるものでなかったために――インフルエンザはどれも似通っている――異常事態だと認識されなかった。死亡率が通常のレベルを超えて初めて、パンデミックだと認識された。この現象はほぼ世界各地で同時に起きていたのである。

この第一波はヨーロッパとそれ以外のいくつかの国に集中していた。だが、それほど激しいものではなく、死亡率もそこそこだった。このように比較的軽度ですんだのは、インフルエンザは夏に弱いという、季節的な理由によるものであろう。大半の病人にとって、スペイン風邪はどこにでもあるインフルエンザであり、通常と異なるものでも、より深刻なものでもなかった。症状も同じで、インフルエンザウイルスの臨床像はいつもと変わらなかった。一九一八年のウイルスに感染した人の大半は、数日間、よくある症状を示しただけだった。自然に治ってしまい、後遺症もなかった。これは「三日熱」だと言われた。わずかながら死亡する人もいたが、その割合は通常のインフルエンザより高かった[6]。第一波では、大都市の住民のほうが感染しやすかったが、それもまだ大したことはなかった。とくに感染者が多かったのは北ヨーロッパ——スカンジナビア諸国、ドイツ北部、イギリス——だった。イギリスの多くの都市では、この第一波のほうが状況は厳しかった。それらイギリスの都市とのあいだで人の往来が盛んだったにもかかわらず、どうしてパリがこの第一波をほぼ免れたのか、歴史学者と疫学者は首をかしげている。フランスは全体として、この第一波にそれほど苦しむことはなかった。

もっと死者の多かった第二波

一九一八年の夏が終わる頃、インフルエンザの患者ははっきりと減少しており、ピークはすでに超えていた。第一波は完全に過ぎたと、人々は考えただろう。何が起きているのか知っていた人はごくわずかで、気づかずにいた人もいた。

フランスのフォッシュ元帥の反撃を受けてドイツ軍が退却すると、戦いの終結はいよいよ現実のものとなった。戦争で一八〇〇万人死んだが、平和が訪れたおかげでスペイン風邪の死者が増えたと、歴史学者はしばしば述べている。感染した多くの兵士が帰国してウイルスを家へ運び、家族と周囲の人々にインフルエンザを広めたのである。戦争の終結が祝賀や集会を行う大きな動機だったことは明らかだ。最もよく知られたものの一つがフィラデルフィアのパレードである。

戦争の最後の努力を支援するために、デモンストレーションが企画された。それはまた、とりわけ、「リバティー・ボンド」と呼ばれる戦時公債を募るためのパレードだった。アメリカ財務省は戦争の最終局面を乗り切るための資金を集めようとした。アメリカよりヨーロッパのほうがインフルエンザの第一波の影響を受けていたことを、フィラデルフィア市の幹部は知っていた。新たな波が来るかもしれないことも。一九一八年九月一七日、インフルエンザの患者が出ていることがすでに報告されていた。パレードは九月二八日に行われることになっていた。警告が出ていたにもかかわらず、市の役人たちは、ウイルスが市民に蔓延するなどありえないと言い立てた。保健当局はデモンストレーションのリスクを減らそうとして、予防キャンペーンを実施した。(7) たとえば、イベントの当日に咳をしたり唾を吐いたりしないよう、参加者たちに求めた。パレードは挙行された。複数の証言によれば、人々は幸せそうだった。数日後、彼らは病気になった。数週間後にはパニックになった。その間、一〇月三日に地域のロックダウンが決定されたが、時すでに遅かった。フィラデルフィアはたちまち第二波に襲われ、少なくとも一万人の命が失われた。九月二八日のパレードは、クラスターの大きな出発点になったことで歴史に名を残すことになった。

ジョン・バリーの見るところ、フィラデルフィア市当局の態度は、アメリカにおけるスペイン風邪の情報の伝え方をよく表していた。彼によれば、これこそ避けなければならない戦略の典型である。(8) バリーはこの情報の伝え方を第一次世界大戦のそれと比較する。当局は物事を単純化するために、いずれも同じくらい有害な二つの態度を使い分けた。何も言わないこと、さもなければ嘘をつくことである。

何も言わなかった人々のなかにウィルソン大統領がいた。彼は一九一八年秋のパンデミックについて、何の公式声明も出していない。顧問の一人がメモのなかで、市民の多くは「精神的に子ども」であると彼に伝えていた。真実を言わなかった人々のなかに公衆衛生局長官がいた。「適切な予防策がとられていれば、心配する必要はない」というわけだった。秋の第二波が拡大を続けていたとき、当局は毎日、感染はピークに達した、状況はコントロールされていると伝えていた。バリーによると、当局と政治指導者の不誠実な態度は当然ながら、彼らが期待していたこととは反対の効果をもたらした。恐れと不信感である。人々はうわさ話を信じ、あれこれ想像して行動した。情報ないしは正しい情報がなかったために、社会全体が団結して対処できなかった。

秋の第二波は、スペイン風邪のなかで亡くなる人がいちばん多かった。ごく短期間に最大の死者が出た。ほぼすべての死者が一九一八年一〇月初めから一一月終わりの二か月に集中している。歴史家や疫学者の研究により、データが入手できるすべての国で、秋の第二波が最も激しかったことが明らかになっている。しかしながら、休戦の調印が行われたのはこの第二波のさなかであった。第一波がなかったら、死者の数はさらに増えただろう。実際に夏の段階で、多少の免疫を獲得した、つまりウイルスから防御できるようになったようである。ジョン・バリーとセシル・ヴィブー(9)によると、この免疫効果は発症率で三五%からほぼ一〇〇%、死亡率で五〇%から九〇%に達したようである。これは現在のワクチンの免疫効果に匹敵する。二人の著者は、季節ごとに移動する部隊と新兵とで感染率と死亡率に顕著な差のあることを確認した。これは仮説だが、季節的に移動する部隊は常設の軍のスタッフに属しており、第一波にさらされた可能性がある。そのため、第二波の影響をそれほど受けず、感染者も死者も少なかったと考えられる。

これではまだ不十分だと言わんばかりに、第二波に続いてすぐに第三波が到来した。一九一八年冬から一九一九年春にかけてのことである。その間にウイルスが変異して、毒性が弱まったのかもしれない。第三波は冬に起こったにもかかわらず、それほど激しくなかったからだ。

異形のパンデミック

スペイン風邪は多くの死者を出しただけでなく、きわめて異例の展開を示した。それまでのインフルエンザの大流行と、二つの点でかなり違っていた。年齢と症状の関係、そして病原性の高さである。異常な点の第一はリスクの高い年齢層である。パンデミックであろうとなかろうと、大半のインフルエンザ大流行の死亡率は年齢に従ってU字を描く。子どもと高齢者が死者の大半を占めるので、U型の曲線になるのである。中間の若年層と中年層は感染しても、ほとんど死ぬことはない。

スペイン風邪の年齢による死亡率はU型ではなくW型であった。子どもと高齢者のピークのあいだに、二〇代から四〇代の第三のピークが加わったのである。[10] このような青壮年層の感受性の強さはそれまでのインフルエンザ大流行で観察されたことはなく、その後も報告されたことはない。一九一八年の例外的な現象であった。それればかりか、高齢者のピークも予想されたほどではなかった。その原因についてはまだ議論があり、確かな結論は出ていない。

W型の死亡率にはいくつか説明がある。二〇代から四〇代の人々について、一部の専門家は、「サイトカインストーム」と呼ばれる自己免疫機能の暴走が起きたのではないかと考えている。[11] 連鎖的な免疫反応はウイルスによって引き起こされるが、ウイルスがなくても生じることがある。それによって臓器にさまざまな変調と不具合が生じ、しばしば死に至る。やはり免疫に関連して、それとは別の可能性も考えられる。高齢者は別のインフルエンザ大流行により、スペイン風邪から守られた可能性がある。一九一八年に高齢者の死亡率が予想したほど高くなかったのは、一九世紀にスペイン風邪のウイルスと似たインフルエンザウイルスにさらされたことと関係があるのかもしれない。さらに、二〇代から四〇代の人々の行動が他の年代と異なるからだという説もある。年齢からいって彼らは動き回ることが多く、それだけウイルスにさらされやすい。人が集まる場所に出入りするので、感染しやすくなる。ちなみに、五歳から一四歳の子どもは歴史的に、インフルエンザの死亡率が最も低い年齢グループを形成しているが、一八八九年のパンデミックのときより四倍から五倍の死者が出ていた。こういったことからも、一九一八年のA型インフルエンザウイルスが特異な性質をもっていたことがわかる。

スペイン風邪の二つ目の特徴は病原性に関するものである。その最終的な死因は判明しているが、根本的な原因はよくわからない。一九一八年に直接、人の命を奪ったのは、A型インフルエンザウイルスではない。患者の大半が細菌の二次感染で死亡しており、インフルエンザの感染で死亡したわけでないことが、こんにち明らかになっている。呼吸器疾患を引き起こす細菌の二次感染は、以前からよく知られる現象である。ウイルス性の気管支炎は細菌感染を引き起こすことがあり、同様にしてウイルス性の肺炎も、さらに重篤になる。二次感染を起こす細菌は外部からではなく、患者の体内から来る。それら連鎖球菌、肺炎球菌、ブドウ球菌は普段、私たちの上咽頭[12]に存在している。それらの病原菌は一部のウイルス性肺疾患で二次感染を起こすが、その理由はよくわかっていない。スペイン風邪の死亡率はこうした合併症の死亡率であった。これら三種の細菌により、数か月で数千万の人々が命を落としたのである。

インフルエンザウイルスに感染して死亡した患者の解剖から、細菌に二次感染していた明白な証拠が得られている。病理解剖学者たちは採取した患者の肺の断片を顕微鏡で分析し、二種類の病変のあることを観察した。一つは「ウイルスによる」変質で、肺胞の病変という形をとり、肺胞が液体を透過しやすくなっていた。そのため肺胞に水が滲出して肺水腫になり、さらに血液が滲出すれば肺内出血になる。別の言葉で言えば、患者はそうした病変により、別の原因で生じる肺水腫と同様に体内で溺れたような状態になる。だがそれは最も重篤な症状でなかったし、死亡原因でもなかった。

そのいっぽうで病理解剖学者たちは、「細菌による」症状を示す証拠を何度も発見していた。それは「多形核好中球」と呼ばれる白血球の肺への侵入である。[13] シナリオは明快なように思われる。患者はまずウイルス性の(インフルエンザの)肺炎になる。免疫の防御機能が働き始めると、細菌の二次感染が起きる。それは、肺葉全体に炎症が及ぶ急性大葉性肺炎である。[14] その結果、高い割合で、さらに大半の症例で、患者の命が脅かされることになったに違いない。当時、抗生物質はまだなかった。細菌の二次感染が極端に多いことが、スペイン風邪の最も異常な点の一つである。患者がインフルエンザから回復し始めると、自らの細菌に攻撃される。多くの患者がそうした細菌の攻撃から回復できなかった。

フランスのチームがヨーロッパのグレート・インフルエンザの人的な被害状況を検証した。[15] アラン＝ジャック・ヴァルロン(一九四三年生まれ)の監修のもと、このパンデミックでヨーロッパ大陸の人口の一・一%に相当する二六四万人が死亡し、フランスでは二〇万人から四〇万人が死亡したとの結論が出された(一部外挿法による)。被害は場所によって不均一だったようで、フランスの研究者たちの予想に反し、南北で差が見られた。ヨーロッパ北部の国々より南部の国々のほうが、死者数が多かったのである。たとえば、イタリアでは累算の超過死亡率が一七二%なのに対し、フィンランドでは三三%にすぎなかった。このように正反対の結果になった原因はわかっていない。通常では寒冷な気候のほうが、インフルエンザウイルスは蔓延しやすい。

パンデミックはアメリカで始まったと思われるのに、アメリカの被害状況はそれほど深刻でなかった。研究者の評価はさまざまだが、ヨーロッパより死亡率が低かったことでは意見が一致している。アメリカの死者数は五〇万人から六七万五〇〇〇人のあいだで、これは人口の〇・六%から〇・八%程度である。アメリカの死亡率がヨーロッパより低かった理由もよくわかっていない。ヨーロッパに比べて民間人や軍関係者の移動が少なかったことは確かで、そのためウイルスの蔓延が抑えられたのかもしれない。ヨーロッパの治療体制は戦争でダメージを受け、患者の治療が十分にできなかったからだという説もある。

都市封鎖（ロックダウン）の効果

一九一八年のインフルエンザウイルスに対する治療の選択肢は限られていた。現在わかっているのは、最も有効な処置は看護治療だったことだ。看護といっても特別なものは何もなく、病院や家庭でできることだった。どのようにして患者の症状を改善できたのか、よくわからない。抗ウイルス薬も抗生物質もなく、インフルエンザを直接治療する薬剤も、その合併症を治療する薬剤もなかった。当然ながら、抗インフルエンザワクチンもなかった[16]。看護の治療効果にはいくつかの要素が考えられる。水分の補給、正しい食事、部屋の換気、休息、そしておそらく患者を励ますことも含まれるだろう[17]。患者の隔離も細菌の二次感染を防ぐのに一定の役割を果たしただろうが、確実に防ぐのは不可能である。

公的なパンデミック対策もあった。二〇二〇年の人々は新型コロナでロックダウンを初めて経験したが、一九一八年の人々はインフルエンザですでにそれを経験していた。パンデミックの公衆衛生対策としてさまざまな措置がとられた。学校や教会の閉鎖、公的な集会の禁止、マスクの着用義務、患者の隔離、周辺一帯の消毒などである。後世の研究者がそうした隔離・防護措置を分析し、その有効性を評価している。最も興味深いのはアメリカのケースだろう。アメリカの都市のあいだで死亡率に大きな差のあること、それらの都市が地域ごとに管理され、エピデミックに対する公衆衛生対策を決定していたこともわかっている。そうした対策は自治体によって、その種類、期間ともにかなり異なっていた。

問題は、やり方の違いで被害に差が出たと言えるかどうかである。疫学モデルでは差が出ると予想された。だがそれは数理モデル、つまり理論的なモデルである。事実に基づいているが、それはあくまで副次的なものである。数理モデルは仮説でつくられるため、人間のエラーの影響を受けやすい。モデル製作者の仮説は、モデルをつくるときに手に入るデータに基づいており、そうしたデータはつねに正しいとは限らない。新型コロナのパンデミックの当初、アメリカの感染症専門家アンソニー・ファウチはこう宣言していた。「以前述べたように、モデルはそれに用いる仮説次第だ」

二つの異なるチームが、自らのモデルをアメリカのスペイン風邪に関する歴史データと突き合わせてみた[18]。彼らはまず、アメリカの一五の都市のサンプルについて調べた。都市ごとの公衆衛生対策のデータを集め、エピデミックの地域の動向と結びつけようとしたのである。研究報告書は総論的で、やや単純化しすぎるが、ロックダウンはとくに死亡率がピークにあるとき有効であると結論づけている。流行を緩和する効果は、計算によっておよそ三〇%から五〇%だった。総死亡数を減らす効果があるかどうかはそれほどはっきりせず、より不確定なようだった。ロックダウンの継続期間で結果が異なるように見えるからだ。ロックダウンは波を平坦にし、ピークを抑えるが、波を長引かせるようで、最終的な犠牲者の数はそれほど変わらない。二つのチームは部分的であれポジティブな結果になると予想していた。

それは先験的に仮説の一部になっていたからだ。彼らは、二〇二〇年の人々が広く観察した事実も示していた。それは公的対策のタイミングがきわめて重要だということである。ロックダウンは早ければ早いほど、威力を発揮する。一日先延ばしするたびにリスクが加わるというより、指数関数的に増加する。

ミシガン大学の医師で医学史家のハワード・マーケルはさらに先へ進んだ。彼も同様の研究を行ったが、調査対象の都市を増やし、それは合計四三にのぼった[19]。さらに彼とそのチームは、より信頼性の高い一次データを使用した。要するにマーケルは、それまでの分析より多くの、良質のデータを活用できたのである。調査されたのは、ロックダウンの開始日、全体的な期間、措置の種類（学校閉鎖、公的集会の禁止、隔離、検疫）という三つの要素だった。そのようにしてマーケルも、ロックダウンにピークを抑える効果があることを観察したが、死亡率に対しても有効であることがわかった。最も有効な組み合わせは、学校閉鎖と集会の禁止のようだった。ロックダウンが早ければ早いほど、ピークは遅くなった。さらに、より早期かつ長期のロックダウンは総死亡数を大幅に下げていた。マーケルの研究がとくに興味深いのは、ピークが二度あった都市を多数調べたことである。ロックダウンの解除が早すぎたために感染がぶり返したと、彼は指摘する。そのような都市は二度のピークを経験することになった。要するに、ロックダウンはそれが維持されない限り有効でない。ピークが二度あった都市のケースは科学的に大きな意味をもっている。それによって、死亡率を低下させたのはロックダウンであって、その他の措置ではない可能性が強まったのである。それらの都市は実験を行い、自ら証人になったようなものだ。封鎖が維持された都市で二度目のピークがなかったことを、マーケルは確認した。しかしながら彼は、いくつかの都市のデータがその論理に合わないことを認めている。つまり、封鎖が弱かったにもかかわらず、結果はよいのである。彼はその理由を説明していないが、そうした都市はごくわずかで、全体の傾向をくつがえすものではない[20]。

ロックダウンの有効性に関するこれらの研究は、こんにち、より大きな意味をもつ。それらは指標になりうるが、決定的なものではない。現在の世界に拡大適用すべきか明らかではないからだ。一九一八年の社会は現在と違っていた。住居は現在より大きく、人々は現在ほど移動していなかった。さらに、一九一八年のウイルスはＳＡＲＳ－ＣｏＶ－２ではない。一九一八年に一部でうまくいったことが、一〇〇年以上たってそのまま通用するとは限らない。新型コロナのパンデミックが終わらないうちにロックダウンの有効性を評価するのは時期尚早である。それに、ロックダウンの影響は直接的なものだけでなく、間接的なものもある可能性がある。それらが単なる命令を超えて人々の行動に影響を与えるのは、おおいにありうることである。マーケルの研究でも答えが出ていないのは、ロックダウンをどのように緩めたらよいかという問題である。人々を閉じ込めておけば時間を稼げるが、人々を解放すればウイルスに新たな感染機会を与えることになる。季節やウイルスの変異でその後の状況が好転する可能性もあるが[21]、必ずそうなるわけではない。二〇二一年現在、ロックダウンの緩和の問題にまだ答えは出ていない。

スペイン風邪の遺産

正確な数は不明だが、スペイン風邪の人的被害はすさまじい規模に達した。最も奥地にある場所を含め、世界のあらゆる地域が影響を受けた。人類のおよそ三分の一が感染したと推定されている。初期の評価では、死者の総数はおよそ二〇〇〇万人だった。しかし低開発国のデータが欠けているため、そうした評価には限界があった。やがて一部の研究者が、データの欠落を埋めるため、革新的な人口学的アプローチをとるようになった。[22]それらの研究により、被害者の数ははね上がった。歴史家は現在、五〇〇〇万人から一億人という幅のある数字を挙げている。これは当時の世界人口の二％から五％に相当する。実際の死者数を正確に知ることはできないと考えられている。それでも、スペイン風邪のパンデミックで人類史上のどのパンデミックより多くの人々が命を落としたことは確実である。その大半が数週間という短期間に死亡した。一九一八年の平均余命は大きく落ち込んだ。アメリカではそれほど被害は大きくなかったにもかかわらず、一時的に一二年低下した。[23]

スペイン風邪の死亡率が異常に高いのは第一次世界大戦と時期的に重なっていたからだと言われていたが、それは誤りである。戦争、とくに食糧事情によって、人類が直接的・間接的に脆弱だったため、インフルエンザの被害が大きくなったのだと考える人もいた。こうした考えは数々のデータでくつがえされている。ウイルスの拡散が人々の移動と集中で引き起こされたことは疑いない。だが、ウイルスの拡散するスピードは、戦争をしていた地域と、インドのように戦争に参加していなかった国で同じである。さらに、ウイルスの感染による死亡者を最も多く出したのは、必ずしも戦争をしていた軍隊ではなく、最も密集して生活していた軍隊である。

パンデミックといった極端な出来事の潜在的な影響は、寿命の統計のみに表れるものではない。公衆衛生上の大きな悲劇は人の命を奪うだけではすまない。その影響は直接の人的被害を超えることがある。一九世紀のコレラ大流行はスペイン風邪ほど死者を出さなかったが、とてつもない影響をもたらした。[24]コレラは人々を恐怖に陥れ、エドウィン・チャドウィックの衛生運動が生まれるきっかけになった。その歴史的な影響は、疫学上の重みをはるかに超えていた。一九一八年のパンデミックの場合はそうではなかった。その歴史的な痕跡は解体され、ある面ではほとんど何も残らなかったが、別の面でははっきりと痕跡を残した。専門家は、第一次世界大戦は歴史の流れを変えた——第二次世界大戦を準備したにすぎなかったとしても——と評価するが、スペイン風邪は世界を変えなかったと考えている。たとえそれが史上最悪のインフルエンザ・パンデミックだったとしても、歴史のひとこまに等しかった。グレート・インフルエンザはたちまち忘れられた。流行が収まると、戦争の終結と和平プロセスが再び人々の大きな関心事となった。「忘れることができるのは精神的に健康なしるしだ」と、ジャック・ロンドンは書いていた。おそらくスペイン風邪が短期間で終息したからだろう。歴史家のアルフレッド・W・クロスビー（一九三一—二〇一八）は「忘れられたパンデミック」[25]と言っている。スペイン風邪が社会や経済にインパクトを与えることもなかった。それで世の中が一変したということはなかったのである。

しかしながら、グレート・インフルエンザの持続的な影響を二つ挙げることができる。一つはネガティブなもの、もう一つはポジティブなものである。ネガティブな影響は疫学に関するものだ。パンデミックは終息したが、そのウイルスは残った。この約一〇〇年間に出現したA型インフルエンザウイルスはすべてスペイン風邪のウイルスの子孫である。したがって病理学上のインパクトはとてつもなく大きく、被害は一九一八年から一九一九年の直接の死者に限られるものではない。子孫のウイルスの犠牲になった人々も間接的にそのなかに含まれる。毎年、世界中で数十万人が亡くなっており、この一世紀で何百万という数になる。フランスでは年間一万人から一万五〇〇〇人がインフルエンザで死亡している。アメリカでは一年に約七〇万人がインフルエンザで入院し、五万人以上が亡くなっている。[26]季節性のA型インフルエンザの流行も、その後何度か起こった世界的大流行も、元をたどればすべて一九一八年のウイルスに行きつく。医学史家は始まりのウイルス、すべてのパンデミックの母とさえ呼んでいる。ワクチンはあるが、インフルエンザが終息する見通しは立っていない。ワクチンの有効性は中程度で、ワクチンを接種する人もそれほど多くない。

ウイルスの考古学

だがスペイン風邪は明らかにポジティブな結果も残している。ウイルス学とウイルスに関連する医学を進歩させたからである。A型インフルエンザウイルスは一九三〇年にブタから、一九三三年にヒトから分離された。やがて、季節性のインフルエンザウイルスと一九一八年のウイルスに類縁関係のあることが明らかにされた。さらに、一九八〇年代に開発されたゲノム解読技術の進歩により、ウイルスの過去の事例を検証し、例のPCR法[27]を駆使して、さまざまなことがわかるようになった。ウイルス考古学の権威ジェフリー・トーベンバーガーはドイツ生まれのウイルス学者で、フランスのINSERM（国立衛生医学研究所）[28]にあたるアメリカ国立衛生研究所に勤務している。一九九五年に彼は、かつての陸軍病理学研究所の保管庫に入ることができた。一九一八年に死亡した人の一〇〇体ほどの遺体が解剖されたときに採取された組織もまだそこに保管されており、ホルマリンに浸かったり、パラフィンで固定されたりした断片がたくさん見つかった[29]。医療関係の書類を調べると、いくつかの組織にウイルスのゲノムが存在している可能性があった。トーベンバーガーはそれらを分析し、二一歳の男性の組織から、ウイルスの断片的なRNAを九つ特定できた[30]。ゲノムの一部を解読したところ、一九一八年のウイルスは野鳥由来であることが判明した。それはまだウイルスの完全なゲノムではなかったが、かつてない多くの情報が得られた。一九九七年、陸軍病理学研究所の遺体について新たに行われた調査でも、ウイルスのRNAを含む二つ目の組織断片が見つかった。

そのときトーベンバーガーに、遠方から思いがけない助けの手が差し伸べられた。アイオワ大学に在

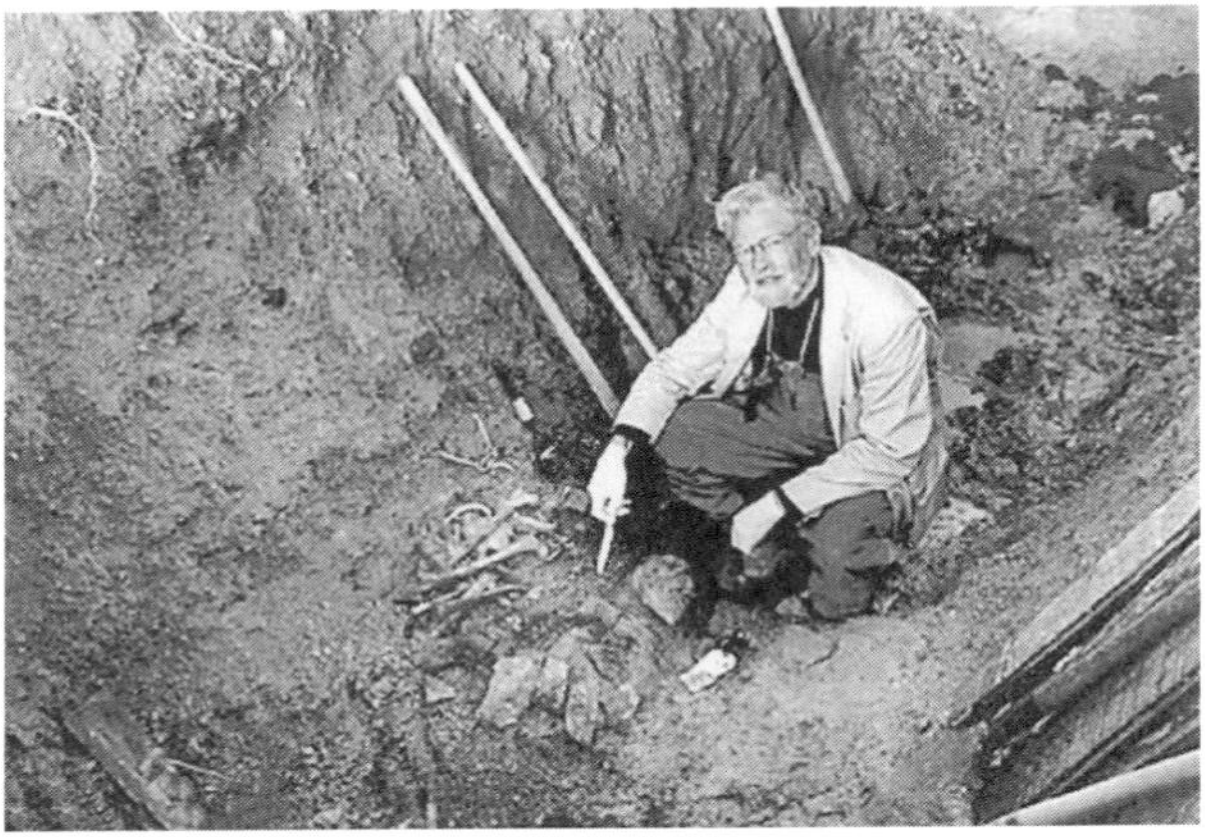

ブレヴィック・ミッションを再訪したヨハン・フルティン、1996年

籍していたスウェーデン出身の病理解剖学者ヨハン・フルティンは、一九五一年、スペイン風邪の犠牲者の肺の断片を探すためにアラスカのブレヴィック・ミッションへ赴いた。一九一八年当時、アラスカ西端のこの村にはイヌイットしか住んでいなかった。A型インフルエンザウイルスがどうやってそこまで到達したのか定かでないが——犬橇《いぬぞり》の旅行者が持ち込んだとも、郵便配達夫が運んだとも言われる——、複数の歴史資料から、一九一八年一一月の五日間に村民八〇人のうち七二人がインフルエンザで死亡したことがわかっている。遺体は近くの丘の上につくられた共同墓地に埋葬された。墓は永久凍土層にあったので、犠牲者の組織が保存され、一九一八年のウイルスを回収できるかもしれないと、フルティンは期待した。現場に到着した彼は、穴を掘るために、火を焚いて地面の一部を融かさなければならなかった[31]。最初に見つかったのは、まだ青い服を着て、髪に赤いリボンをつけた小さな女の子の遺体だった。さらに、自然に保存された四人の遺体から肺の断片を採取できた。

アイオワへの帰途は悪夢のようだった。フルティンの乗った飛行機は、燃料を補給するため何度も着陸しなければならず、フルティンはそのたびに飛行機から飛び出して、消火剤のドライアイスで組織の断片を再び凍結させようとした。フルティンの試みは失敗に終わった。大学に戻った彼は、採取した試料からインフルエンザウイルスを分離することができなかった。

それから四五年たった一九九六年、フルティンはトーベンバーガーとコンタクトをとった。彼の論文を読み、もう一度アラスカに行って発掘してみると申し出たのである。トーベンバーガーは関心を示し、一週間後、フルティンは機上の人となった。凍った地面に穴を開けるとき使おうと、カバンに妻の植木鋏を入れていった。彼は共同墓地を再び掘り返し、きわめて状態のよい遺体を回収できた。それは肥満体型の女性で、脂肪の多い組織が保存材の役目を果たし、永久凍土から遺体を守ったのである。凍結した肺の組織の断片は直接ホルマリンとエタノールに浸けた。フルティンはそれらをトーベンバーガーに送った。それから一〇日ほどたった頃、トーベンバーガーから電話で、一九一八年のウイルスのＲＮＡの断片を発見したと連絡があった。

二人の将兵とイヌイットの女性の三人のゲノムを比較したウイルスハンターたちは、その違いがごく小さいことを観察した[32]。三つのウイルスはほとんど同じで、グレート・インフルエンザが「まさしくパンデミックのクローン・ウイルス」[33]によって引き起こされたことを示していた。それから数年のうちに研究者たちは、ウイルスのパズルを徐々に組み立て、ゲノムの全配列を確定していった。それとは別に、イギリスでも組織の断片が分析された。その後のすべての研究で、見つかったウイルスの遺伝子がほとんど同じであることが確認された。これほど似ているということは、パンデミックがそのとき出現した唯一のウイルスで引き起こされ、急速に世界に広まったという説を裏づけていた。そのウイルスが以前から存在していたら、伝播《でんぱ》しているうちに変異し、世界中でさまざまなタイプのウイルスが見つかったはずである。

やがて一九一八年のウイルスが再構築されたが、それまでには安全性について長い議論があった。新たな規範がつくられ、特別な人材が集められた。そのなかにテレンス・タンピー博士がいた。研究は二〇〇五年夏に始まった。その研究室に一度に入れるのは一人だけと決められた。タンピーは一回操作を行うたびに、予防のために抗ウイルス薬のオセルタミビルを服用した。ヒトの腎細胞にゲノムを注入し、一九一八年のウイルスのRNAをつくらせようとしたのである。その細胞を培養すると、ついにウイルスが出現した。タンピーはすぐに、宇宙飛行士ニール・アームストロングの名言をまねたメールを同僚に送った。「これは一人の人間にとって小さな一歩だが、人類にとっては偉大な一歩だ」彼らはメッセージの意味を理解していた。

復元されたウイルスはマウスに投与され、別のマウスには別のインフルエンザウイルスが投与された。この比較試験により、よみがえったウイルスは急速に増殖し、致死性がきわめて高いことが確認された。他のインフルエンザウイルスより一〇〇倍も高かった。この実験やその後の実験により、タンピーとそのチームは、一九一八年のウイルスの病原性がただ一つの特別な物質によるのではなく、複数の性質が類のない形で結合したものであったことを明らかにした[34]。

以上の実験が示しているのは、これらの研究が歴史の探求や単なるアピールではまったくなかったということである。失われたウイルスを復元したのは、それを理解するための知見を得て、できればつぎなるパンデミックを防ぐためである。その目的は、過去から十分に学んで現在に活かすことだった。だが、そうした努力は止めてはならない。答えの出ない問題がまだたくさん残っているからだ。無数の人々がこの一〇〇年あまり研究しているにもかかわらず、遺伝子が一〇個足らず、塩基対が一万三〇〇〇もない小さなウイルス[35]に対して、私たちは依然として無力である。

インフルエンザウイルスはまず、無数の野鳥からなる自然宿主のなかにいるが、野鳥は消化器に感染しても何の病気も起こさない。たまに宿主を変えるが、それは遺伝子の進化にかかわる問題であり、その点についてはまだよくわかっていない。新たな変異ウイルスはヒトに広まってようやくその存在を確認できるが、それ以前の段階についても不明な点が多い。重大な出来事は自然のなかで起きるため、私たちは観察できない。すでに広まった新たな変異ウイルスが特定されても、それがパンデミックを起こすかどうかは予想できない。いまのところ、ゲノムを調べてもウイルスの振る舞いについて知ることはできない。ウイルスに関しては、私たちは無知も同然である。ゲノムを解読できても、その意味を理解できないからだ。インフルエンザのパンデミックについて言えば、どのような状況になれば世界的な感染が起きるのか、表面的に知っているだけで、それを防ぐことができるほど知っているわけではない。因果関係はわかっているが、予測することはまだ不可能なのである。

Ⅱ部　医学の時代

7章　一九四五―一九七〇年――モデル転換

第二次世界大戦が終わると新しい時代が始まった。地政学や世界経済に新時代が到来しただけでなく、世界の健康も急速に新たな段階を迎えた。まず多くの国が国民の健康に気を配るようになり、科学と医学の恩恵を受けられるようにした。フランスでは一九四五年の行政命令――法律ではない――で社会保障が創設された。イギリスでも一九四八年七月に「国民健康サービス」が始まった。国家によるこれら非常に幅広い医療制度は、いまも存続している。その機能が大きく変わることはなかったし、あらゆる世論調査から見て、両国の国民がこの制度を強く支持していることは明らかである。

西ヨーロッパの平均寿命の延びは二度の世界大戦で水を差されたものの、すぐに上昇基調を取りもどした。フランスの一九四五年の死亡者は六四万四〇〇〇人だったが、これは第一次世界大戦以降のフランスの死亡数からいって通常のレベルである(1)。一九四六年には五四万六〇〇〇人になり、それ以前より一〇万人ほど少なくなった。この数字は長いあいだ、すなわち二〇一〇年代半ばぐらいまで、死亡数の基準になっていた。フランスの死亡数は七〇年以上にわたり、年間五五万人以下にとどまっていた。この間に人口が増加し――四〇〇〇万人から六五〇〇万人――、高齢化したことを考えると、これは驚くべき数字である。死亡総数が増加しても不思議ではなかったが、六〇万人を上回るようになったのは二〇一八年になってからである。その間にフランスの男女の平均寿命は一五年以上延びた。(2)

乳幼児死亡率のつぎは大人の死亡率

一九五〇年に先進工業国の平均寿命は六五年から七〇年ほどで、総じて女性のほうが長生きだった。先進国の平均寿命は年に数か月のペースで延び続け、二一世紀になるまで、一〇年ごとに数年ずつ長くなった。第二次世界大戦後に健康が向上したのは、それまでの二〇〇年間のモデルが変化したことによるものだ。簡単に言えば、このモデル転換は年齢、慢性疾患、医療の三点に集約できる。それ以前のモデルのおもな特徴はこれと反対であった。命を救われた人も違っていたし、その病気も、救うための方法も異なっていた。第一に、死亡率が下がったのはもはや子どもではなく、中高年の人々だった。それ以前に平均寿命が延びたのは、おもに子どもの死亡率が下がったからだが、二〇世紀後半に平均寿命を押し上げたのは、その両親や祖父母の死亡率の低下だった。第二に、それまでは、感染症が制圧されたことで寿命が延びたが、二〇世紀後半は心血管疾患とがんという二つの命にかかわる病気の予後が改善されたことが、統計の上で決定的な役割を果たした。そして第三に、少なくとも先進工業国では、公衆衛生の比重が部分的に下がり、医療といくつかの行動の変化に重点が置かれるようになった。あたかも集団的対策が限界に達したかのように事態は進んだが、それは必ずしも間違いではない。工業化以後の人間の大多数にとって、生活環境は殺菌され、食べものも十分手に入るようになった。それ以降、健康を向上させ寿命を延ばすには、集団の論理から部分的に脱却し、個人に立ち戻る必要があった。

しかしながら、データをよく調べると、二つのモデルの転換はそれほど明確ではない。時代の変化という点で、一九五〇年から一九七〇年までは移行期と言えるものである。実際、乳幼児死亡率を下げるためにまだ克服すべきことが残っていたし、最低レベルになるまでになお二〇年を要した。一九五〇年のフランスの乳幼児死亡率は五一パーミル〔千分率〕だった。この数字は一〇年でほぼ二分の一、二〇年で三分の一になった。このように乳幼児死亡率が低下したことにより、フランス人の平均寿命は大きく上昇し、一九五〇年代の一〇年間に六六・四年から七〇・四年になった。つぎの一〇年間に上昇のペースはにぶったが、それでも一・七年延びた。

奇跡の薬

このように平均寿命が二〇年間で六年近く延びた原因は、何だったのだろうか？　ワクチンや抗生物質が大きな役割を果たしたことは、大いにありうることである。戦後、かなりの数のワクチン、とくにポリオ（小児麻痺）と麻疹のワクチンが市場に投入された（一九六三年）。人々は製薬に関する大きな技術革新の恩恵も受けた。一九五〇年代に抗炎症薬[3]、抗不安薬（精神安定剤）、抗高血圧薬（降圧剤）、経口避妊薬（ピル）など、治療の決め手になる多くの薬剤が発明され、製品化された。英語では、この時期の新薬をひとまとめにして「奇跡の薬《ワンダー・ドラッグ》」と呼んでいる。

薬学史の専門家たちは、抗生物質が最も重要な薬であると評価している。抗生物質は最も早く開発された奇跡の薬の一つでもあった。抗生物質や感染症治療薬は第二次世界大戦以前から存在していた。それも大きな出来事だったが、それ以上、開発は進まなかった。抗菌薬のサルファ剤は最初の経口の抗生物質で、一九三〇年代に発売され、かなりの治療効果を上げていた。一九二八年にアレクサンダー・フレミング（一八八一―一九五五）が偶然、ペニシリンを発見したが、それが広く使われるようになるのは一九四〇年代になってからだった。

戦後になって事態は一変した。一九四八年、記録に残る最初の無作為化臨床試験[4]により、結核に対するストレプトマイシンの比較対照試験が行われた。治療群の死亡率は七％だったのに対し、投与を受けずにベッドで静養していただけの対照群では二七％だった。X線撮影のデータでは、二つのグループにさらに大きな開きが出た。ベッドでの静養は結核菌に対してあまり効果はなかったが、ストレプトマイシンは効果があったのである。ペニシリンと同様、ストレプトマイシンは狭域抗生物質で、限られた種類の細菌にしか効果がなかった。その同じ年にレダリー製薬は、クロルテトラサイクロン、商品名オーレオマイシンをアメリカ市場で売り出した。これは最初の広域抗生物質だったが、すぐにそう認められたわけではなかった。最初の広域抗生物質のタイトルを手にしたのは、二年後にファイザーによって製品化されたテラマイシン[5]だった。その後も次々と抗生物質が開発され、その多くが大きな副作用もなく、さまざまな感染症の治療に効果を上げた。

ワクチンと抗生物質が二〇世紀半ばに健康を向上させたことはほぼ確かだが、それがどの程度であるかを知るのは難しい。社会学者で人口統計学者のサミュエル・プレストン（一九四三年生まれ）は、その答えとなる要素をいくつか挙げている。プリンストン大学を卒業し、現在フィラデルフィアのペンシルベニア大学の名誉教授を務めるプレストンは、人口と健康に関する知見の進歩に大きく貢献した。彼の研究について語ろうとすれば、一冊の本が書けるだろう。

初期の論文の一つはとくに大きな影響を与えた[6]。プレストンは多くの国について、一九〇〇年から一九六〇年までの健康の社会的勾配、すなわち社会的地位と健康との関係を調べた。彼が集めたのは所得と余命の二つの変数だけだったが、長期にわたる膨大なデータを収集するだけでも大変な苦労があった。

プレストンはまず、健康に関して社会的勾配が存在することを確認した。貧しいほど死亡率が高いというヴィレルメの法則は、ここでも当てはまるのである。彼がつぎに注目したのは、この社会的勾配が一九三〇年以降に一段と大きくなっていることだった。経済発展の初期に最も大きな変化が集中して現れていることにも気づいた。健康に関してはそれとは別にもう一つ総合的な法則があり、こちらはそれほど公理化されているわけではないが、たびたび確認されている。人口の平均年齢が上がると、健康関連の支出の効率が下がるのである。若いうちに死んでしまう人の多い人口の寿命を延ばすのは、比較的簡単である。基本的な措置でそれは可能だし、コストもそれほどかからない。だが、人口が高齢化するほど、少しでも寿命を延ばそうとすれば、それだけ多くの投資が必要になる。そのために必要になるのはおもに医学のテクノロジーだが、これには金がかかり、やがて法外な金額になる。英語で言う「ロウハンギング・フルーツ〔簡単に達成できる事柄〕」、低い所にぶら下がっている果実がいちばん取りやすいのと同じである。だがプレストンの計算では、世界の平均寿命を押し上げた要因が所得だけなら、二・五年しか延びないはずで、彼が計測したように一二・二年とはならない。つまり、一九三〇年から一九六〇年の寿命伸長の七五%から九〇%は、所得以外の別の要素によるのである。発展のレベルにかかわらず、この計算はすべての国に当てはまる。プレストンはこうした寿命の延びを、先進工業国でワクチンや抗生物質が開発されたためだと説明している(7)。

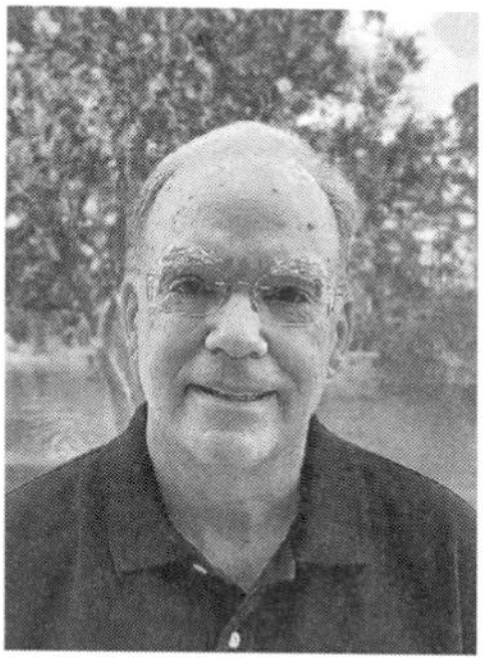
サミュエル・プレストン

プレストンはその後も研究を続けたが、結果と結論は基本的に変わらなかった。一九九六年に論文の改訂版を発表したが、修正したのは一点だけだった。「マキューンの誘惑〔5章を参照〕」に負けてしまったことを認め、最初の分析から、事実ではなく予断に基づいた部分を削除したのである。[8] プレストンが排除したのは、社会的変化が何らかの役割を果たした可能性である。とりわけ、母親の学歴が高いほど子どもは健康になるという部分がそうだった。

所得の影響を部分的なものとするプレストンの研究を経済学者たちが批判したのは、当然の話だった。アメリカの元財務長官でハーバード大学総長を務めた著名な経済学者ローレンス・サマーズは、プレストンの結論の一部を手厳しく批判した人々の一人だった。「もっと豊かになればもっと健康になる」[9]と題する論文のなかで、サマーズは、所得の増加は低開発国を含めてあらゆる国の教育と健康にポジティブな影響をもたらしたと評価している。彼には受け入れがたい方法論によって、プレストンは所得の役割を過小評価していた。しかしながら、こうした反論はあっても、プレストンの発見したことが重要であることに変わりはない。正確に数値化できるわけではないが、一九五〇年代の健康の拡大に抗生物質とワクチンが大きく貢献したことは間違いないのである。

8章　心血管疾患

心血管疾患の「新たな」問題

乳幼児死亡率が二〇パーミルを下回るとともに、新たな寿命の延びはより困難になり、若年層でどれほど健康が改善されようと、平均余命の統計にもはやほとんど影響を与えなくなった。成年層、とくに、しだいに数の増える高齢者の健康をなんとかする必要があったが、実のところ、それによって寿命がさらに延びるとは思われていなかった[1]。多くの観察者や専門家は、大した延びは期待できないと考えていた。さらに、一九六〇年から一九七〇年にかけて平均寿命の延びがにぶったため、生物学的な最大寿命からいって延びは鈍化するという説が信憑性を帯びてきた。フランスではこの期間に、国立統計経済研究所（ＩＮＳＥＥ）がきわめて悲観的な予測を発表したが、それはやがて、数々の事実によってくつがえされることになる。

乳幼児死亡率が大幅に低下したことで、ほとんどすべての人が成人年齢かそれ以上まで生きられるようになったが、それによって、当時高齢化すれば避けられないと見られていた二種類の病気になる心配が出てきた。心血管疾患とがんである。前者の多くは心筋梗塞と脳卒中（CVA）で、いずれも心臓や脳の血管の閉塞によって引き起こされる。このように血管が狭窄《きょうさく》するのは、アテローム性動脈硬化〔動脈の壁に形成される粥状の沈着物によって血流が減少ないしは遮断される〕の累積的なメカニズムによるものである。脳卒中の一部は血管が破れて出血することにより生じるが、これはそう頻繁に起きるものではない。しかし、がんのほうは非常に数が多い。がんはほとんどすべての臓器に生じ、一つの臓器に複数できることもある。先進国では四つの臓器のがんが多い。乳がん、前立腺がん、肺がん、胃がんである。乳がんは女性のがん、前立腺がんは男性のがんで、肺がんと胃がんは男女ともに罹る。心血管疾患とがんは二つのおもな死因であったし、こんにちもなお、世界中でその状態が続いている。

一九七〇年代初頭、西欧諸国は思いがけないニュースに沸いていた。心血管疾患の死亡率が低下したのである。一九七二年にアメリカとオーストラリアの疫学者たちが、冠動脈（冠状動脈）疾患――心筋梗塞の原因になる――による死亡者が一九六八年をピークに減少したことを示すデータを公表した。その情報は懐疑的に受け取られた。本当に減少したのかと多くの人は疑っていたが、それはなにより、彼らにはどうにも理解できないからだった。一九七四年、ロサンゼルスの心臓病専門医ウェルドン・ウォーカーが「米国医師会誌（JAMA）」に「冠動脈疾患の死亡率――何が起きているのか？」[2]と題する論説を発表した。彼は直近のデータを「春の兆し」であると解釈した。彼によれば、いくつかの指標から、心筋梗塞の死亡数が一九六三年から低下し始めたことは予想されたが、そのことがわかるまでに一〇年かかったのである。疫学上の変化とそれが正式に確認されるまでのあいだにタイムラグがあるのは、集団の健康ではよくあることである。それ以外にも、男女ともに同様の観察結果が公表されていた。冠動脈疾患の死亡率が低下したことはしだいに認められたが、納得のいく説明はなかった。その事実については誰もが同意したが、どうしてそうなったのかはわからなかった。すべての人が理解しようとしたものの、それはなお困難だった。その二〇年間にあまりに多くのことが変わったが、それでも、こうした進歩を説明するには不十分なように思われた。

科学者による会合がいくつも開かれ、一九七八年にはアメリカのメリーランド州のベセスダで「死亡率低下に関する会議」が開催された。[3]この冠動脈疾患の死亡率低下に関する会議は、心血管疾患の疫学上の転換点となる出来事として、医学史家によく引用される。会議の参加者たちは、一〇年間に死亡率が二〇％低下したことを認めた。心臓病専門医と疫学者は、考えられるさまざまな原因の役割を決定するため、多くのモデルを検証した。そして、病状が改善した症例の約半数が予防、つまり喫煙、高血圧、高コレステロールといった冠動脈の病気を引き起こすおもなリスク要因の減少によるものであると結論づけた。残りの半数は梗塞それ自体の治療によるものだった。そこでも治療薬は重要だったが、冠動脈の外科手術――代用血管で心筋に血液を循環させるバイパス手術――も大きな効果を上げたことは間違いなかった。

治療のイノベーション――心臓の血管再生

心臓バイパス手術の歴史は、治療のイノベーションのなかでも複雑な経過をたどった典型的な例である。[4]それはとくに、失敗も必要なこと、そして多くの一流研究者のなかで一人だけをヒーローにできないことを示している。バイパス手術のアイデアを最初に思いついたのはおそらく、フランスの生物学者で外科医のアレクシ・カレル（一八七三―一九四四）である。カレルはリヨンに生まれ、一九〇〇年に医学の学位を取得し、その四年後にカナダ、さらにアメリカへ渡った。現存する歴史資料が一致して認めるところでは、彼は腕のよい外科医で、創造力に富んでいた。動物の腎臓や脾臓を別の動物に移植する研究をしていたため、小さな血管を器用に扱うことができた。その過程で、組織が移植片を拒絶することがあるのに気づき、合併症の「外科的原因」に対して、それを「生物学的原因」と呼んだ[5]。

一九一〇年にカレルは、犬に冠動脈のバイパス手術を行ったという論文を発表した[6]。石灰化した――閉塞して硬化すること、アテローム性動脈硬化に典型的に見られる――冠動脈には「補助的に血液を循環させる」必要があると、彼は書いている。失われた血液循環を代用血管による循環で補うというアイデアが浮かんだ。犬の頸動脈を摘出し、劣化しないように冷所に保管しておいた。彼はその一方の端を大動脈に、もう一方の端を左冠動脈の末端に接続した。心臓が動いているだけでなく、細かい作業で縫合が難しかったため、その手術は困難をきわめたと、カレルは語っている。彼はあまりにゆっくりやりすぎたと思っていた。五分間の手術時間のうち三分が過ぎた頃、心臓の細動――動きが乱れて弱々しくなる現象――が始まった。これは心臓が止まる前触れである。カレルは手で直接心臓マッサージを行い、なんとか持ちこたえたが、犬は二時間後に死んだ。

カレルは一九一二年にノーベル生理学医学賞を受賞したが、その後の研究と医学の枠を超えた政治的活動で物議を醸した。「細胞は不死である」という学説を唱えたが、実験に基づく一連の研究によって全面的に否定された。とりわけ、反ユダヤ主義の視点や優生学的な主張を広め、ジェノサイドを提案することまでした。フランスに戻ってヴィシー政府〔第二次世界大戦中にヴィシーを首都に成立した親独政府〕のために働き、一九四四年に死去した。

カレルがバイパス手術を施した犬を生存させるのに失敗してから五〇年間、多くの外科医が心筋に血液を送り込んで心臓を回復させるためにさまざまな技術を開発したが、どれもうまくいかなかった。そのため、バイパス手術のアイデアが徐々に再浮上した。一九四〇年代から五〇年代にかけて、バイパス手術の動物実験がトロントやモスクワなどの外科医によって何度か行われた。部分的にせよ効果があったのは、平均して二例に一例も満たなかったことから、人間に応用するには至らなかった。

一九六〇年代以降、何人かの心臓外科医が人間の患者にバイパス手術を試みるようになった。亡命してブロンクスの病院に勤務していたドイツの外科医、ロバート・ハンス・ゲッツが、一九六一年五月、右内胸動脈と右冠動脈をつなぐバイパス手術を行った。それに続いてアメリカ国内やレニングラードでも一人か二人、さらに多くの患者に対して手術が行われた。手術の結果は惨憺たるものだった。患者たちは発作や梗塞で死亡し、手術中に亡くなる人もいた。移植した血管がもたないこともあった。多くの外科医がそうした失敗に意気阻喪し、手術をいったん中止するようになった。

というわけで、誰かが別のやり方で再度試みる必要があった。アルゼンチンの外科医ルネ・ジェロニモ・ファバローロ（一九二三―二〇〇〇）は一九六二年にアメリカに移住し、有名なクリーブランド病院で働いていた。彼はそこで外科の技術をみがき、冠動脈のバイパス手術に関心をもった。伏在静脈という脚の血管を用いることについて、血管外科医の同僚たちと意見を交換した。血管外科医たちは、それを摘出して腎動脈の狭窄を修復したことがあった。ファバローロと同僚の医師たちは、すでに発表されていたものとは異なる血管再生技術について検討し、伏在静脈で冠動脈の起点と末端をつないだ。別の言葉で言えば、狭窄部分をショートカットしたのである。

一九六七年五月九日にファバローロは、右の冠動脈がほとんど閉塞した五一歳の女性の手術をこの技術で行った。一週間後、冠動脈のX線写真により、新しい血管に血液が流れていることが確認された。

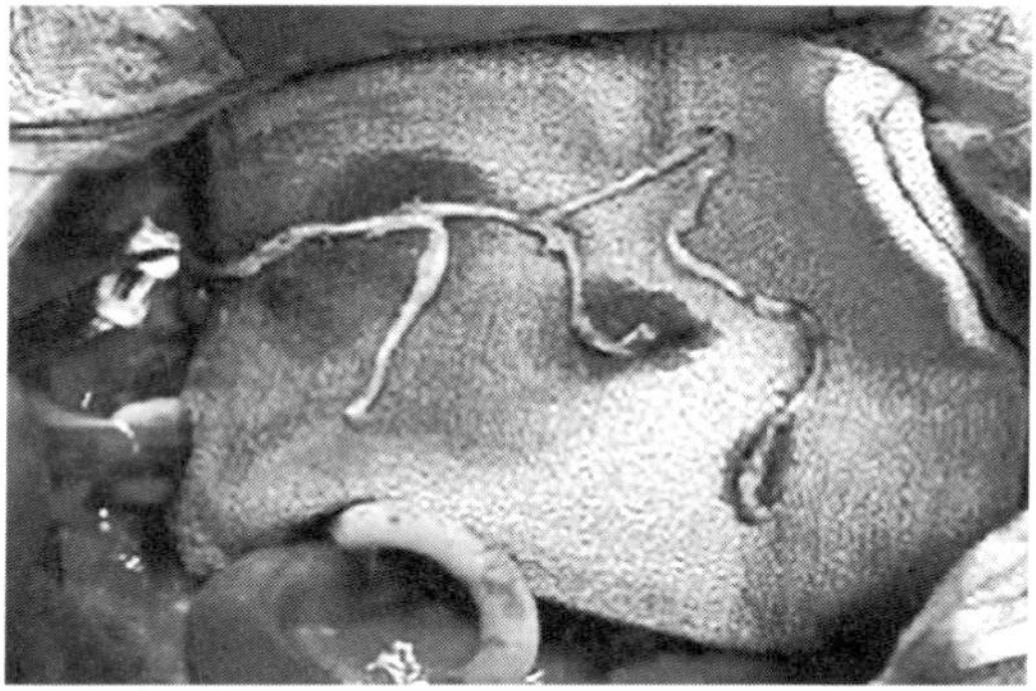
冠動脈バイパス手術

血液は心臓に到達しており、心臓は再び血液の供給を受けられるようになった。翌年、ファバローロとそのチーム――この間にすでに数十人の患者を手術していた――は、冠動脈バイパス手術の技術を心臓弁の交換といった別の医療行為に応用していた。彼らはまた、急性心筋梗塞のバイパス手術を最初に行った。要するに、予防としてではなく、心筋梗塞を起こしている最中に手術したのである。良好な結果が公表され、別の外科医たちがそのあとに続いて、同様に成功を収めた。この技術は正確に記述され、標準化されたので、再現するのは比較的容易だった。

ファバローロの最初の手術から一〇年後、アメリカだけで毎年一〇万件の冠動脈バイパス手術が行われていた。三〇年後、年間の手術件数は六〇万件以上になった。それでも心臓外科医たちは、結果を改善できる画期的な技術を求めて、さまざまな試みを続けていた。これとは別の技術も開発されたが、それには方向性の異なる二つの目的があった。バイパス手術の有効性を上げることと、合併症の発症率を下げることである。手術すべき患者をより適切に選ぶことも一つのアプローチであった。もう一つきわめて重要なポイントは、バイパス手術の成功によって冠動脈拡張の初期の試みに道が開けたことである。冠動脈拡張術はこんにち、血管再生の分野の主流になっている。

冠動脈バイパス手術の歴史は単なる神話ではなく、典型的な物語である。きわめて象徴的な器官である心臓にかかわり、並外れたインパクトをもつことから、それは神話的と言える。だが、治療のイノベーションによく見られる段階がすべて含まれているので、典型的なのである。すなわち、失敗の連続であったこと、協力者や競争相手（両者を兼ねることも多い）がいたことである。違うことをやろうとしながらまねをする人もいれば、意気消沈する人、別の方向へ進むがやがて戻ってくる人もいた。何人もの一流学者のなかで一人のヒーローを決められない点でも、典型的である。そこには、全体的な先駆者（カレル）、人間に対する手術の先駆者（ゲッツ）、最初に成功した人（ファバローロ）、さらに優れた情報伝達者（すべての学者が適宜研究を公表したわけではない）もいた。最後に、技術の進歩が爆発的というより累積的である点でも、それは典型的である。それぞれの試みが足跡を残すと、知見がブロックのように積み上がり、それをもとに別の人々が別のことを試みる。やがて才能とチャンスが結びつき、最初の成功となるのである。

心血管疾患の死亡率低下

「死亡率低下に関する会議」の評価に続いて、アメリカ以外でも同様の研究が行われるようになった。それらの研究でも予防と治療の役割はほぼ同程度と見ているが、少し異なる点もあった。だが、結果は変わらなかった。先進国では梗塞症による死亡者が減少していたのである。同様にして、脳卒中も罹患率、死亡率ともに低下した。低下傾向は、アメリカを含むいくつかの国で二〇世紀初頭に始まった。だが、一九七〇年代初めにペースはさらに加速した。その理由は、心臓の梗塞症が減少した理由と同じではないが、それに類似していた。時期によって複数の要因が作用しているが、薬剤治療で高血圧が減少したことが最も影響したと考えられている。脳卒中が減り、治療が改善されたことで脳卒中になったあとの死亡率も低下した。すなわち死亡者が減り、生存者が増えた。要するに障害を負う人が増えたのである。

一九七〇年代に入ると、この傾向が持続するようになった。人口学者たちはしばしば「心血管疾患革命」が起きたと言うが、これはきわめて長期の革命だった。心血管疾患の死亡率は多くの先進国で、それから数十年にわたって低下し続け、こんにちに至っている。男女ともにその恩恵に浴したが、その割合は男女で異なる。アメリカでは一九五〇年から二〇〇〇年にかけて、各年齢の心臓疾患による死亡率は半減し、脳卒中の死亡率は三分の一になった。二〇〇〇年以降、とくに豊かな国の多くで死亡率はさらに低下した。フランスでは二〇〇五年から二〇一五年まで、心血管疾患の死亡率は疾患のなかで最も大きく下がり、男女込みのデータで三〇％低下した。

死亡率が持続的に低下したのは、すでに挙げたものとは別の医学のイノベーションにより、病気の予防と治療が進んだからである。多くの医薬品が開発され、高コレステロール、糖尿病、高血圧のインパクトを最小限にとどめた。心筋梗塞や脳卒中の偶発的症状を抑える薬もあったが、それはおもに、さまざまなメカニズムで血液をさらさらにするというものだった。外科手術によるもの、よらないものを含めてさまざまな治療法が考案され、急速に普及した。梗塞を起こした心筋を再生させるための血管形成術、いわゆる冠動脈拡張術が初めて行われた。ステントという金属製の網状の筒を冠動脈に挿入するようになると、拡張術は一段と進歩した。やがて、冠状脈が再び狭窄するのを防ぐ薬品をしみ込ませた薬剤溶出性ステントが登場した。脳卒中では、頸動脈アテロームの剝離、すなわち動脈内膜摘除術と呼ばれる手術の可能な患者を選別する方法がわかった。早期の血栓を溶解させ、脳の血流を回復させる治療薬も開発された。この薬は扱いが難しく、治療薬の投与が遅れると効果はない。リスクのある患者にこの薬が使われると出血しやすくなる。それでは治療後の経過が改善するどころか、かえって悪化する。この技術を最適化するには、治療体制のイノベーションが必要だった。診断と治療を適切に行えるところでなければ、そう簡単に患者を受け入れることはできない。

脳卒中の事例は、医学の進歩が概して、相互に関連する三つのアプローチが結集したものであることを思い起こさせる。それは薬剤、治療法、治療体制である。治療法には外科的なものやインターベンション〔皮膚に穴を開けカテーテルを血管に挿入して行う治療法の総称〕によるもの、内視鏡や放射線を用いるものがある。冠動脈血管形成術はインターベンションで、外科的なものではない。治療体制のイノベーションでは、同じ治療でもやり方を変えるだけで、治療後の経過がずいぶん違ってくる。治療のタイミング、投薬方法、機器の調整といったことも、それに含まれる。

それ以外にも、心血管疾患の予後を改善させた治療のイノベーションを挙げることができるが、どの程度貢献したのか数字で評価するのは難しい。それらは患者の命を救い、延命させただけでなく、身体的・精神的苦痛も軽減した。梗塞の影響を最小にとどめ、症状が出たあともより良い生活を送れるようにした。息切れと疲労を減らし、合併症を起こさずに活動できるようにした。脳卒中の頻度と広がりを抑え、多くの人が障害を免れるようにした。こうして患者は、再びほぼ元通りに話したり身体を動かしたりできるようになったのである。

9章　がんと闘う

「がんの治療薬を見つける強力なキャンペーンを行うため、一億ドルの追加の予算を要求する（……）。アメリカはいまこそ、原子を粉砕し人間を月に送り込むのと同じくらい、この恐ろしい病気の制圧に努めなければならない」

リチャード・ニクソン、一九七一年

「二〇一八年に世界で一八一〇万人ががんになり、九六〇万人ががんで死亡した。いまから二〇四〇年までに、その数はほぼ倍増するだろう」

世界保健機関、二〇二〇年

がんに対する困難な闘い

先進国では、心血管疾患につぐ死因の第二位はがんである。がんという病気は昔から存在しており、多くの歴史証言や芸術的遺物にその痕跡が見られる。がんは比較的まれな病気だったに違いない。そのおもなリスク要因は年齢だからである。これまでの経緯についてはすでにシッダールタ・ムカジーが素晴らしい本を書いており(1)、がんの歴史についてそれ以上付け加えることはない。

それでも一九五〇年代以降、がんが驚くべき歴史をたどったことは間違いない。それは第一に、多様性と不均一の歴史である。それぞれの臓器に数種類のがんができることがあり、このように多様であるということは、不均一だということである。がんはすべて同じというわけではない。ある種のがんは他のがんより症状が重いが、それは生物学的に不均一ということである。また、ある種のがんは明らかに他のがんより高い頻度で発症するが、こちらは疫学的な不均一である。そうした自然の不均一に加え、科学の面でも不均一になることは避けられず、それによってがんの進行が抑えられたり、加速したりする。がん研究は大きく進歩したが、がんの種類によってそれもさまざまである。すべてのがんが同じように不運というわけではなく、したがって、すべての患者にチャンスがないわけではない。

科学の進歩のペースに影響を与える要因がいくつかある。第一に、疫学上重大であれば、しばしば投資も大きくなる。政府は数の多いがんにより関心をもち、製薬会社も経済的な理由から同様の態度をとる。必ずそうなるわけではないが、ある程度の傾向として、投資が増えれば新たな発見のチャンスも増える。第二に、必ずしも悪い意味でなく、科学的なご都合主義も存在する。ある種のがんは理解するのがそれほど難しくないようだ。悪性の血液疾患である血液のがんのケースがこれにあたる。悪性の血液疾患は同質なものが多く、分析が――比較的――容易である。血液のがんは他のがんより早く、化学療法の進歩の流れに乗れたし、進歩のスピードがにぶることはなかった。血液がんの患者はそれ以外の患者に比べ、治療の改善の恩恵を多く受けてきた。第三に、がん治療にはチャンスがある。すべての発見が最初からプログラムされているわけではなく、まず一つのがんに適用されたのち、他のがんに拡大されることがある。

二〇世紀のがんの歴史はまた、観察のレベルによってずれが生じた歴史である。生物学、化学、疫学という三つの学問分野は、それぞれ独自の歴史を歩んだが、相互に関連がある。この三つは相互依存関係にあるが、その関係は非対称である。生物学は、進歩がとくに目覚ましい分野である。がんの発生や増殖に関する多数の発見を一言でまとめるのは難しい。それらの発見は生物学全般の驚異的な進歩と関係があり、がんの枠外で起こっている。ゲノムや細胞タンパク質、分子生物学の技術にかかわるものである。それらの発見は、がんを深く理解できる段階に到達したと思わせたし、がんを理解できれば治療全体の見通しも立つと考えられた。

だが、それら生物学の発見が臨床にもたらしたインパクトは、時期的に遅かったし、期待されたほどでなかった。生物学で見つかった標的に届くような薬をつくることは、まだできなかった。ブレント・ストックウェルは、がんを作動させるＲａｓタンパク質の事例を挙げている[2]。このタンパク質を無力化する方法は見つかっておらず、多くの人々は薬で抑えることはできないと考えていた。理論的に標的に作用する薬ができても、臨床研究がうまくいくとは限らない。がんの文法が治療の言語に翻訳されたと、臨床研究でつねに証明されるわけではない。臨床研究が失敗に終わることもあった。生物学はがんの複雑さを過小評価する傾向があるからだ。応用に失敗するたび、そのことが改めて問題になり、生物学はさらに理解を深めようとした。生物学と臨床医学のあいだを行ったり来たりするのは、医学研究ではよくあることだ。

生物学と臨床医学は共同で疫学的成果を上げようとしたが、そこにもずれが生じていた。状況の改善が人口統計に表れるまで、平均して数十年を要する。その成果は％で表され、格段に進歩したと言われる。確かに五〇年前、六〇年前に比べれば大きく進歩したと言えるかもしれないが、人の一生というレベルでは決して早くない。

初期の有効な化学療法

一九世紀の医者たちは、がんとはどのようなものか説明できたが、がんを理解してはいなかった。腫瘍を調べ、大きさと重さを計測し、なかを探ることまではできた。一八六三年、ルドルフ・ウィルヒョウは腫瘍の断片を顕微鏡で調べ、細胞に原因があると推測した。だが、そのように外側や内側を観察しても、がんができるメカニズムを正確に理解することはできない。がんがどのように転移するかもわからなかった。知見はなくても患者の治療は行われた。一八〇九年にエフライム・マクダウェルは正式な記録の残る初めてのがんの外科手術を行った[3]。彼は麻酔も消毒もなしに、正体不明の卵巣の塊を摘出した。患者はジェーン・トッド・クロフォードという四六歳の女性で、四人の子どもの母親だった。手術はケンタッキー州のダンヴィルで行われた。ジェーン・トッド・クロフォードは一八四二年まで生きたことから、マクダウェルのおかげで治癒したのかもしれない。

ジョゼフ・リスターが一八六七年に消毒法を考案したことは、がんの外科治療にも大きな影響を与えた。マクダウェルの腕をもってしても、感染症は最も重大な術後の合併症の一つであり[4]、そのために外科手術はあまりできなかったのである。一九世紀末から二〇世紀初頭になると、良性や悪性の腫瘍に冒されたすべての臓器が手術されるようになった。がんは深刻な病気であることから、外科医たちは積極的に手術を行った。がんをすべて取り除こうとして、余計な部分まで切除した。乳がんの女性たちを救うため、一八九四年にウィリアム・ハルステッドが根治的乳房切除術を考案した。乳房だけでなく、周辺の組織、上腕骨の上部まで切除したのである。同じ頃、外科手術を避けるため、もしくは外科手術を補うために、別の治療法が開発された。それが放射線療法である[5]。ヴィルヘルム・レントゲンが一八九五年にX線について記述した。ピエールとマリー・キュリーが一八九八年にラジウムを発見した。頭部や頸部のがんを放射線で治療できることが証明され、やがてコバルトを使った放射線治療の技術が確立された。

一九五〇年代初め、がんは必ずしも不治の病ではなかったが、がん患者の数の増加は人々を不安に陥れた。がん治療が可能な場合、それは外科手術と（または）放射線治療で行われていた。部位を問わずがんになった患者の約三人に一人が生存できるようになったと推定される。だが、生存者の割合は頭打ちとなり、治癒した人の割合も伸びなかった。外科手術と放射線治療に限界があるのは明らかだった。二つの「物理」療法ではこれ以上効果は上がらない。がんとともに生きられる期間を延ばすため、そして「物理」療法の成果を上げるためにも、「化学」療法が必要だった。

化学療法という言葉は一九世紀、ドイツの薬理学の先駆者であるパウル・エールリヒ（一八五四―一九一五）により初めて使われた。二〇世紀前半を通じて、抗がん剤を見つける努力が続けられたが、実質的な成果は上がらなかった。腫瘍の動物モデルはつくられていたが、マウスで有効な物質を人間に試しても、はかばかしい効果はなかった。二〇世紀半ば頃、血液腫瘍学の分野に転機が訪れた。血液のがんでは病的に増殖している細胞の名をとって、リンパ球のがんはリンパ腫、白血球のがんは白血病、骨髄のなかにある形質細胞のがんは骨髄腫と呼ばれている。[6] 血液腫瘍学は腫瘍学の歴史でも別格の存在である。治療法の開発でしばしば先陣を切るからである。七〇年代、血液腫瘍学がカバーするがんの大半の予後が文字通り一変した。小児白血病では生存率〇%から、寛解率約八〇%になったのである。成人の悪性血液疾患の予後も、小児白血病ほどではないが、やはり大きく改善した。血液のがんと固形がんは生物学的にまったく異なるが、血液腫瘍学はがん学の臨床実験室になった。血液腫瘍学でしばしば画期的な治療法が開発されると、のちに固形がんに適用された。

血液のがんの化学療法は二つの出来事から始まった。一九四三年にイェール大学病院のルイス・グッドマンとアルフレッド・ギルマンが一部のリンパ腫に対してアルキル化剤を使用し、一九四八年にボストンでシドニー・ファーバー〔一九〇三―一九七三〕が研究を開始したのである。ファーバーは病理解剖学者から臨床医になった。彼が遺体の組織ではなく生きた病人を相手にするようになったとき、小児白血病がどのような病気かすでにわかっていたが、統計的に成果が出ているという意味で医療はまったく行われていなかった。すべての患者が早期に、苦しみながら死んでいった。苦痛はお定まりであった。ファーバーは白血病とは別の病気を研究していたおかげで、葉酸と呼ばれるビタミンの一種と骨髄と造血のあいだに関係のあることに気づいた。

一九四六年にファーバーは以下のような仮説――誤っていたが――を立てた。白血病の子どもに葉酸を投与すれば、骨髄が正常な血液をたくさんつくるようになり、白血病もおそらく良くなるだろう。彼は最初の試験的治療を行ったが、その結果は惨憺たるもので、葉酸を投与した子どもの白血病は悪化した。それればかりか、子どもたちは予想より早く死んでしまった。ファーバーは骨髄を育てるつもりで、白血病に栄養を与えてしまったのである。彼は実験を中止し、早死にした若い患者を何人か解剖した。葉酸を投与しなかった子ども二〇〇人の解剖と比較して、彼は確信した。葉酸は白血病の進行を加速させていたのだ。そのように予想とは反対の結果になったことから、彼はそれと反対の仮説をテストすることにした。葉酸の「拮抗剤」を投与すれば、病的な白血球の産生を止めることができるのではないか。もし骨髄が本当に血液の工場なら、白血病の場合、骨髄が病気の工場になる。原料が届かなければ、白血球の産生はスピードダウンするだろう。

一九四七年、ファーバーは最初の葉酸拮抗剤の合成に成功し、白血病が見つかったばかりの二歳の男児ロバート・サンドラーにそれを投与した。[7] 子どもに明確な有効性は認められず、容態は悪化し続けた。ファーバーはつぎに、アミノプテリンという別の葉酸拮抗剤を試してみた。今回はすぐに効果が現れた。患者のすべての症状と生物学的な異常は、部分的ないしは全体的に減少した。薬剤で抗がん効果が得られたのは、それが医学史上初めてだった。

ファーバーは別の子どもたちで実験を繰り返し、たびたび同様の結果になるのを観察した。一九四八年には「ニューイングランド・ジャーナル・オブ・メディシン」に最初の論文を発表し、この実験について報告した。[8] アミノプテリンで治療を受けた一六人の患者のうち、一〇人に効果が認められ、五人はその後も生存して、その経過が論文に記述された。論文の結論は、ファーバーが白血病の治癒を夢見ていたことをよく示している。「強調しておかねばならないのは、この小康状態が一時的なものであることと、物質の毒性によって、我々の研究でこれまで出会ったものとは異なる障害が生じる可能性のあることである。この報告書には、急性小児白血病が『治癒した』と言えるほどの証拠は示されていない。だが、急性小児白血病の性質と治療に関する今後の研究に一つの方向性を与えるであろうことは、報告書の観察で明らかなように思える」

がん学の歴史におけるこれらの大きな出来事は、薬剤で抗腫瘍効果が得られる可能性のあることを初めて示した。がんと闘えるのはもはや外科医と放射線療法士だけではない。がんに対抗する第三の勢力が現れたのである。観察された小康状態(寛解)は短期間しか続かず、病気はすぐに再発したが、薬剤で病気の進行を一時的に止められたのは確かだった。それらの薬剤に即効性があったのである。それは基本的な第一の証拠であり、薬剤の併用投与を試みることで、証拠はさらに強化された。併用投与でしばしば毒性は上がったが、単独の使用を上回る抗腫瘍効果が得られた。単独であれ併用であれ、それらの薬剤による化学療法は分裂している細胞を標的にすることでは共通していた。通常より速いスピードで増殖することが、がん化した細胞の共通点だと考えられていた。薬剤はおおむね細胞のDNAを攻撃したが、なにぶんDNAが解読される以前のことで、それがどのようなものかもわからなかった。[9]

しかしながら、基本的な第二の証拠が欠けていた。外科手術と放射線治療がすでにときおり実現していたように、化学療法で治癒に至ることである。ルイス・グッドマンとシドニー・ファーバーの実験では、薬剤で死亡を遅らせることはできても防ぐことはできないことが明らかになっていた。ここでも、つぎなる証拠は血液腫瘍学から得られた。一九六〇年代半ば、化学療法によって生存期間を延ばすだけでなく、血液のがんを治癒できる明白な証拠が得られたのである。小児白血病とホジキン病——発症頻度がきわめて低い特別なリンパ腫——は薬物治療で完治した最初のがん疾患であった。後遺症もなく治癒した患者もいたし、病気が再発することもなかった。再び普通の生活を送れるようになり、多くの人が元気を取りもどした。一部の血液のがんにおける化学療法の成功は、他のがんの治療にも明るい見通しをもたらした。がん医学の歴史は模倣の歴史である。何らかのがんで成果が上がれば、その治療法は自動的に他のがんにも試みられる。それが合理的であることは明白である。がんは家族のようなもので、共通の特徴をもつために治療法も共有できる。がんにはきわめて複雑な違いがあるにもかかわらず、類似点も多く、しばしば同じ方法で対処できる。そのため、あるがんで新しい薬が承認されると、すぐに他のすべてのがんの治療にも試みられる。[10]

血液のがんに化学療法が有効なことから、がん学者たちは、ただ不治の病を治すだけでなく、治療可能な病人の生存率を上げるためにも、それを試みるようになった。がん医学の臨床の歴史は後戻りする歴史である。新しい治療薬はまず、治る見込みがないと判断された最も重篤な患者——がんが転移した患者、使用可能な化学療法をすべて試みた患者——に投与される。もはや何のチャンスもない患者である。臨床効果がある場合、しだいに早期のがん患者の治療に使ってみて、効果が確認されれば最終的に、物理療法を補う形で、転移していない患者にそれが投与される。このように化学療法は、外科手術や放射線治療に追加する形で、試験的に実施された。これがアジュバント（補助薬）療法である[11]。その目的は、全体的な治癒の可能性を上げることだったが、このやり方はいまも変わっていない。アジュバント療法は循環性の腫瘍細胞を標的にする。それは腫瘍から切り離された細胞、腫瘍にまったく属していない細胞である。そのような細胞は、外科医のメスでも放射線でも取り除くことはできない。それらはときに、再び元に戻って一つないしは複数の腫瘍を形成し、がんの再発につながることがある。

一九七〇年代半ば、乳がんのアジュバント療法に関する二つの研究結果が公表された[12]。外科手術ののち化学療法を受けた患者は、統計上、手術のみの患者より生存率が高かった[13]。この時期からがん治療は、外科手術、放射線治療、化学療法という三つの方法を一部ないしはすべて併用した形で行われるようになった。

がん医学における臨床研究のもう一つの大きな目標は、生存という結果を維持しつつ、投薬による毒性を抑えることである。がん医学の歴史は最適化の歴史である。毎年、何十という新しい試験が、結果をもっと良くするためでなく、これまでと変わらず、かつこれまでより悪くならないようにすることを目的に、行われている。これは医学に限った話ではないが、治療の利益と不利益のバランスはきわめて微妙な、つねに変わらぬ問題である。

抗がん剤は最も毒性の強い薬の一つである。ムカジーは、一六世紀の医者パラケルススの言葉を反転

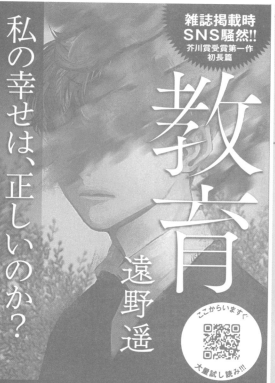

眼球達磨式

澤大知

移動式監視カメラ「アイ」が突然、自走!? 地上2cmから世界を見通す新時代のマイクロ・ロードノベル。第五十八回文藝賞受賞作。

▼一五四〇円

昭和の大戦とあの東京裁判

平川祐弘

昭和の戦争と東京裁判の是非について、連合国側と日本側の資料を徹底的に再検証。同時代を生きた比較史家の泰斗がおくる渾身の書。

▼二九七〇円

御伽の国のみくる

モモコグミカンパニー

夢破れてメイド喫茶で働く友美が、葛藤の果てに辿り着いた答えとは? BiSHのモモコグミカンパニーが贈る感動の小説デビュー作!

▼一三七五円

柳田國男先生随行記

今野圓輔

太平洋戦争開戦一か月前に、柳田國男の九州講演に同行した十七日間の貴重な電車旅行記。「随行後記」と「先生との対話抄」も収録。

▼二四七五円

副音声

視覚障がい者を声で補助する「副音声」

させたうまい文句を考えている。パラケルススは、どんな薬も服用する量が多ければ毒になりうると書いていた。がん学者はこれと反対の考え方から出発しているようだと、ムカジーは皮肉っている。どんな毒も（「服用する量が少なければ」とつけ加えてもよいだろう）薬になりうる、というわけである。これは実際、まったくの嘘ではない。例のごとく臨床的利益がリスクを上回るなら、治療薬の毒性は受け入れられるはずだが、科学的にも倫理的にも、まったくその通りとは言い切れない。

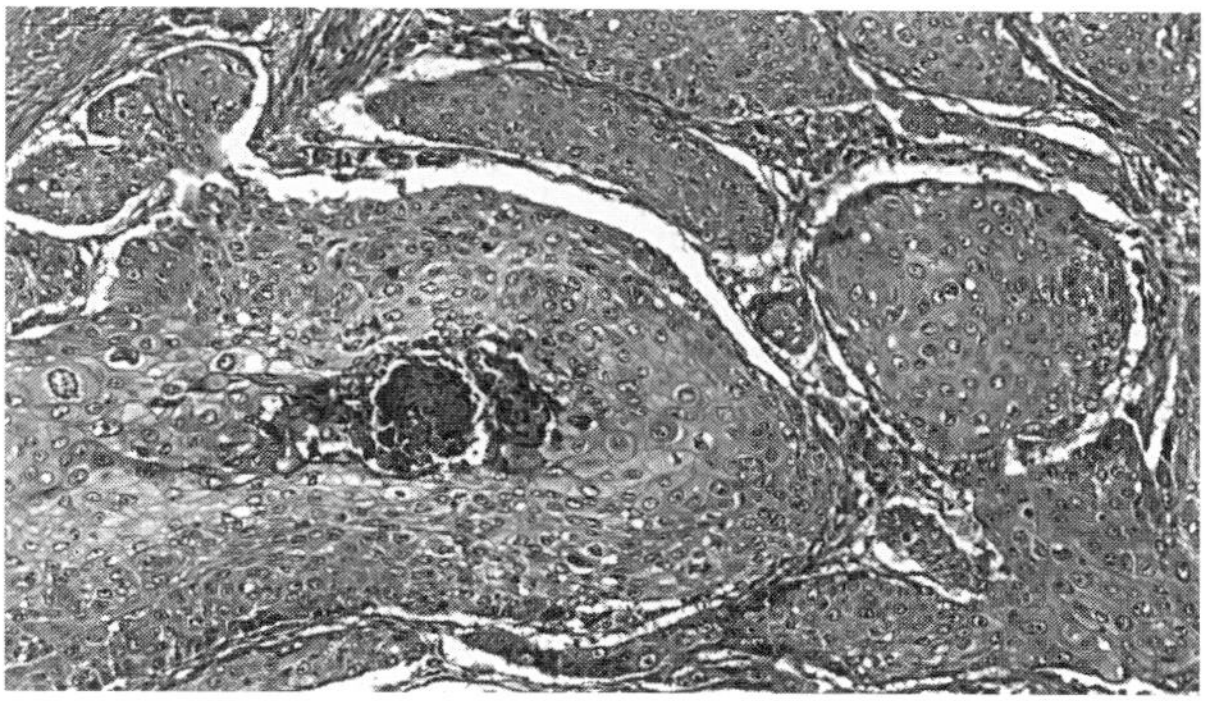
食道がんの顕微鏡写真

　乳がんの化学療法に関する二つの研究論文が発表されたのち、アジュバント療法は比較的体系化した形で、多くの国に普及した。死亡数へのインパクトがはっきりするまでしばらく時間がかかったが、それから一五年後の一九九〇年初頭には、多くの国で乳がんの死亡数が減少し始めた。乳がんの死亡率が下がったのは、アジュバント療法だけでなく、マンモグラフィーでより早期に診断できるようになったことによるのだろう。乳がん死亡率の低下傾向はこんにちまで続いている。がん治療を受けた女性たちは再び普通の生活を送れるようになっている。社会生活や私生活に対する外科手術のネガティブな影響を小さくするよう、努力が払われているからである。もはや乳房を一律に、すべて切除してしまうこともなくなった。ハルステッドとその根治的乳房切除術に退場願うのに、八四年の歳月と、外科医バーナード・フィッシャー（一九一八―二〇一九）の頭脳が必要だった。乳房の再建はもっと以前から提唱されており、外見的にもさらなる成果を上げている[14]。

その間もアジュバント療法は、手術可能なほぼすべてのがんで試みられ、有効であればその適用範囲が広げられてきた。統計の数字はがんによってばらつきがあるが、結腸・直腸がんでアジュバント療法が有効なことは、いまや明らかである。検診と正確な診断を組み合わせることにより、アジュバント療法は結腸・直腸がんの死亡率を五〇年間で半減させたのである[15]。

タバコで毎年五〇〇万人から六〇〇万人が死んでいる

二〇世紀のがんの歴史を振り返るとき、がんのなかで二倍から三倍罹患率の高い肺がんを避けて通ることはできない。がん医学全体でも、これは特別ながんである。罹患率が高く、重篤化する――多くのがんがそうである――だけでなく、その原因がわかっているからである。肺がんが特別なのは、タバコという外部のリスク要因と関係があるからだ。肺にできるがんの大半は、紙巻きタバコの煙によるものである。もしタバコが存在しなければ、肺がんはほとんど存在しないだろう。肺がんになる人は一〇分の一になり、これはまれながんになるだろう。一つの原因のみで発症するがんはほとんどない[16]。肝臓がんはアルコールのせいだといっても、タバコを原因とする肺がんの比ではない。肝臓がんはアルコールとは別の要因で生じることがあるからだ[17]。

タバコは肺がんの原因であると最初に指摘されたのはおそらく一九一二年のことだが、確たる証拠が集まり、否定できない事実となったのは、一九五〇年代以降である。紙巻きタバコと肺がんが密接な関係にあることは、こんにちではもっとよく知られている。どのような紙巻きタバコがどのようなメカニ

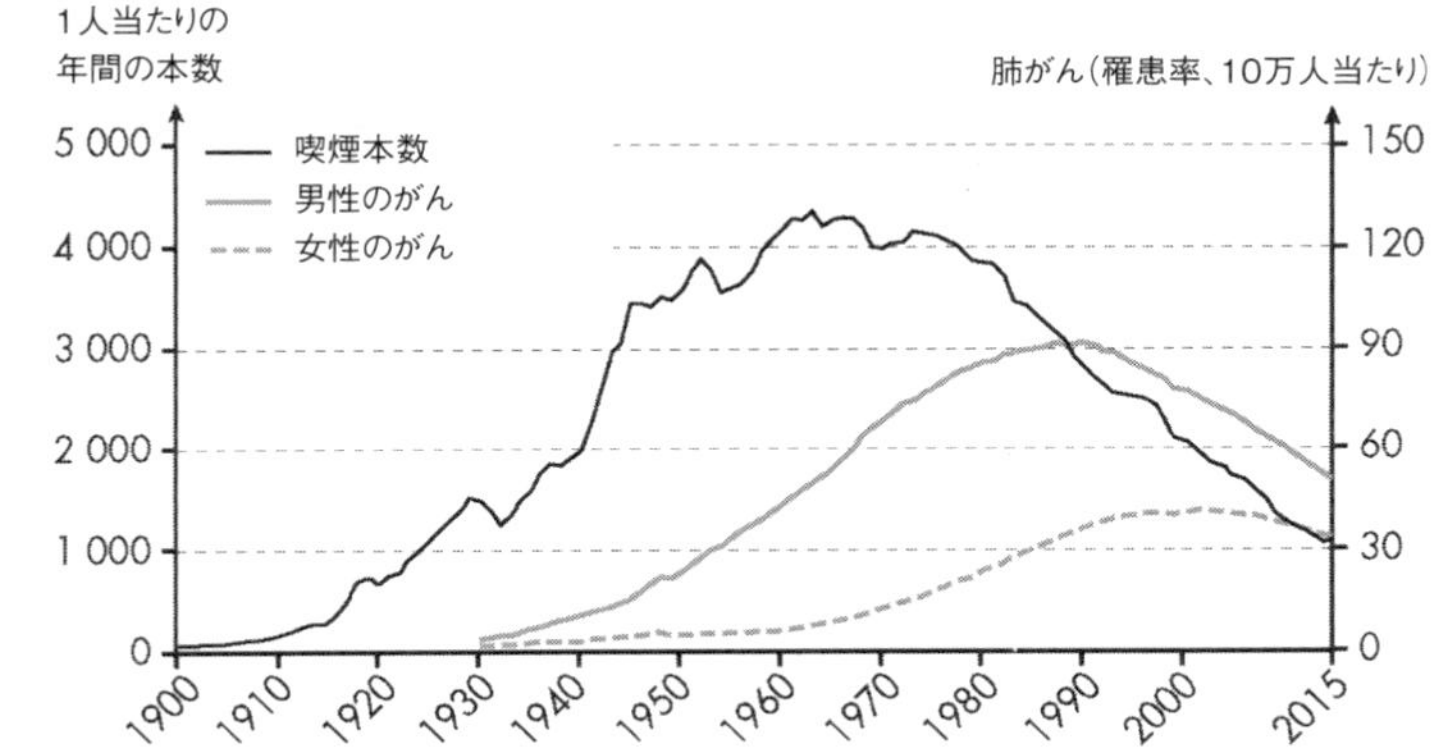

アメリカにおける喫煙と肺がん

出典：CancerAtlas, National Academy of Sciences, Centers for Disease Control and Prevention.

1つ目の曲線は男女込みの喫煙本数（1人当たりの販売本数）である。アメリカでは、公衆衛生局長官報告書が公表された1964年まで喫煙が増加した。タバコを吸い始めて約20年から30年で、肺がんは発症する。したがって罹患率のデータは喫煙のデータと時期的にずれている。右の2つの曲線は、アメリカの男性と女性の肺がんの罹患率を示している（女性がタバコを吸うようになった時期と喫煙を減らすようになった時期は男性より遅いため、男女の曲線は異なっている）。

ズムでどのようながんを引き起こすのかもわかっている。黄色種のタバコと褐色種のタバコでは製造方法が異なり、まったく同じがんを発症させるわけではないが、患者にもたらす結果はそれほど変わらない。黄色種であろうと褐色種であろうと、タバコと肺がんとの生物学的関係は長期間にわたり、肺がんは重症化する。

タバコと肺がんとの生物学的関係は疫学からも知ることができる。人口のレベルでは、喫煙と肺がんは切っても切れない関係にある。二〇世紀に多くの先進国では、喫煙が増加したのちゆっくりと減少したが、タバコの売上高のデータと肺がんのデータはラクダの二つの瘤のようなカーブを描いている。二つの曲線には二〇年から三〇年のずれがある。そのずれは、タバコが肺がんを成長させるのに必要な時間に相当する。

喫煙の歴史は二〇世紀初頭のグローバル化

の歴史である。一九五〇年代から一部の国で喫煙が減少し始めたが、すべての国で減少したわけではなかった。アメリカでは一九六四年の公衆衛生局長官報告書の公表が大きな転機になった。長官のルーサー・テリー博士は自らも愛煙家だったが、タバコの影響に関する科学論文を七〇〇〇本以上、報告書に掲載した[18]。紙巻きタバコは男性の肺がんと喉頭がん、おそらく女性の肺がんの原因であり、慢性気管支炎の主たる原因でもあると、彼は結論づけている[19]。この報告書はきわめて重要な歴史的文書である。公衆衛生に大きな影響を与えただけでなく、方法論としても先駆的だったとみなされている。「ブラッドフォード・ヒル基準[20]」と呼ばれる判定基準に従って因果関係を推論した文書として、当時の最高水準にある。

タバコはがんの原因のトップであり、対処可能な公衆衛生上の問題としてもトップに挙げられる。二〇二〇年にはおよそ一五億人が喫煙していると推定されている。タバコを吸う人は吸わない人よりおよそ九年、寿命が短くなる可能性がある。現在、タバコによって年間五〇〇万から六〇〇万の人々が死亡しており、その数は増加している。いまから二一〇〇年までに、タバコはさらに約一〇億人を早死にさせることになるだろう。タバコは肺がんを引き起こすだけでなく、それ以外にも多くのがんのリスクも高める。膀胱、膵臓、食道、頭部や頸部のがんなど、その多くは治療の困難ながんである。タバコは心血管疾患と、慢性閉塞性肺疾患（ＣＯＰＤ）と呼ばれる肺の病気の主要なリスク要因である。それらの病気は患者の命を縮めるだけでなく、さらなる苦しみをもたらす。タバコで人生はより短く、不健康になるのである。

タバコの害は比類がないのに、タバコが消えてなくなる気配はない。喫煙者が健康を害しているのに、タバコ産業はいたって元気である。タバコ市場は年率三％のペースで拡大している。毎年五〇〇億ドルの利益を上げているが、それは死者一人当たり約一万ドルの計算になる（タバコ産業は人を殺して儲けているということだ）。

別の物質だったら許されないであろう異常なことが、どうして起きるのだろうか？　理由は少なくとも二つある。第一の理由は、タバコ産業が経済に深くかかわるからである。タバコ産業は金があり、身を守るためによく組織されている。世界で一億人の雇用を生み出していることを思い出そう。実際には、その大半が間接的な雇用である。タバコの生産に携わっているのは、そのうち一％から二％にすぎない。しかも彼らは、過酷な労働条件で働きながら、十分な賃金を得ていない。第二の理由は、タバコを好む人々がいることである。タバコはただの毒ではなく、快楽の源泉でもある。中毒性が強いので、やめるのは難しい。ヘロインを打つのをやめるよりタバコを吸うのをやめるほうが難しいことが、統計から判明している。タバコに含まれるニコチンは、最も依存性の強い物質の一つである。

がん腫学教授で米国立がん研究所の元所長ヴィンセント・デヴィータは、「がんの原因が知られるようになると、がん予防は行動変容の問題になった[21]」と書いている。とはいえ、喫煙という習慣的な行動を変えるのは、つねにきわめて難しかった。政府の反タバコ政策の大半がそれを試み、多少うまくいったが、十分ではなかった。広告を使ってタバコの害を伝えたり、公共の場での喫煙を禁止したり、タバコ税を上げたりして、タバコを吸いたいという気持ちをなくさせ、消費を減らそうとしてきた。そうした政策はすべてタバコの需要に向けられたもので、供給に向けられたものではなかった。

スタンフォード大学の医学・疫学教授ジョン・ポール・ヨアニディス（一九六五年生まれ）は、アプローチを反対にするよう提案している。彼によれば、需要に働きかけるだけでは十分でないことはいまや明らかである。供給すなわち製造と販売を抑制する必要がある。タバコ会社に事業転換を促すべきだと、ヨアニディスは言う。彼は物議を醸した最初の論文で、タバコ廃止計画の基本的な考えを述べている。[22] 彼の提案を非現実的だと批判するであろう人々に対し、ヨアニディスはサンフランシスコ大学の研究者ルース・マローンの指摘を思い起こさせる。「喫煙コントロールがかなりの成功を収めるたび、影響力のある人々はその前に何と言ったか。喫煙コントロールなんてできっこない、そんなことがうまくいくわけがない、新たな問題を生み出すだけだと言っていたのである」ヨアニディスはタバコ産業を消滅させ、社会的に価値ある産業に生まれ変わらせるために取り組むべきさまざまな課題を検討している。葉タバコ生産者を別の活動に振り向けること、禁煙する人々を支援すること、税収が失われる分は健康関連産業や生産性の向上で埋め合わせること、である。

ヨアニディスは二〇二〇年にこの問題を再び取り上げ、新型コロナのパンデミックはタバコ産業を厄介払いするよい機会になると発言した。[23] 政府がパンデミック対策に乗り出したのを見て（彼はそのことを批判しているのだが）[24]、タバコに対する闘いを一気に進める先例になると考えたのである。なにしろ、新型コロナの致死率はタバコほど高くないのに、タバコ産業がなくなるよりはるかに大きな経済損失を出してまで、公的なパンデミック対策が進められたのだから。

いまでも肺がんは喫煙の最も重大な結果である。これまで長いあいだ、肺がんの治療後の経過はきわめて悪かった。それは二つの事実で説明がつく。第一に、診断が遅れ、手術をすれば命が助かる患者はごくわずかだということ。第二に、化学療法がほとんど効かないことである。この二点は二一世紀初頭に改善された。リスクのある人に対するCTスキャンによる検診がより一般的になり、死亡率は低下した。そして乳がんと同じく、アジュバント化学療法が功を奏し、生存率が上がっている。さらに、化学的なものや生物学的なものなど、新しい分子標的薬によって、手術のできない患者が病気を抱えたまま、より長く生きられるようになった。ある種の免疫療法によって寛解の期間は延びているようだが、もっと長期にわたって効果を持続することが今後の課題になっている。

こうした医学の改善が疫学的に効果を上げていることが、最近アメリカの研究グループによって明らかにされた[25]。二〇一三年から二〇一六年のアメリカにおける肺がんの罹患率と死亡率を調べたところ、死亡率が罹患率より速いペースで低下していることがわかった[26]。肺がんの生存者の増加は、新しい分子標的薬の発売と軌を一にしていた。この種の治療薬が処方されるのは、患者の腫瘍に特有の変異が認められ、その化学療法に感度がある場合である。この治療モデル——特定の腫瘍の変異を標的にする——はがん医学に広がりつつある。ここでも血液のがんが先陣を切っており、イマチニブがこのモデルの最初の事例になった。

イマチニブ——崇められる薬

アジュバント化学療法で一部のがんの治療が進展したとしても、それによってすべての患者が生存できるようになったわけではなかった。化学療法は特効薬ではなく、その効果は限られていた。それはヒトの正常な細胞も攻撃するいっぽう、腫瘍細胞を排除するには不十分だった。もう一段進歩するには、選択的に作用する、つまり薬が標的をより良く攻撃できるようにする必要があった。血液のがんはまたもや、つぎなるイノベーションの波の出発点になった。

慢性骨髄性白血病は標的療法が功を奏した最初の腫瘍性疾患だった。この白血病が特別なモデルであることは、血液学者や医学生によく知られている。この病気はたった一つの遺伝子の変異、白血球の腫瘍性の増殖を引き起こす変異によって発症する。がん性疾患としては、それは異例のことである。すべての患者の特性を決定づける変異が一つだけだとわかったのは、一九九〇年のことである。一九九六年、この変異を引き起こすタンパク質を特異的に標的にした治療薬の有効性が初めて示された。[27] イマチニブというその薬剤は、欠陥のある遺伝子を発現させるタンパク質の働きを阻害した。初めての第Ⅰ相試験、すなわちヒトに対する最も早い臨床試験で、五四人の患者に一定の分量が投与され、その分量が適切であることが確認された。[28] 一人を除く全員が、血液病学的に完璧な奏功を示した。血液を分析したところ、がん細胞が消えていたのである。そのうち七人では、欠陥のある遺伝子の運び屋である病原性染色体が分子生物学でもはや検出不可能だった。このような結果をもたらした薬剤はこれまで一つもなかった。イマチニブはかなりの特異性をもつので——完全な特異性をもつ薬は一つもない——、生体の正常な細胞をそれほど損なうことがない。すなわち、通常の化学療法より有効で、しかも毒性が低いのである。

それから五年後、イマチニブが慢性骨髄性白血病に対して絶大な効果を発揮するという科学論文が「ニューイングランド・ジャーナル・オブ・メディシン」に掲載された。[29] それ以来、この薬は信奉者を増やしている。標的治療が可能であり有効であること、DNAではなくタンパク質の働きを抑制することでがん性疾患を無力化できることを、それは示したのである。生物学で特定され、臨床データで確認されたメカニズムに基づき、そのほか一〇種ほどのがんにもイマチニブが使われるようになった。もちろんそれは、一〇年以上にわたって世界的な「ブロックバスター（大型新薬）」になり、発売元のノバルティスファーマに毎年数十億ドルの利益をもたらしている。

イマチニブほど明白な証拠は得られていないが、固形がんに対する特異的な治療薬の使用は急速に進んでいる。標的を特定し、それを攻撃するために、二つのことが大きく貢献した。第一は、分子遺伝学によってがんの分析が進んだことである。それはまた、がんが多様であることを明らかにした。がん医学の近年の歴史は細分化の歴史である。固形がんは病理解剖の検査によって範囲が限定されていたが、分子の上では不均一であることが判明した。[30] それはジグソーパズルのようなもので、新たなピースが発見されるに従い、ピースの数は増えていった。どの患者もいくつかのピースをもっているが、全部もっているわけでなく、その人を治療するには標的を定める必要がある。固形がんの特異的治療が可能になった第二の要素は、バイオテクノロジーによってもたらされた。ハイブリドーマ（融合細胞）の技術により、前もって定めた標的に特化した抗体をつくれるようになった。分子遺伝学が標的を、バイオテクノロジーがそれに正確に対応した武器をもたらしたのである。このアプローチはうまくいった。ハーセプチン®の商品名で知られるトラスツズマブは、乳がんに対する先駆的、革新的な薬である。これに続いて何十という薬が開発されている。

がん医学の研究と実践における進歩が蓄積した結果、統計の数字も大きく変化した。一九七〇年にはアメリカで年間六二万五〇〇〇人が新たにがんの診断を受け、三〇〇万人が寛解していた。[31] 患者の二人に一人が、どの部位のがんであれ治癒を期待できた。その二〇年前には三人に一人にすぎなかったのである。二〇二〇年、アメリカの人口は大幅に増加し、高齢化しているが、新たながん患者は一八〇万人、生存者は一七〇〇万人である。とりわけ治癒率は、二人に一人から三人に二人以上に上昇している。

がんの生存率が改善した決定要因を特定するのは難しく、すべての観察者の意見が一致しているわけではない。おもな進歩は腫瘍の前段階にあったと見る人々もいる。彼らによれば、がんの死亡率を低下させたのはおもに予防と早期発見である。

ジョン・ヨアニディスにとって、最も大きな変化は腫瘍の後段階にある。[32] がん治療こそが、治療後の経過が改善した大きな原因だというのである。ヨアニディスは一部の検診と早期発見を厳しく批判している。とくに、PSAマーカーの測定による前立腺がん検診と、マンモグラフィーによる乳がん検診がそうである。それらの検査には弱点がある上、ポジティブなインパクトどころか、社会的コストや心理的リスクを含め、検診を受ける人に対して過度にネガティブな影響を与えているという。検診に誤りが多く、過剰診断もかなりの数にのぼっている。そうした検査と医療に時間をとられることで、精神的にマイナスの影響がもたらされる。早期発見の誤ったプログラムを放棄し、予防の有効性が明らかな場合は資源と時間を予防にあてるよう、ヨアニディスは求めている。

彼の切なる願いもむなしく、診断にせよ検診にせよ、また治療にせよ、がんに対する圧力が弱まる気配はない。医学ではとりわけ、後戻りするのが非常に難しい。がんは近年、高所得国で死因のトップになっているのである。(33)

10章　一九六〇―二〇二〇年――薬と製薬産業

「新薬とその安全性の評価をとくに厳しくしたおかげで、アメリカは奇形児が生まれる悲劇を免れた」

ジョン・F・ケネディ、一九六二年

心血管疾患とがんの事例は、二〇世紀後半の健康の歴史において製薬産業が大きな役割を果たしたことを示している。製薬産業は一九世紀から存在し、目覚ましい発見の数々を成し遂げたが、公衆に対する影響力はそれほど大きくなかった。一九五〇年代に例の「奇跡の薬」が登場すると、転機が訪れた。二〇世紀の製薬会社の歴史は臨床開発の歴史でもある。本章では臨床試験、すなわち薬を製品化する前にヒトに対して行われる試験について述べる。その方法はすでに存在していたが、製薬会社に対して法律で義務づけられていたわけではなかった。一九三七年から自社の製品の安全性を証明しなければならなかったが、有効性を示すことは義務づけられていなかった。[1]製薬会社にそれを義務づけるには法律を変えなければならなかったし、法律が変わるには、ある出来事が起こらなければならなかった。

エステス・キーフォーヴァーと医薬品の規制

大きな転機はサリドマイドの悲劇が起こったあとに訪れた。この事件は世界中に知られている。サリドドマイドは一九五〇年代にドイツの製薬会社によって製品化された薬で、妊婦のつわりを緩和するために使われていた。だがサリドマイドには催奇性があった。要するに生まれてくる赤ん坊に奇形を生じさせるということだが、このことは当時知られていなかった。最も特徴的な奇形はアザラシ肢症である。アザラシの四肢を思わせることからこのように呼ばれているが、四肢が萎縮し、胴体から直接手足が生える。約一万人の子どもが母親の服用したサリドマイドにより、このような障害をもって生まれてきたと推定されている。さらに数千人が、生まれる前に母親の胎内で死亡したと見られる。

ドイツで最初に薬が販売されたことから、ドイツの被害はとくに大きかった。四二の国が事件の影響を受けたが、アメリカでは被害が出なかった。アメリカが被害を免れたのは、サリドマイドが承認されなかったからである。申請書類が審査されていたとき、フランシス・ケルシーが食品医薬品局（FDA）の審査官のポストについた。カナダ出身の薬理学者ケルシーには書類の内容が不十分であるように思われ、製薬会社の安全性データを信用しなかった。彼女が慎重な態度をとったことから、審査の手続きは遅れた。

その間にサリドマイドがアザラシ肢症を引き起こすことがわかり、世界の市場から回収された。このような事態は滅多に起きるものではなく、世間の注目が集まった。妊娠中にサリドマイドを服用した女性の赤ん坊に異常が見られることが、複数観察されていた。フランシス・ケルシーはアメリカの英雄となり、一九六二年にジョン・F・ケネディから勲章を授与された。二〇一五年に一〇一歳で死去したとき、「ニューヨーク・タイムズ」は「アメリカの赤ん坊を救った女性」という見出しをつけた。アメリカでは奇形が広がらなかったが、事件の衝撃は大きく、FDAの権限を強化して医薬品市場を改革しようという機運が政界に広まった。その改革の先頭に立ったのがキーフォーヴァーだった。

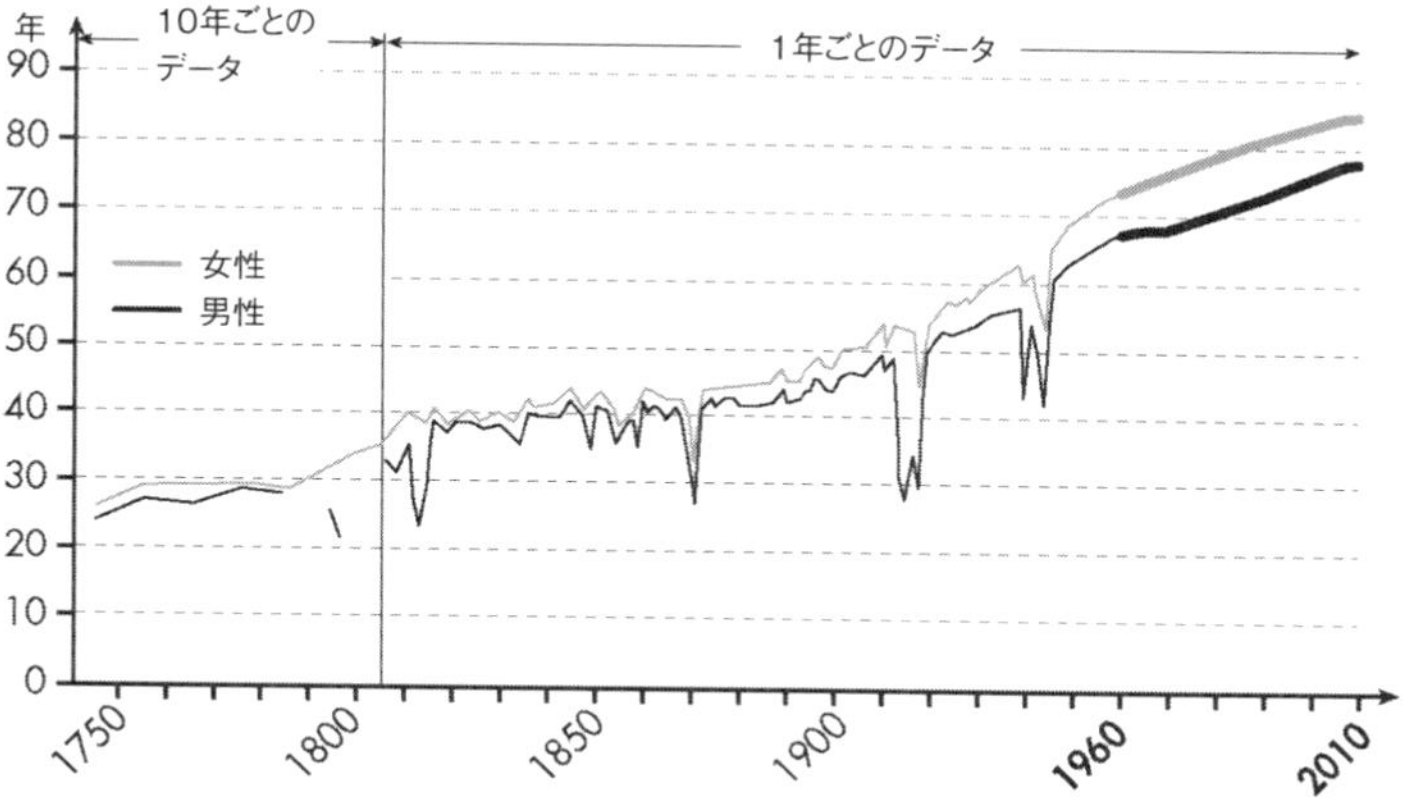

フランスの出生時平均余命の推移
出典：数字のデータ、INED

エステス・キーフォーヴァー（一九〇三―一九六三）はアメリカの公衆のあいだでよく知られた民主党の上院議員だった。本職は弁護士で、一九四八年から議員を務めていた。アメリカ人が医薬品に多額の金を支払っていることが、彼の気がかりの種だった。キーフォーヴァーは医薬品と製薬会社が主張している有効性のみならず、医薬品の価格にも疑問をもっていた。医薬品市場は自由すぎると考えており、アメリカ人はいいカモになっているのではないかと心配していた。製薬会社は市場で力をもっていたが――当時は「奇跡の薬」ブームのさなかだった――キーフォーヴァーは力をもちすぎると考えていた。彼によれば、革新的企業が平均的なアメリカ人のために働くようにすることが国の役割だった。製薬会社は経済的パフォーマンスを追求するばかりで、アメリカ人のために仕事をしていなかった。

製薬会社は人の不幸を利用して儲けており、医者は人が良すぎると、キーフォーヴァーは非難していた。一九六一年の初夏に「製薬企業に対する反トラスト」法案を書き上げたが、そこには多くの潜在的な改革が含まれていた。簡単に言うと、この法案は二つの部分に分けられる。最初の部分では、ＦＤＡにもっと権限を与え、申請する製薬会社に薬の有効性を示す証拠を提出するよう要求できることになっていた[2]。当時、ＦＤＡにそのような権限はなかった。先述したように、ＦＤＡは法律上、安全性の証拠を求めることはできても、有効性の証拠を求めることはできない。法案の後半ではさらにヒートアップして、重要な医薬品の特許を三年にすることが盛り込まれていた。それは特許権の保護を解除するということである。当該の医薬品はすべて、三年の販売期間が過ぎたら、自由市場のようにジェネリック医薬品（後発医薬品）との競争にさらされることになる。薬の販売は特許に守られており、いまもそれは変わらない。

法案の後半には、製薬会社にとってさらに都合の悪い計画が含まれていた。キーフォーヴァーは me-too（類似薬）を排除しようとしたのである。me-too は、女性が性的被害を訴える #MeToo 運動になる以前、新薬だが新しいところがほとんどない医薬品、既存の薬と化学的に同一の医薬品のことを指していた。ライバル会社の新技術を模倣して金儲けをするために開発された薬である。キーフォーヴァーはＦＤＡに類似薬を承認させまいとした。ただ有効であるだけでは十分ではない。他の薬より有効でなければならなかった。

提起された問題は正しかったし、それはいまも同じである。だが、彼の答えはいささか乱暴だった。キーフォーヴァーの考えは度を越しており、わずかな違いも認めないという過ちを犯している。まず、そのような医薬品でもより有効なこともあるし、とりわけ、別の治療薬で効果のなかった人に効くかもしれないからである。このように高い効果、ないしは異なる効果のあることは、承認の時点ではデータが不十分なため、わからない場合がある。さらに、類似薬が市場に出れば、それと競争になるから、薬の値段が下がる可能性がある。これはキーフォーヴァーが目指したことの一つである。人は概して、治療薬の選択肢は多いほうがよいと考えている。一部の製品の宣伝文句にだまされることがあっても、である。それに、規制当局の役割は市場の秩序を守ることではない。ポジティブな効果がネガティブな効果を上回る医薬品だけを承認することにより、市場を信頼できるものにすることである。それでもキーフォーヴァーに先見の明があったことは間違いない。彼は医薬品の比較効果という重大な問題を提起し、なかなか答えの出ない問いに極端な答えで応じた。彼はあまりに敏感なポイントを突いたのである。

法案の前半、有効性の証明を求める権限をFDAに与えるという部分は、行政府と企業の双方に比較的すんなりと受け入れられた。有効性を示すことに製薬会社が反対するのは困難だった。米国医師会（AMA）にとってはそうではなかった。医師たちはFDAのような政府の機関が権限を握るのを望まなかった。AMAにしてみれば、医薬品の有効性を判断できるのは医師だけであって、役人ではなかった。AMAの立場は法案にこう明記されていた。「医薬品の有効性と最終的な使用の是非は、医師会会員の多くが長期にわたってその医薬品を臨床で広く使用することで決まる」[3]それはもちろん間違っていたし、医学の非科学的な見方を反映していた。医薬品の効果を決定できるのは、臨床試験のデータである。医師たちの臨床の判断は重要だが、それだけでは十分でなく、その点についてはいまも変わらない。

法案の後半、三年で特許が切れ、類似薬を排除するとした部分については、各方面から異論が噴出した。製薬の業界団体にとって、ある医薬品を類似品と決めつけるのはあまりに乱暴だった。製薬企業として有効性を証明するよう努めるが、他の薬より効くかどうかまでは証明できなかった。特許に関しては、このような法改正が連邦議会を通ることはないだろうと、製薬業界は強気だった。「サイエンス」誌が伝えるところでは[4]、業界団体はこの点について、キーフォーヴァーに真っ向から反論する必要はなかった。法案のこの部分が政治的に実行可能かどうか、疑問を呈しておけば十分だった。キーフォーヴァーは、それが大きなリスクであることを認めていただろうが、やはり自らの計画全体にこだわった。彼はついに、法案をコントロールできなくなった。一九六二年六月、ケネディ政権はキーフォーヴァーを見放し、業界の同意を得て、別の法案の作成に取りかかった。キーフォーヴァーはスキャンダルだと騒いだが、何も変わらなかった。すべてを変えたのは、一九六二年夏のスキャンダルだった。サリドマイド薬害事件はアメリカの公衆に衝撃を与えたが、彼らも事件の影響を免れなかった。そのときキーフォーヴァーの法案が再浮上し、企業の経済的野心ではなく、法案の科学的効力が守られたのである。法律の改正は一九六二年一〇月二日に上下両院において全会一致で承認され、一週間後にケネディが署名した。

この改革は実のところ議会の公聴会に応えるものではなく、主としてサリドマイド薬害事件に対する反応だった。最も重要な修正は、医薬品の申請時に有効性――安全性だけでなく――の証明を求める権限をＦＤＡに与えたことだった。このようにして、いまも医薬品開発で使われている第Ⅰ相、第Ⅱ相、第Ⅲ相の臨床試験のシステムが定められた。そこでデータの正しさが認められれば、その医薬品は承認され、製品化されることになる。したがって、製品開発の正しい方法をつくり上げたのは製薬産業ではなく、アメリカの規制当局だったわけである。ハーバード大学の政治学教授でＦＤＡの歴史に関する大著を書いたダニエル・カーペンターは、ＦＤＡには「コンセプトを構築する力」があったと述べている[5]。ＦＤＡは臨床研究の方法と用語を定めたのである。カーペンターはまた、偽薬《プラセボ》を使った無作為化臨床試験は製薬会社だけでなく、科学コミュニティ全体にとっても規範になったと強調する。このように、アメリカの規制当局が製薬企業全体に自らの規範を課したのであって、その反対ではなかった。キーフォーヴァーのおかげで、医薬品の効果の科学的な証明は、それまでより格段に厳しい水準へと引き上げられたのである。

改革のもう一つのポイントは過去にさかのぼろうとしたことだった。前回の大きな改革が行われた一九三八年以降に承認されたすべての医薬品を再検証したのである。それらの医薬品が新たに定められた基準に適合しているか、確認する必要があった。この膨大な作業に何年もかかり、終了したのは一九七〇年代になってからだった。およそ六〇〇種の医薬品が失格と判定され、有効性を証明できないことを理由に、市場から引き上げられた。改革は思わぬ結果も招いた。製薬会社の証明責任が増したことから、開発費がかさみ、そのため新薬の価格が上がったのである。それはキーフォーヴァーが追い求めていたことと正反対だった。証明しなければならないことが増えたことから、医薬品の製造により時間がかかるようになった。そのため医薬品はなかなか製品化されず、ヨーロッパの認可が下りたあとになることもあり、アメリカ人は医薬品に関して後れをとることになった。

キーフォーヴァーの熱意と挑戦は歴史的、地理的にとてつもなく大きなインパクトをもたらした。人が服用する医薬品の大半はこの研究開発のスタンダードに基づいているが、それは単なる義務ではなく、証明のスタンダードになった。ポジティブな効果がネガティブないしは不確実な効果を上回るという実質的な証拠を示せば、その医薬品はＦＤＡに承認される。ＦＤＡが承認したすべての医薬品が安全というわけではないし、有効と認められた薬であればすべて安全というわけでもない。製造に不正行為（きわめてまれ）や過失（まれにある）のあるものを除いて、製品化された医薬品は平均して「十分に安全」であるということである。一九六二年以来、臨床試験を段階的に行うというシステムは大きく変わっていないが、法的にいくつか緩みが生じている。さらに、医薬品市場がグローバル化したため、ＦＤＡが承認した医薬品の大半がやがて他国で売られることになる。要するに、世界全体がＦＤＡの規制を利用しているのである。そして、多くの国が自前の規制機関をもつようになった。だが、自前の規制機関がなくても、アメリカの当局の検査しか受けていない新薬の販売をほとんどの国が受け入れている。

ダニエル・カーペンターが書いているように、医者が薬を処方したり患者が薬を服用したりするとき、他の誰かがその薬の効き目を確かめたのだと考える。[6] その誰かとは規制当局であり、キーフォーヴァーの修正以来、規制当局の検査はより確実なデータに基づいて行われている。自分の子どもに新しい薬を与えるとき、あるいは自分で新しい薬を服用するとき、その薬が細心の注意を払って調べられたのは、テネシー州選出の上院議員である弁護士の執念深さのおかげである。多くの人はそれがどれほど大きな影響をもたらしたかわかっていないように思える。製薬会社に対する規制が強化されても、製薬会社が新薬の開発をやめることはなかったし、いくつかの理由により、規制のおかげでさらに開発に力を入れるようになった。

バイオ医薬品

一九六二年の改革以降、非常に多くの医薬品が開発された。一九六〇年代から七〇年代にかけて、製薬会社は年に一〇種から三〇種の医薬品を製品化していた。一九八〇年代初めは、もう一つの重要な時期となった。三つの新たな出来事が歴史に刻まれたのである。一つ目は科学に関するもので、バイオ医薬品が発明された。[7] それ以前、すべての医薬品は化学によってつくられていた。一九五三年にワトソンとクリックがDNAの構造を初めて明らかにし、分子生物学に道を拓いた。一九七〇年代末には、科学と技術でいくつか前進があり、バイオ医薬品、すなわち生物の素材から医薬品をつくるというアイデアが生まれた。ヒト、動物、そして微生物も素材になった。一九七六年、ハーバート・ボイヤーがロバート・スワンソンとともにジェネンテック社を設立した。ボイヤーは遺伝子組み換え技術を考案しており、スワンソンは投資家だった。ジェネンテックは史上初のバイオ医薬品企業とみなされている。ジェネンテックの設立はきわめて象徴的な出来事となり、その年以降に設立された製薬会社はすべて「バイオテック企業」に分類されている。[8] ジェネンテックは設立の翌年、バクテリアのなかで最初のヒト・タンパク質をつくり上げた。それについで、ヒト・インスリンの遺伝子を分離することに成功し、一九八二年に史上初のバイオ医薬品を製品化。それは新たなインスリンとなった。インスリンはかつて豚の膵臓から抽出され、やがて化学的に合成されるようになったが、いまやすべてのインスリンがバイオテクノロジーでつくられている。

そうした発明以降、バイオ医薬品は非常に多くの病気の治療で戦略的な位置を占めるようになった。まずがんと炎症性疾患、つぎにさまざまな希少疾患、微生物疾患、高コレステロール血症のようなメタボリック症候群疾患でもそうである。バイオ医薬品は毎年承認される新薬の二〇%から三〇%を占めている。それは生物を模倣することで、化学では治療できなかった身体の不調を治すことができるのである。

化学合成薬とバイオ医薬品では性質に多くの違いがある。化学合成薬は比較的シンプルな小さな分子からなるが、バイオ医薬品はより複雑な大きな分子でできている。化学合成薬は標的に対して不完全な効力しかなく、二次的に多くのネガティブな影響をもたらすことがある。[9] いっぽうバイオ医薬品は、選別度が高く、標的をより狙いやすい。毒性がそれほど高くないので、平均してよりリスクが小さい。バイオ医薬品とは異なり、化学合成薬の効力は長く続かない。

その間にも非常に多くのバイオ企業がつくられ、頭角を現したところもあれば、既存の製薬会社に買収されたところもある。ジェネンテックは、凝固因子、成長ホルモン、インターフェロン（ウイルス抑制因子）、心臓の梗塞症や脳卒中で使われる血液の流れをよくする薬剤、さらにB型肝炎ワクチンの開発にも参加した。同社は一部の製品の販売支援を受ける形で、スイスの巨大製薬会社ロシュに徐々に吸収された。

希少疾病用医薬品

第二の大きな出来事は希少疾患に関するものである。アメリカの規制当局は市場の欠陥を是正するため介入した。問題は明らかだった。希少疾患のマーケットはきわめて小さいということだ。十分な利益が見込めないので、製薬会社の投資も少ない。疫学上のメリットの大きさで製薬のR＆D（研究開発）は決まる。だが国の役割はすべての人々に目配りすることである。

より公平で公正な方向を目指すには、規制当局のリアクションが必要だった。そのため「オーファン・ドラッグ・アクト」、希少疾病用医薬品に関する法律がつくられた。規制当局は現実的だった。製薬会社に希少疾患への関心をもってもらうには、ほぼ確実に金を稼げるようにしなければならない。というわけで、独占販売権を七年にすること、税金を減免すること、臨床研究に対して補助金を支給することが、法律で定められた。ＦＤＡに申請する際、製薬会社はその医薬品が収益を上げる「見込み」のないことを示さなければならない[10]。この法律は一九八三年に連邦議会で可決された。翌年、申請書の文面が変更された。製薬会社は、自社の財務バランスの詳細や収益を上げられない証拠を示すことに消極的だった。そこで議会は、希少疾病用医薬品と認められる病気の罹患数を修正し、上限をアメリカ国民二〇万人と定めた。アメリカで二〇万人以下の人々が罹る病気を対象にした薬なら、どのようなものでも希少疾病用医薬品と認めることにしたのである。

この法律は奨励策だった。最初の数年で、ＦＤＡに年間五〇件ほどの申請があった。医薬品の開発はリスクが高く、すべての企業が臨床試験の段階まで進めるとは限らない。だが、承認された薬に占める希少疾病用医薬品の割合はおよそ五件に一件から、こんにちでは二件に一件に増加している。二〇一八年にはＦＤＡが承認した新薬の五八％が希少疾病用だった。合計すると、五〇〇種以上の薬が承認され、製品化されたことになる。対象になる病気は数百種、患者は数百万人にのぼる。彼らはそれまで、数の少ない病気であることから十分な治療を受けられなかったのである。一九九九年には欧州医薬品庁が、「オーファン・ドラッグ・アクト」のような法律を、やや異なる基準でつくった。[11]実際には、二つの規二つの規則は似ており、同じ医薬品を承認することになるので、製薬会社も仕事がやりやすくなっている。

こうした希少疾病用医薬品に関する法律や規則は、いまでは批判の的になっている。あまりに行きすぎており、当初の考えはゆがめられたと、多くの専門家は考えている。一九八三年の法律の精神では、希少疾患こそが製薬会社にとって儲かる商売になるはずだった。だがこんにち、それら希少疾病用医薬品は国家財政を食いものにしている。二〇一七年、最も売上高の多い一〇種の医薬品で、それぞれの製薬会社に年間一〇億ドル以上がもたらされた。同年、希少疾病用医薬品の市場全体で一二五〇億ドルの利益が上がっていた。これは医薬品市場全体の売り上げの一六％に相当する。その割合はもうじき二〇％を超えるだろう。

一九八三年に規制当局が予想していなかった三つの事態が起こっている。第一は、医薬品の価格が相対的に上昇し続けていることである。とくに目立つのは希少疾病用医薬品である。二〇一七年、希少疾病用医薬品のうち売り上げ上位一〇〇種の価格は、患者一人当たり平均一四万七〇〇〇ドルだった。それ以外の売り上げ上位の医薬品の年平均価格より、五倍近く高いのである。

第二の予想外の事態は、生物学の保守性と関係がある。病気はそれぞれ違っていても、そのあいだに多くの共通するメカニズムがある。この保守性ゆえに、ある病気に効く薬が別の病気にも効果のあることがある。製薬会社はそうした可能性のあることをよく知っている。医薬品がある病気の治療の承認を受けると、製薬会社はさっそく、それが使えそうな他の病気に有効かどうか試してみる。業界用語で言う、認可の市場拡大である。そのプロセスは合法であり、道徳的でもある。新薬の潜在力を最大限引き出すわけで、それは公衆のためにも、それをつくった企業のためにもなる。批判されるのは、希少疾病用に承認された一部の医薬品が希少でない疾患にも使えるようになる点である。そのようにして、すでに利益を得ている企業が、予想される範囲を超えて販売を広げてきた。希少疾病用医薬品の五種に一種が、のちに、希少でない疾患の治療にも使われている。

第三の予想外の事態は科学に関するものである。それは分子遺伝学の進歩に関係している。分子遺伝学は全体として――希少疾患の定義にも影響することだが――病気の分類をさらに細分化するという影響を与えてきた。それは不均質な疾患を、同質のサブ疾患に分類する。たとえば糖尿病は一種類ではなく、おそらく一〇種類ほどあるだろう。炎症性疾患も遺伝子の特性によって分類されている。言い換えれば、病気は臨床の所見に従って分類されるが、分子によって定義されるようになったのである。病気の名称はまだ臨床に従うが、遺伝子による下位区分がその病気全体を構成するピースになった。すでにがんについて見たように、分子遺伝学はどうしても細分化しがちである。それは違いを強調することによって同一性を破壊する。類似している、さらには同一であると誤って考えられていた病気を、下位の異なる病気に分類する。ありふれた病気が希少疾患の集合体になり、製薬会社は法律の文章を都合よく解釈できるようになった。比較的容易な解決策は、希少疾病用医薬品の定義を変えることである。病気の希少性ではなく、治療の選択肢のないことを条件にすれば、製薬会社も難病に目を向けるようになるだろう。経済的利益をもたらすのはもはや患者の数ではなく、治療法がないことである。

ジェネリック医薬品

一九八〇年代に起こった重要な出来事の三つ目は、ジェネリック医薬品に関する規則が変わったことである。ジェネリックは化学合成薬を合法的にコピーしたものである。ジェネリック医薬品メーカーは、元の医薬品の特許が切れたらそれを製品化できる。複数の製薬会社が市場に存在すれば、競争が生まれ、価格が下がるというわけである。だが、一九八〇年代初めまではそうならなかった。競争原理が働かず、ジェネリック医薬品の価格は比較的高かった。ジェネリックの製薬会社は完全な開発プロセスをもう一度たどらなければならなかった。臨床的に同等のものであるのを証明するため、先発医薬品を投与したグループと後発医薬品を投与したグループとで通常の臨床試験を行わなければならないのである。開発コストはあまりに大きく、ジェネリックに乗り出す製薬会社はほとんどなかったし、ジェネリックをつくった製薬会社は開発コストを販売価格に転嫁した。その価格は元の価格に限りなく近かった。ジェネリック医薬品は国にとってまだうま味のあるビジネスではなかった。

二人の連邦議会議員がそれをうま味のあるビジネスに変えた。ヘンリー・ワクスマンとオリン・ハッチは、一九六〇年代から七〇年代に一段と進歩した科学に基づいて改革しようと考えた。「生物学的に」同等であれば「臨床的に」同等であることは、直感的にわかるが、それまできちんと証明されていなかった。生物学的に同等であるというのは、二つの医薬品が同じ有効成分(12)を同量含んでいるなら人体でも同様に処理されるという意味である。それら二つの製品――たとえば先発医薬品と後発医薬品[13]――は人体に対して同等に作用する。両者の血中濃度に有意な差はない。一九六〇年代から七〇年代に科学が証明したのは、二つの医薬品が生物学的に同等であれば、その臨床的効果も同等だということである。生物学的同等性と臨床的同等性が結びつくのは、ヒトに関する生物学の決定論で説明できる。原因が同じなら結果もだいたい同じになるということだ。

立法府はこの決定論に基づき、ジェネリック医薬品の開発プロセスを思い切って簡略化した。ハッチとワクスマンは、製薬会社が自社の後発医薬品と他社の先発医薬品が生物学的に同等であることを「証明」できれば、臨床的に同等であると「推定」できると考えた。すなわち、ジェネリック医薬品の製品化を認めるということである。実際にそれは、特許の切れた医薬品の市場を一変させた。生物学的な同等性を調べるのに数十人の患者しか必要とせず、調査の時間と手順も大幅に短縮された。そのコストは、第Ⅱ相と第Ⅲ相の臨床試験の数十分の一、さらには数百分の一ですんだ。製薬会社は、製造コストを除いて、一〇〇万ユーロ以下の費用でジェネリック医薬品を売り出すことができた。このいわゆるハッチ・ワクスマン法は一九八四年に可決・成立した。その影響はすべてを変えた。

現在、ジェネリック医薬品は消費される医薬品の大半を占め、国が支払う薬価はずっと少なくなっている[14]。アメリカでは、処方薬の九〇％がジェネリックだが、アメリカの医薬品の支出額に占める割合は四分の一以下である。アメリカだけで、ジェネリック医薬品により、二〇〇七年から二〇一五年に一兆六七〇〇億ドルという目を疑うような金額が節約されたと推定されている。安上がりの健康法はたいていいそうだが、ジェネリック医薬品も、もっともらしい理屈をつけて攻撃された。虚実ないまぜの反ジェネリック・キャンペーンの一部は功を奏し、世間の人々は疑念を抱くようになった。反ジェネリック派が好む攻撃材料は生物学的同等性である。彼らによると、ジェネリック医薬品は臨床的同等性を十分に証明しておらず、最終的な効果は比較できないという。実際、ジェネリック医薬品でも例外的に、先発医薬品ほど効かないものもあるが、それはごく一部にすぎない。大半のケースで、ジェネリック医薬品は先発医薬品と変わらない。治療の間口が狭いとき、すなわち薬品の濃度がわずかでも異なれば臨床の効果が変わるかもしれないときは、生物学的同等性の基準はさらに厳しくなる。

ジェネリック医薬品はオリジナルの医薬品と「同じ」ではない。だが、私たちが信頼できるほど「十分に同等」である。私たちがジェネリックを服用しても、効き目が弱かったり、危険な目に遭ったりすることはない。こんにち、特許が二〇年を超える医薬品はほとんどすべてジェネリック化されている[15]。それは、長い歴史を通じて発明された医薬品の大半に相当する。つまり、心血管疾患の革命的な医薬品、かなりの割合の抗がん剤、さらに炎症性疾患に効果のある医薬品も、いまやごくわずかな値段で手に入るのである。ジェネリックは世界の人々の大半にとって最も役に立つ医薬品である。その品質に比べて価格は驚くほど安い。これほど安い価格でこれほど健康を向上させる薬は他にない。最も多くの人の命を救っているのは過去の薬であって、現在の薬ではない。現在の薬は必要ないということではない。安全で有効なジェネリック医薬品が安い値段で販売されなかったら、国は毎年製品化される新薬のために金を出すことはできなかっただろう。

製薬の時代

以上のような科学と規則の進歩によって製薬は刺激を受け、医学に大きな影響をもたらした。それまではほとんど治療できなかった多くの病気の症状が緩和されるようになった。製薬会社は膨大な人々の健康増進に貢献したが、そのわりに、世間の評判は芳しくない。製薬開発は繰り返し批判されてきた。外科医で世界的に知られた著述家のアトゥル・ガワンデは、不完全だが巧妙な統計を用いて、製薬の比重が増していることを示した。[16]一九世紀末から二〇世紀初頭まで、「ニューイングランド・ジャーナル・オブ・メディシン」に掲載された論文の半数が外科に関するものだった。一九五〇年代以降、医薬品に関する論文が主流を占めるようになり、一九七二年から二〇一二年では、外科に関する論文は全体の一〇分の一にすぎなかった。外科の比率が低下したのはおおかた、革新的な製薬技術に関する論文の増加によるものである。

二〇〇九年、製薬企業に長く勤め引退後も精力的に活動しているバーナード・ムニョスが、もっと手の込んだ分析を公表した。彼はきわめて影響力のある論文のなかで、ほぼ六〇年にわたる製薬の歴史を振り返り、一九五〇年から二〇〇八年までに承認された一二二二の新薬について検証している。[17]ムニョスの観察によれば、医薬品の発明はバラエティーに富んでいるが規模は小さく、比較的コンスタントに行われてきた。際立ってパフォーマンスのよい製薬会社がいくつかあり、とくにメルク、リリー、ロシュは良い成績を収めていた。[18]バイオ企業のケースを調べたムニョスは、こちらのほうがより生産性が高かったと結論づけている。バイオ企業は世界中に四〇〇〇社から五〇〇〇社あるが、その大半はまったく医薬品を製品化していない。資金がなく、あるいはこれといった発明がないために、活動停止に追い込まれている。その両者とも欠けているケースも多い。だが、新薬の多くはこうしたバイオ企業から出現しており、その数はしだいに増えている。バイオ企業全体と既存の製薬会社の投資額を比較したところ、バイオ企業のほうがより少ない資金でより多くの発明をしていることが判明した。この事実はのちに別の分析によっても裏づけられている。

この期間に発明された最も優れた医薬品は何だったのだろうか？　これはデリケートな質問なので、答えは主観的なものになる。厳格な調査手法に基づき、一五の異なる分野の専門家二五人にアンケートを行ったところ、[19]予想された医薬品の名が多数挙がった。そのなかに抗潰瘍薬、イマチニブ、スタチン系薬、メトホルミン、高血圧の薬エリスロポエチン（EPO）、HIVの治療に効果のある抗レトロウイルス薬があった。また、商品名のプロザックで知られる抗うつ剤フルオキセチン、インポテンツの薬シルデナフィル[20]も含まれていた。この研究論文では、専門家たちが近年で最もパフォーマンスがよいとしてそれらの薬を選んだ理由も調べている。それほど驚きはないが、専門家たちは有効性と他の薬より優れていること、新たな作用機序（メカニズム）、治療に対するインパクトに高い評価を与えていた。このアンケートでは、最初に市場に出た医薬品が必ずしも評価が高いわけでないことも明らかになった。たとえば、スタチン系ではロバスタチンが真っ先に製品化されたが、その名前は挙がらなかった。最も「変革をもたらした」[21]医薬品、つまりより強力で、結局のところより患者を守る医薬品とされたのは、アトルバスタチン[22]であった。

この研究のもう一つのメッセージは、希少疾病用の薬が驚くほど多数入ったことである。それらの医薬品は、当初の疾患に対する疫学的効果を上回るインパクトをもっていた。一例として、イマチニブは、慢性骨髄性白血病の生存日数を増やしただけではなかったことが知られている。この薬剤は、それまでのようにDNAではなく、細胞タンパク質を標的にしてがんを治療できることを示した。それはまた、チロシンキナーゼにがんを抑制する潜在力があることを明らかにした。チロシンキナーゼのグループでは二〇二〇年に五〇種以上の新薬が登場している。

このアンケートが公表されたのちも、製薬会社は毎年のように新薬を出している。二〇一四年以降、年間五〇種以上の医薬品が市場に出ることもしばしばだが、それは歴史的な標準をはるかに上回っている。[23] 新薬の多くは先行する医薬品と同じく、消化器、関節、皮膚、神経系にかかわる免疫・炎症性疾患の治療薬である。それらの薬のおかげで、HIVの患者でもほぼ普通の生活を送れるようになった。ウイルス性肝炎を治療し、制御できるようになった。がんの種類によって差はあるが、多くのがんで生存日数が延びた。それらの薬は希少疾患を治療しただけでなく、公衆衛生上の大問題とみなされているわけではないが人々の命を脅かす身体の不調を軽減した。一九九〇年から本書の執筆時まで、FDAは一〇〇〇種以上の新薬を承認してきた。いくつかの病気は明らかによりチャンスに恵まれた。炎症性疾患は全体として、製薬会社がうまく対応した病気のグループに属している。多発性硬化症はその一例である。

多発性硬化症の場合

多発性硬化症は中枢神経系[24]の炎症性疾患である。男性より女性に多く、しばしば成人年齢の初期に発症する。大半の疾患と同じく、病気の進行は人によってさまざまだが、二つの段階に分けられる。一つ目は進行する時期と平常な時期が交互に訪れる――進行のたびに小さな障害が残ることがある――再発寛解段階。二つ目はいわゆる進行段階で、病気は断続的ではなく連続的に進行する。この段階になると、治療はずっと困難になる。病状が変わりやすいにもかかわらず、また患者の病歴がどうであろうと、多発性硬化症は不安定で不可逆的な障害に至ることが多い。

一九九〇年代半ば以降、多発性硬化症を治療する新薬が一五種類以上承認され、製品化されている。作用機序と有効性はさまざまだが、いずれも病気の進行を一時的に遅らせ、食い止めることができた。

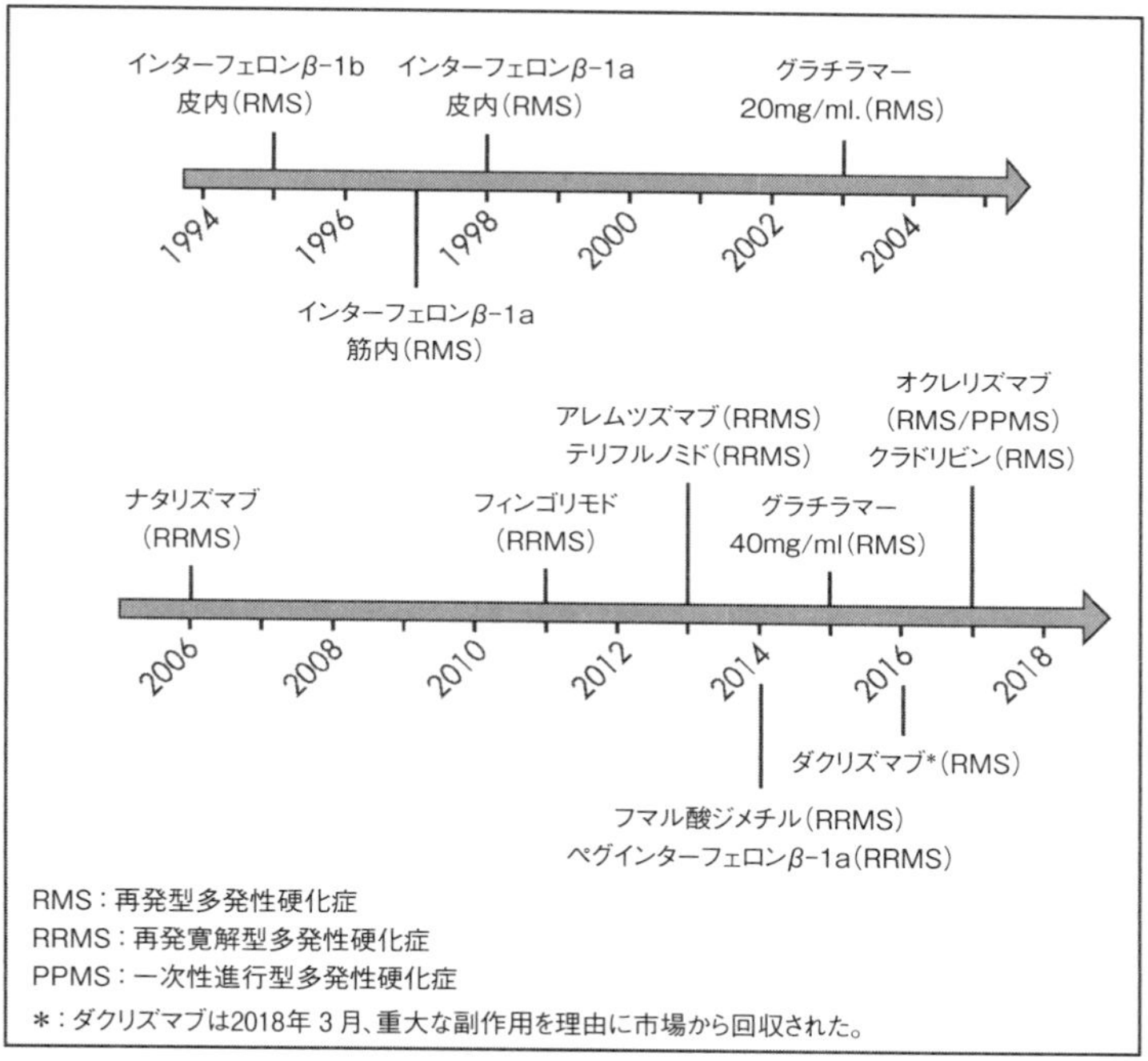

多発性硬化症に有効な治療薬と発見された年ないしは承認された年

出典：Alan J. Thompson, *et al.*, « Multiple Sclerosis », *The Lancet*, 2018.

この図は、多発性硬化症で医薬品のイノベーションがわりと規則的に起こっていることを示している。これらの医薬品はすべて、病気の進行を抑えることができるとみなされている。症状を緩和するだけでなく、神経機能の悪化を食い止める、あるいはスピードを遅らせるが、いずれも多発性硬化症を治すわけではない。それらの累積的効果により、多発性硬化症の予後は統計上、改善したが、消化器疾患やリウマチ、皮膚病といった炎症性疾患の大半にも効果がある。

それによって時間を稼ぎ、健康を向上させることができたのである。病気が再発すると治療薬を変え、再び時間稼ぎをする。このように病状がたびたび落ち着きを取りもどすことから、神経科医は、「病気活性の証拠なし」[25]という臨床の考え方を打ち出した。これは、再発しないこと、障害が悪化しないこと、画像診断で新たな病変が見つからないことで定義される。治療薬の種類が増えたことで治療も進んだが、臨床上の問題も出てきた。最初にどの薬を選ぶか、全体的な戦略はどうするか、という問題である。それらの問題に決定的な答えは出ないだろう。データは依然として不十分であり、医学は絶えず進歩しているからだ。そのような問題はあっても、多発性硬化症の治療がこの数十年で大きく進展したことは間違いない。

こうした目覚ましい進歩は患者の余命にどのようなインパクトをもたらしただろうか？　実はほとんどインパクトをもたらしていない。余命が改善されたとしても、集団の統計にはっきり表れるほど大きなものかどうかは定かでない。治療薬は個人に影響を与えるが、疫学的にはわずかな影響しか与えていない。重要なのはそういうことではない。人は製薬会社に対し、余命を延ばす医薬品の開発だけを期待しているわけではない。病人の機能が改善し、気分よく過ごすのを手助けしてくれる医薬品も必要である。多発性硬化症の治療で現在手に入る薬はすべて、こちらのケースである。

もう一つ、治療薬の種類が増えたことは病人に計り知れない利益をもたらしている。それによって彼らは先のことを考えられるようになる。若い人たちに深刻な慢性疾患に罹っていると告げるのは、彼らの人生の計画やビジョンをぶち壊すことになる。大したことができなくなるように思われ、人生設計を容易に描けなくなる。医者に質問しても、つねに確かな答えが返ってくるわけでなく、彼らは途方に暮れるのである。だが、患者をつねに安心させられることが一つある。最初の薬が効かなくても、別の薬を試せることがわかっている、ということである。そして、つぎの薬が効かなくてもまた別の薬がある。病気の症状を十分に制御できるようになる、さらに人生の一部を普通に過ごせるようになるという考え方は、病気になった人々を安心させるための比較的新しい、しかし非常に重要な要素である。

多発性硬化症に対する闘いがどれほど進展しようと、それに反応しない病人はまだ存在する。彼らの病気はあらゆる治療薬をはねつける。彼らの症状は悪化しており、彼らにもそのことがわかっている。それは製薬会社に残された大きなチャレンジである。彼らの多くは病気の進行段階に達している。それは連続した、ゆっくり変性するプロセスである。最近まで、開発された治療薬はこうした変性に直接効果をもたらさなかった。だがここでも、製薬会社が治療の解決策を見つけ始めており、いくつかの製品はいまや、多発性硬化症の進行を遅らせる効果があるようである。製薬のR＆D（研究開発）はそうした症状の改善に意欲を燃やし、そこに将来の経済的利益を見込んでいる。明らかに需要があれば、それは企業にとって潜在的な市場になる。多発性硬化症は医学の「サクセス・ストーリー」を超え、「ビジネス・ストーリー」にもなっている。その世界市場は二〇二〇年に二三〇億ドル以上と評価され、五年から一〇年で倍増すると見られている。

炎症性疾患ないしは免疫・炎症性疾患の多くが一九九〇年代以降、同様の経過をたどっている。最も数の多い炎症性のリウマチである多発性関節リウマチは、もう一つの事例である。この病気を発症するのは二〇〇人に一人、とくに女性に多い。治療しなければ、しばしば関節が破壊され、機能的にも外見においても大きな障害を負うことになる。二〇〇〇年代初め以降、この病気をめぐる状況は変わった。いまでは一五種以上の薬があり、九〇％の患者で関節の破壊が抑えられている。

Ⅲ部　二一世紀の健康をめぐる三つの問題

11章　三倍長生きするのにいくらかかるか？

医学の進歩により、多くの国で健康が向上し、寿命が延び続けた。一八四〇年に長寿記録を打ち立てたのはスウェーデン女性で、平均して四六年生きていた。二〇一九年のトップは日本女性で、平均寿命は八八年に近い。二〇〇年足らずで寿命は二倍、本書で取り上げる最も古い年代の一七五〇年と比べると、三倍延びたことになる。ホモ・サピエンスの時間的スケールで言えば、人類が現在の生物学的形態になってから今日までの八〇〇〇世代のうち最後の八世代か九世代で、死亡率は大きく低下した。歴史的には夢のような進歩だが、進化のレベルではやはり異常な現象である。

コペンハーゲン出身の才気あふれる研究者ジェームズ・ヴォーペルは、生物人口学の多数の論文のなかでこの現象を分析している。死亡率がきわめて低い現代人とかつての狩猟採集者の違いは、狩猟採集者と野生のチンパンジーの違いより大きいことを、彼は明らかにした[1]。工業化以後の人間と工業化以前の人間の違いは、工業化以前の人間とヒト以外の霊長類との測定可能な違いを上回っている。その認知能力と社会性により、工業化以後の人間は進化の裏をかき、自然選択から自らを解放した。種のゲーム

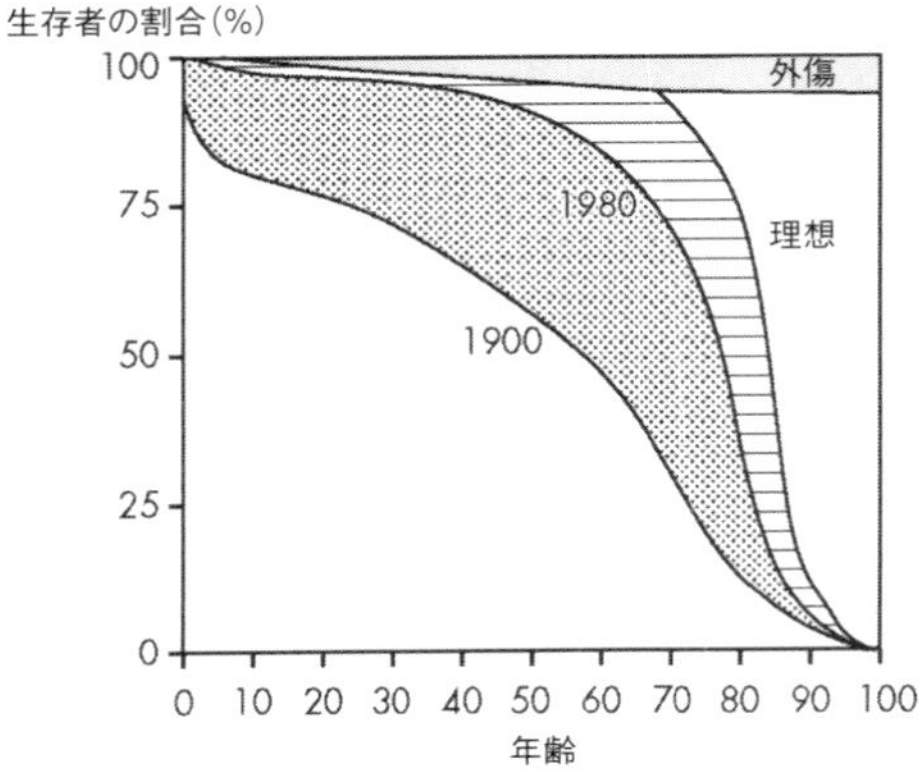

生存曲線の矩形化

1980年には、ヒトの死亡原因の約80%が排除された。1900年の生存曲線と「理想」の生存曲線との差（点々の部分＋横線の部分）がそれを示している。1980年以降は外傷性傷害が、人生の初期における主要な死因になった。

出典：James F. Fries, “Aging, Natural Death, and the Compression of Morbidity”, NEJM, 1980.

から逃れるかのように、自己選択を行うようになったのである。

ヴォーペルは別の研究で、世界の進歩は人間同士の不平等を大幅に減らすことによって達成されたことを示している。平均寿命が現在の二分の一から三分の一だったとき、人はさまざまな年齢で死亡していた。多くの新生児が一歳を迎えることができず、多くの子どもが一〇歳まで生きられなかった。中年で死亡する者もいれば、生物学的に可能な年齢まで生きて天寿を全うする者もいた。幸運な者は七〇代から八〇代まで生きられた。そのため平均寿命は非常に低く、個人差が大きかった。工業化以後の人間が子どもの生存年を延ばすにつれ、平均寿命は上昇し、個人差は小さくなった。

ジェームズ・ヴォーペルは、平均寿命が延びるに従って彼が「寿命の平等」[2]と呼ぶものが直線的に拡大したと考えている。このような寿命と平等の関係は霊長類にも存在する。長く生きる種ほど、個体間の寿命の差は小さくなる。死亡率の低い国では、大半の人々がほぼ同じ年齢、すなわち七〇代から九〇代で死亡している。高い年齢に死亡者が集中するようになると、人口グラフの形も変化し、生存曲線の描く図形が長方形になった。この概念は一九八〇年頃、スタンフォード大学の医師ジェームズ・フリーズにより提唱された(3)。フリーズが「死亡率の圧縮」と呼ぶものにより、生存曲線は若年層から徐々に下降するのではなく、ほとんど水平に推移したのち、老年層で急激に下降する。そのため、カーブに囲まれた部分がほぼ長方形になる。

寿命の平均値を超えて生きる人がしだいに増えている。多くの先進国で一〇〇歳以上の高齢者の数が増加している。それはあたかも寿命の潜在的限界に挑戦しているかのようで、人間の寿命に生物学的限界があるという考えに疑問を抱かざるをえない。人間はさらに長く生きられるように変わったのである。しかも、その年齢集団《コホート》の死亡率はかなり低い。現在八〇歳前後の死亡率のピークまで生きれば、あとは特別な生物学的プログラムに従ってさらに長く生きられるかのようだ。

なぜ女性は男性より長生きなのか？

二一世紀に世界の多くの国で、女性は男性より健康で長生きしている。男女の差は国によって異なるが、平均寿命に数年の開きがあるのがほぼ普通である。仏国立統計経済研究所（ＩＮＳＥＥ）によると、二〇一九年のフランス女性の平均寿命は八五・六年であった。男性は七九・七年で、その差は約六年になる。米疾病対策センター（ＣＤＣ）(4)によると、アメリカにおける二〇一八年の女性の平均寿命は八一・二年、男性は七六・二年で、五年の開きがある。男性と女性で寿命に差があるのは新しい現象ではない。二〇世紀以降の一貫した特徴であり、二〇世紀以前にもその形跡が見られる。

すぐに疑問に思うのは、こうした違いはいったいどこからくるのかということである。自然に備わっているのだろうか、それとも生活条件からくるのだろうか？　別の言い方をすれば、それは生物学的に決まっているのか、それともこの違いをつくっているものが他にあるのか？　正確にはわかっていないが、この差は両者がミックスしたものによると考えられている。生物学的なベースが存在すると考えられる確かな証拠があり、この資質が生涯を通じて獲得され増大したことを示す証拠もある。違いの一部のみがプログラムされており、それ以外は自然に備わったものではない。性別とジェンダー[5]〔社会的・文化的な性〕がそれぞれ役割を果たし、女性がより長生きするようになっているのである。

生物学的に決まっていると考えられる論拠は多数あるが、その第一は、ヒトだけでなく、霊長類にもこうした違いが見られることである。霊長類のオスはメスより寿命が短い。霊長類では社会的な影響がそれほど大きくないと思われるので、メスが長生きなのは生物学的な理由によるものである。第二の論拠は、生物学や臨床のデータからいって、女性のほうが健康だということである。女性のほうが多くの感染症に罹りにくい。女性ホルモンが免疫を活性化するのに対し、男性ホルモンは免疫を弱める働きをすると、研究者たちは考えている[6]。第三に、疫学のデータも同じ方向性を示している。行動と環境が同じ集団では、やはり女性のほうが有利になる。生活スタイルが明らかに禁欲的なモルモン教徒、あるいは教会関係者においても、やはり女性のほうが長生きである。第四に、男女が同程度の病気に罹った場合、多くの病気で女性のほうが長く生きることである。たとえば、がんになったり障害を負ったりしても、女性の余命のほうが長い。第五の論拠もジェームズ・ヴォーペルの研究に基づいている。極端な状況における男女の生存率を比較・分析した論文のなかで、ヴォーペルは女性の優位を確認したのである。ヨーロッパで起こったいくつかの飢饉と疫病の死亡率のデータを調べたところ、女性のほうが男性より生き延びる率が高いことが改めてわかった。とはいえ、男女の差は縮小していた。彼の分析によると、男女の差は乳児死亡率でとくに大きくなる。ヴォーペルは以上の結果を、女性の優位が生物学的に決まっている証拠であると解釈した。歴史上の困難な時期に、女性が社会的に有利な扱いを受けたとは考えにくい。それとは逆に、男性のほうが優遇された可能性すらある。このように社会的な影響が小さく、それによって生物学的優位が相殺されるにもかかわらず、女性のほうが歴史的な大災害をうまく乗り切ることができたのである。

このように生物学的に有利と思われるだけでなく、女性の寿命を押し上げ、男性の寿命を押し下げるような行動の決定要因も存在する。男性のほうが喫煙や飲酒の割合が高く、食生活も乱れがちである。男性のほうが向精神薬を服用する割合が高く、車の運転もより乱暴である。そうしたすべての要素が積み重なり、二一世紀になっても統計的な差が生じているのである。

かくして二〇世紀となり、統計の上で目覚ましい成果が上がるとともに、人間の健康は拡大の一途をたどった。だが、このかつてない寿命の伸長と同時進行で、人間は三つの問題を生み出し、その不利益をこうむることになった。第一に、健康上の利益を手にするにはコストがかかり、繰り返し論争の的になっている。すべての国が健康関連の支出の増加に不安を抱いているが、解決策は見つかっていない。第二に、社会的な不平等が生じ、ときに拡大している。第三に、人間は行動リスクと環境リスクという二つの新たなリスクを生み出した。それらのリスクは無数の慢性疾患の原因になっている。これまでのところ、問題解決の糸口も、リスクの影響を大幅に緩和する手がかりも、まったく見つかっていない。それが、今後数十年の世界の健康にとって大きな課題の一つであることは間違いない。

GDPの一〇%が健康のために使われている?

「現在、健康になりたくてもなれない同胞が何百万もいる。病気の経済的影響に対し、保護も保障も受けられない人々が何百万もいる。いまこそ、彼らが保護や保障を受けられるよう行動すべきときだ」

ハリー・トルーマン、一九四五年

第二次世界大戦後、人間の健康拡大にコストがかかるようになった。先進国は豊かになるにつれ、しだいに多くの資源を国民の健康に振り向けるようになった。多くの国の健康支出は調整期間を経て、GDP（国内総生産）に一定の割合を確保した。オランダの経済学者ジャック・ファン・デル・ガーグは他の経済学者とともに、ある国の国民一人当たりの総支出がその年の国内総所得と密接な相関関係にあることを示した。一人当たりの健康支出と所得のあいだにも、多くの場合、直接的な関係が存在する。一人当たりの所得で一人当たりの健康支出がほぼ決まることを、ファン・デル・ガーグは綿密に分析した。このように両者がほぼ一定の関係にあることは、しばしば、医療経済の第一法則と呼ばれる。個人の平均収入の推移で、その健康にあてられる支出の推移の九〇％が説明できる。

医療経済の第一法則の結果、経済が安定すると、国は収入の一定の割合を健康関連の支出にあてるようになった。その割合は、OECD（経済協力開発機構）諸国で一般に八％から一一％である。しかしながら例外はあり、いくつかの国は国民の健康にごくわずかな金しか支出していないし（アンゴラ、コンゴ、シンガポール）、アメリカのように莫大な金をつぎ込んでいる国もある。[7] 国家の富のうち健康に費やす部分を安定的に確保するには、収入の総額がおおむね増加していなければならない。先進国か否かを問わず、経済成長はGDPの増加と連動している。

健康関連の支出はなぜ、ほぼすべての国で増加したのだろうか？　高齢化と慢性疾患の増加をおもな原因とするのが、一般的な見方である。だが最も妥当な説明としては、まず、医学のテクノロジーのストックがどんどん大きくなっていることがある。製薬会社と医療機器メーカーは、すでに見たように、特許の問題もあって新製品をほぼ一定のペースで市場に投入している。そうした新製品の大半は、それ以前の製品より価格が高い。さらに、新製品はそれまでの製品とつねに置き換わるわけでなく、しばしば追加されるので、それも全体の支出を押し上げる原因になっている。二つ目の説明は医療保険の普及が進んだことである。公的保険であれ民間の保険であれ、保険制度のおかげで需要サイドの医療費の負担は軽くなった。医療保険では適切な市場の調整が行われないため、医療費は押し上げられ、需要のレベルも高くなる。保険の普及は医療にアクセスできる人々を増やすいっぽう、しばしば需要の急増を招いた(8)。三つ目の説明は、健康関連の支出の増加は一部、高齢者の増加によるというもの。しかし、このような説明が聞かれるようになったのは近年のことだ。人口の高齢化はかなり最近の現象だからである。

健康関連支出の内訳はどうなっているのだろうか? それは医療経済学者におなじみの法則、いわゆる三：二：一の法則に従い、かなりきちんと決まっている。六ユーロ支出すると、三ユーロは病院、二ユーロは病院以外の医療従事者に入り、最後の一ユーロは医薬品や医療機器の購入に使われる。この法則は国や時期の違いを超えてかなり安定しているが、やはり変動はある。

健康の経済学

経済学が学問として存在しているのは、金が存在するだけでなく、金の支出に限りがないからである。医療経済学は、国の医療費支出に限りがないからこそ生まれたに違いない。それは国が国民の健康の向上を期待して支出するものであり、教育や司法、インフラ、国防、研究開発のために使われるものとは性質が異なる。

医療費の支出は治療の値段によって決まる。経済学では、需要と供給のバランスで決まる価格を市場価格と呼んでいる。価格はまた、供給と需要の行動に影響を与えるシグナルとしても作用する。だが、健康市場ほど複雑な市場はないだろう。さらに、健康市場は一つではなく、それぞれの活動（医薬品、医療機器、治療など）に従って無数に存在する。

医療経済学は一九三〇年代のアメリカでおおよその形が出来上がったと考えられている。一九三一年、すでに強力な団体だった米国医師会は医療経済局を新設した。一九三五年に経済学者のミルトン・フリードマンは、需要の価格弾力性に関する論文を発表し、それは一部の著述家から医療経済学の基礎的研究とみなされている。一九五〇年代以降、医療の質をさらに高める必要はあったが、健康関連の予算は国家的関心事になった。それまでの研究によると、公的医療の支出は十分に合理的な基準に従って決められたわけではなかった。しかし経済学は選択の学問である。医療は経済面で遅れていたのだが、ケネス・アロー（一九二一―二〇一七）がすべてを変えた。

二〇世紀最大、いや史上最大の経済学者の一人と認められているアローは、一九六二年、「投資としての保険」というタイトルの最初の論文を発表した。さらに翌年には、「不確実性と医療の厚生経済学」[9]というもう一つの論文を公にした。これは医療経済史で最も引用される論文の一つである。アローはそこで、医療経済――彼は「医療産業」と呼んでいる――の特殊性を検証したのであり、健康全般について論じたわけではない。それは事実上、健康の分野における彼の最初にして最後の論文になった。この研究はフォード財団に依頼されたものだった。したがって、アローは多くのことを学ばなければならず、この論文を書く前に多くの調査研究を行ったのである。彼はその論文で、病気の罹患率と治療の有用性に関する不確実性の概念を詳細に検証した。不確実性は生物学や医学につきもので、いまも存在する。生物学は決定論より確率論に基づくことが多い。こんにちではリスクのほうがよく知られているが、不確実性がなくなったわけではない。アローの説は、このような不確実な条件で資源をつぎ込まなければならない市場は非効率だということである。したがって、市場の欠陥を補うには、市場以外の制度が必要になる。そうした制度があれば、非効率、要するに無駄遣いを防げるのである。

アローの論文を契機として、医療経済学が誕生した——歴史家はその時期を一九七〇年代としている。医療経済学は経済学において独自の研究分野になった。研究対象は多岐にわたるが、おもな仕事は治療の価値を見定め、その正しい値段を決めることだった。医療経済学者たちは、自由市場が存在したなら（実際は存在しない）市場がそうしたように、医学的価値に見合った価格を定めようとする（おそらく自由市場でもできないことである）。健康市場における価格の決定では、長いあいだ自由裁量や特別扱いが横行していた。同等の医薬品であっても非常に異なる価格で売り出されることがあった。それはしばしば、企業のロビー活動や国の選択によるものだった。

治療の価値を評価しようとするのが「医療経済」研究で、最近では費用対効果研究と言われるようになった。この種の研究が最初に登場したのは一九七六年のことである。この頃から研究は加速し、現在では世界で一日に一度か二度、研究者の発表があると推定される。

それらの研究はたいてい二つの段階に分けて行われる。最初に健康、つぎに経済である。まず、新しい治療の医学的価値が評価される。それが治療評価である。この評価は比較するためのものでしかない。例のごとく市場の論理に従えば、既存の品との比較で新しい品を位置づけなければならないのである。二つの品の性質がまったく同じということはありえない。たとえば医薬品は、外科的治療法や、リハビリテーションのような物理療法と比較されることもある。評価はその時点で入手できるデータに基づくが、そのようなデータはつねに不完全で、とりわけバランスを欠いている。一般に、新しい治療薬より古い治療薬のほうが多くのデータが手に入る。研究者は古い治療薬と比較して新しい治療薬の健康上の利益を決定しようと試みるが、それが困難であるのは明らかである。

第二段階は経済評価である。それは価格だけでなく、それに付随したあらゆるコストを考慮に入れなければならない。ある医薬品が入院を必要とするなら、その点も考慮される。その医薬品に副作用があり、それを緩和するために補助的な医薬品を使用する必要があるなら、それも計算に入れる。評価の最後に価格が提示されるが、その価格は新しい治療薬のパフォーマンス、すなわち儲けよりも健康になる度合いに基づいたものでなければならない。

すべての国が同じ医療経済の歴史をもつわけではない。オーストラリアは真っ先に宗旨替えしたわけではないが、それを最初に実行した国の一つである。一九八七年、オーストラリアは既存の法律に修正を加え、治療薬の費用対効果を考慮して医療費の支払いを決定するよう求めた。一九九三年には他国に先駆け、特別に設置された委員会に薬剤経済学の勧告を組み込んだ。それについでイギリスが、一九九九年に国立医療技術評価機構（ＮＩＣＥ）を創設し、二〇〇三年には新しい治療薬にＮＩＣＥの意見を反映させることが義務づけられた。イギリスはＮＩＣＥに多くの予算をつぎ込み――時がたつにつれて一〇倍になった――、ＮＩＣＥはとてつもない影響力をもつようになった。イギリスは世界の医薬品市場の約三％を占めるが、すべての当事者がＮＩＣＥの顔色をうかがうようになった。厳しいと言われたＮＩＣＥだったが、実際に却下したのは、新しい技術の約一五％にすぎなかった。

アメリカはつねに別格の国で、アメリカの医薬品――フランスの医薬品と同じものではない――は世界で最も値段が高く、六五歳以上の高齢者に対する政府の医療保険制度メディケアに対し、経済的な基準で新薬の薬剤費を支払うことが法律で禁じられている。それでもアメリカの研究者は、医療経済の調査結果を最も多く発表している。国の制度がないため、その仕事をしているのは、二〇〇六年に創設された非営利団体の臨床経済研究所である。硬軟取り混ぜた状況のなかで、フランスはおそらく中間に位置すると思われる。フランスは多くの国のあとから始めて、独自の判断をもつようになった。フランスで医療の経済評価をリードしているのは高等保健機構である。

さまざまな医療行為について医療経済評価を比較検討してみると、評価が不平等であることが一目瞭然となる。それは一貫性がないと言ってよい。しかるべき費用を払って健康で何年生きられるかを評価するQALY[10]（質調整生存年）では、C型肝炎の治療の場合、症例によって九QALYから二九QALYなのに対し、膝の全面的な補綴《ほてつ》〔欠損した部位を人工物で補うこと〕では八四QALYである。禁煙プログラムは費用一〇〇万ドルに対して二七八QALYである。こうした禁煙プログラムはとくに利益率が高い。リスクの高い四五歳の男性に対する心血管疾患予防のアスピリンはどうかと言えば、費用効率が高いだけでなく、費用の節約にもなるとみなされる。新しい治療薬の大半は高額だが、費用効率がよければ、費用をかけただけ十分健康を取りもどせることになる。心血管疾患予防のアスピリンはもっとうまくやっている。金の節約にもなるからである。それは金と健康をもたらすが、大半の治療薬は健康しかもたらさない。予防用アスピリンは有効かつ非常に安価である。最も豊かな国も含めて、一日当たり数サンチーム（数円）しかかからない。もしアスピリンがこんにち製品化されたのなら、数百倍の値段をつけられただろう。だがアスピリンは一八九九年にバイエルによって発明され、かなり以前からジェネリック化されている。

医療経済研究ではおおむね、個人的処置より集団的処置のほうが利益率が高いと言える。公衆衛生は医療より経済的である。同じく全体的に言えるのは、治療薬はしだいに利益率が低くなる傾向にあるということだ。医薬品の採算は低下しており、それが健康市場全体の傾向になっている。

健康支出が増加するスピードは平均寿命が延びるスピードより速い

二〇世紀末から先進国に見られる傾向は、金をかけるほどには健康になっていないことである。平均寿命は延びたが、健康関連の支出は平均寿命より上昇幅が大きい。つまり健康は、利潤低下の法則という従来型産業でよく知られる法則に従っているのである。この法則によれば、企業が大きくなると総売上高は増加するが、利潤率は低下する。絶対的価値としての金を儲ければ儲けるほど、金の相対的価値は下がるのである。

アメリカの経済学者ウィリアム・ボーモル（一九二二―二〇一七）は健康、とくに医療における利潤率低下の問題を詳しく分析した。彼は経済全体を成長部門と停滞部門の二つに分ける[11]。成長部門には、生産性の高いあらゆる経済活動が含まれる。そうした産業は同じ財をしだいに低コストで、あるいはしだいに少ない従業員で生産するようになり、両者はしばしば同時に進行する。そのため、より少ないコスト、あるいは一定のコストで、より多く生産できるのである。反対に停滞部門では、生産性は上がらないか、ごくわずかしか上がらない。健康はもちろん停滞部門に属しており、教育、司法、ジャーナリズム、警察、機械修理もこれに含まれる。それらすべての停滞産業で、コストを下げることに成功していない。それどころか、コストが上昇するのは当たり前で、ときには賃金を上げただけで上昇した。そのような産業にはサービス産業が多いが、共通点がある。いずれもかなり職人的な仕事だということでである。

ボーモルによれば、停滞部門で生産性が上がらないおもな理由が二つある。第一に、それらは標準化しづらい、あるいは標準化を免れている活動である。仕事が不均質であることから、つねに個人で取り組まなければならない。個別化せざるをえないので、完全に産業化できないのである。病人だけでなく、教えなければならない生徒、判断しなければならない事件、修理しなければならない機械はそれぞれ違うので、個別にサービスしなければならない。生産性が上がらない第二の理由は、そうした活動の性質が仕事の量に大きく関係していることである。病気の患者のかたわらで過ごす時間を減らすことは可能である。そうすればコストは下がるだろうが、しばしば患者の健康を犠牲にすることになるだろうし、生産性も改善しない。

ボーモルは、根本的に異なる二つの部門に分かれていることが必ずしも問題になるとは考えていない。「コスト病」という言葉でその性質を明らかにしたにもかかわらず、それによってダメージを受けるのは、国のリーダーたちがこの問題をどう扱ったらよいかわかっていないからだと断言する。ボーモルによれば、成長部門の生産性の利得はまさしく私たちの周辺に広がり、もう一つの部門の生産性の停滞を補っている。私たちがそれを決断し、さらに後押しするならば、二つの部門のあいだである種の富の移転が可能になる。いくつかの財の価格を下げることで、成長部門は停滞部門に再び購買力をもたらしている。これがボーモルの論理であった。したがって、健康部門の価格が相対的に高くても、彼によればそれ自体が問題ではない。反対に、人間にとって脅威なのは、成長部門の発展が制御不能になることである。なぜなら、こうした絶え間のない成長は、私たちの健康が依存する環境や気候を犠牲にして行われてきた――いまもそうである――からである。

ボーモルの言葉を補足するため、少なくともあと三つ論拠を挙げておくが、それはボーモルの説に反するものではない。健康支出の生産性が向上する可能性のあることを示唆するものであり、必ずしも支出を減らすということでなく、同じ支出でもっと健康になれるということである。第一に、医療システムのなかに非効率な部分がまだたくさん存在している。一部の国は他よりうまくやっているとしても、全体として自国の支出に満足している国はない。非効率はとくに、国ごと、あるいは医療システムごとの支出の差に見られる。[12] そうした支出の差が存在するにもかかわらず、指標によっては同じような結果になったり、支出レベルとは異なる結果になったりする。アメリカは非効率なことにかけて最悪の国である。アメリカの医師でオバマ元大統領の政府高官を務めたドナルド・バーウィックは、自国の無駄遣いをフェルミのパラドックス〔イタリアの物理学者フェルミが放射性同位元素をつくった際ウランの核分裂に気づかなかったエピソードを指す〕にたとえている。[13] それは至る所にあるが、誰も見ていないというわけだ。きわめて効率的な国々でも、病院ごと、患者ごとに違いが存在する。それはすべて、効率に幅があることを示している。この幅を埋めることはできないだろうし、いかなる国も医療費の不均衡を完全になくすことはできないだろう。だが、目に余る無駄遣いを抑制していけば、国の支出はより効率的になる、つまり国民の健康をより向上させるための支出になるのである。

　第二の論拠、ボーモルがときおり触れていた論拠は、健康部門にも生産性の利得が存在することである。だが、そうした利得は明らかにされてこなかった。検討される指標はしばしばあまりに大雑把で、とりわけ数量に偏っているため、いくつかの健康利得に存在する微妙な点をとらえることができなかった。余命やある病気の生存率を計測するだけでは、どれほど進歩したのか、すべてを理解できるわけではない。がんの治療コストはしだいに上がっており、その支出は生存率より速いスピードで上昇していると思われている。だが病人は、その病気とともにより長く生きられるだけでなく、しばしばより良く生きられるようになった。彼らの生活の質は良くなっている。病院では、患者の受け入れ体制、精神面での医療費負担、薬剤や外科治療に関連した社会療法が改善された。治療の人間的側面はまだきわめて不完全だが、こんにちではその点についてもかなり考慮されるようになった。より健康であるというのは、単により長生きすることではなく、より身体が機能し、より気分良く過ごせるということでもある。

第三に、いくつかのテクノロジーを取り入れ、ある種の選択を行えば、健康市場の生産性を回復させることができるかもしれない。とりわけAI（人工知能）は、医学において普通のテーマになりつつある。AIはすでに、画像診断技術で威力を発揮するレベルに達しているが、あらゆる診療科と公衆衛生にも浸透する可能性がある。AIを使えば、病気の進行をより正確に予想できる。さまざまな検査、とりわけ不必要な治療をしなくてすむようになる。保険の支払いもAIが引き受けるようになるだろう。AIの導入が経費削減と利益率の向上につながることは、誰にでもわかる。物事はなかなか進まず、テクノロジーの進歩に追いつかないかもしれない。何事にも失敗はつきものだから、うまくいかないこともあるだろう。だが、医療システムが再び利潤を上げられるようAIが手助けしてくれるのではないかと、期待がもてるのである。

12章　健康格差

健康と寿命の進歩はかなり普遍的なものだったが、それでも健康格差は至る所に存在する。同じ国の人々でも個人によって違いが生じることは、平均だけを見ていてはわからない。データをばらばらに分解しなければ、そうした健康格差は見えてこないだろう。人は平均しか見ないが、平均はすべてを語っているわけではない。国と国のあいだ、同じ国のなかにも、不平等はつねに存在する。国ごとの違いは多くの場合——つねにそうとは限らないが——国の発展レベルと相関関係にある。

所得が増えるほど健康になる

健康格差のおもな決定要因は当然ながら収入である。スタンフォード大学の経済学者ラジ・チェティは一九七九年の生まれだが、すでに業績を認められ、いくつもの賞に輝いている。彼の研究に、アメリカ人の所得と健康の関係を調べたものがいくつかある。二〇一六年に「米国医師会誌」に発表した論文では、一九九九年から二〇一四年までのアメリカにおける所得と平均余命の関係を、資料を用いて丹念に検証している。[1]

チェティは一四億件にのぼる所得税申告書を分析し、死亡率のデータと比較して、所得と寿命の関係に関する最も重要な研究の一つを成し遂げた。彼の結論は、すでにわかっていたこと、つまり所得が多いほど寿命が長いことを徹底的に裏づけていた。それは単なる貧富の差ではなく、所得のすべてのレベルで、収入が少ないほど寿命が短くなっていた。所得と寿命に関連があるのは明らかで、所得の百分位《パーセンタイル》数ごとにそれが認められた。言い換えれば、グラフのカーブは一定だった。わずかでも所得が多いほど、統計的により健康なのである。四〇歳の余命――収入が最も安定している年齢なので興味深い指標である――は所得の下位のレベルで、より急速に延びている。所得が上がると延び方はゆるやかになるが、下のクラスで余命はより短く、上のクラスでより長くなる。

もう一つ、チェティの研究でわかったのは、平均寿命の差が所得グループ間で拡大していることである。二〇〇一年から一四年までに、富裕層の健康上の利益は増加したのに対し、貧困層ではそれほど伸びていない。所得による健康格差は拡大したのである。

チェティは、所得と寿命の関係に住んでいる場所がどのように影響するかも調べた。所得の高いクラスでは、場所による違いは小さいか、認められなかった。反対に、最も所得の低いアメリカ人では、住んでいる場所によって寿命の長さに違いの出ることがあった。この発見は、アメリカでは貧しければ場所の影響を受けるが、富裕であれば影響を受けないことを示している。チェティの論文に付随する論説でアンガス・ディートンが述べていたように、最も所得の高いアメリカ人は場所に影響を受けない同じエリート層に属しているが、それ以外の人々はそれぞれの貧しい世界に属しており、それぞれに不幸であり不健康なのだと言えそうである。[2] これはトルストイの『アンナ・カレーニナ』の書き出し、「幸福な家族はどれも似ているが、不幸な家族はそれぞれに不幸である」を思い起こさせる。

所得で健康状態が決まるのはアメリカだけではない。オスロ公衆衛生研究所の研究員ジョナス・キンゲはノルウェーのケースを報告している。キンゲは四〇歳以上の人々三〇〇万人以上のデータを集め、二〇〇五年から二〇一五年のデータの総数は二六〇〇万件近くに達した。そのようにして所得と死亡率のデータを分析し、所得ごとの寿命を計算して、ノルウェーもアメリカの状況と同じであることを明らかにした。まずキンゲは、ノルウェーでは所得と寿命のあいだに、どの百分位数においても勾配が存在することを証明した。ノルウェー人も所得が多いほど健康だった。勾配は連続しているが変化もある。最も富裕な一％のノルウェー人は平均して八六・四年生きており、これは所得の最も低い百分位数に属する女性より八・四年長い。所得の最上位と最下位の百分位数の男性では、その違いは一三・八年に達する。所得の低いクラス、すなわち最も貧しい一〇％では、勾配はより大きくなる。言い換えれば、ここでも豊かな者より貧しい者のほうが、寿命の延び方の差が大きくなる。所得が増えても寿命は延びるが、その効果はしだいに小さくなる。勾配はゆるやかになるが、ゼロになることは決してない。アメリカと共通する三つ目のポイントは、研究対象の期間中、所得の違いによる健康格差の拡大が見られたことである。所得による健康格差はノルウェーでも拡大していた。(3) 二〇〇五年から二〇一五年のあいだに、最も豊かな四分位数〔データを小から大へ順に並べたとき、それらを四等分する位置にある値〕のノルウェー人は三・二年寿命を延ばしていたが、最も貧しい人々は五か月しか延びていなかった。恵まれないノルウェー人は健康にも恵まれないだけではない。余命の延び方も緩慢なのである。

だが、ノルウェー人とアメリカ人が似ているのはここまでである。たとえば、両国で所得の下から中程度の人々の寿命を比べると、明らかな違いが見られる。ノルウェーとアメリカで、所得の低い二〇パーセンタイルの四〇歳代の平均余命に三年の開きがある。所得が上がるにつれ、この開きは小さくなる。さらに、世界的なエリートについては両国で同じである。つぎに所得を比較すると、健康を生み出すのにアメリカ人がいかに非効率であるかがわかる。年収が二万四〇〇〇ドルしかない二〇パーセンタイルの四〇歳代のノルウェー人でも、年収六万ドルのアメリカ人より長く生きられると期待できるのである。すでにおわかりのように、アメリカでは健康によりコストがかかるのである。

所得以外の社会的決定要因

所得と健康の問題は、より広範な社会的決定要因の問題にもつながっている。要するに、社会的、経済的な条件が健康と生活の質にも影響を与えている。そのような条件のなかで、人は生まれて成長し、働き、やがて年老いるのである。こうした考え方は最近生まれたものではないが、科学的に立証されたのはごく最近である。人間は社会をつくりながら、社会的決定要因もつくり出している。すでに見たように、ヴィレルメはパリで、ウィルヒョウは北シュレージエンで、一九世紀に収入と健康が相関関係にあることに気づいた。アメリカの社会学者チャールズ・チェーピンはいまでも有名な研究のなかで、ロードアイランド州の都市プロヴィデンスにおける一八六五年の死亡率を調査した(4)。所得税を払っている人と払っていない人の死亡数を比較し、死亡率の違いを計算した。その差は心臓や呼吸器の疾患によるもので、微生物疾患はほとんど関係なかった。感染症は非常に貧しい人々にもそうでない人々にも、等しく広まったのである。

だが、社会と健康の関係は二〇世紀と二一世紀に大きく変わった。それにはおそらく二つの大きな理由がある。一つは社会が複雑になったこと、もう一つは健康が多様化したことである。ヴィレルメやウィルヒョウら、多くの人々の研究はおもに、貧困と健康の関係、より正確には貧困と死亡率の関係に集中していた。そうした社会疫学——まだそう呼ばれていなかったが——の研究はきわめて先駆的だった。最初の公衆衛生革命とも言えるエドウィン・チャドウィックの衛生運動のきっかけになった。だが二〇世紀以降の社会は、一九世紀のヨーロッパの大都市とはもはやほとんど別ものである。一九世紀の大都市にはすでに収入ないしは資産の不平等が存在したが、大多数の貧しい人々とそれ以外の人々という二つのカテゴリーに簡単に分けられた。さらに、主要な死因の数は限られており、平均寿命は二〇世紀の二分の一ほどしかなかった。人々はそれほど健康でなかったが、疾病の数は少なく、疾病を生じさせる原因も比較的少なかった。要するに、社会疫学の初期のトップスターたちの方法論的・技術的手段は限られており、それは彼らの強みにもなったが、社会の状況それ自体、研究するのによりシンプルだった。

社会疫学が科学的な研究分野として認められたのは、一九九〇年代になってからである。それは個人の健康、とくに集団の健康に対する社会的要因の影響を研究する。研究者たちはつねづね、社会疫学が扱うのは不健康と病気の「原因の原因」——大本の原因——であると説明している。社会的決定要因は多くの場合、オーソドックスな四つの決定要因を通して間接的に、健康に影響を及ぼしている。その四つの決定要因とは生物学、環境、行動、医学である。以上の決定要因に作用することから、社会的決定要因はきわめて重要である。こんにち、社会的決定要因と健康の関係は非常に複雑である。その多くが間接的で、距離が遠いからである。それらは原因そのものではなく、それぞれの原因が密接に結びついた因果関係のネットワークを介して作用する。このように距離があり、複雑であることから、社会的決定要因は他の決定要因ほど明確ではない。そのため、それが否認されたり無視されたりする余地が生まれる。数十年前から多くの国で、上からの決定要因ではなく下からの決定要因に注意が向けられているのは、おそらくそのためである。問題なのは社会ではなく個人というわけだ。社会疫学の研究者たちが明らかにしようとしているのは、まさにその点である。工業化以後の人間は、根本的な原因ではなく、直接の決定要因を何とかしようとして躍起になっているように見える。

社会疫学はなにより観察に基づく学問であることから、その因果関係を立証できるかどうかが問題になる。疫学者で医師のボストン大学公衆衛生学部長サンドロ・ガレアが書いているように、「社会疫学は因果関係を推論するという形式的アプローチと難しい関係にある」[5]。社会疫学はとくに二つの困難と折り合いをつけなければならない。第一に、物事のつながりは複雑で、実験に向いていないし、医学のスタンダードである無作為の実験にはなおさらなじまない[6]。二つの事柄に密接なつながりを見出すたびに、分析にバイアスがかかり、結果が無効になるリスクがある。社会実験を行おうとしても、部分的にしか行うことができず、したがってたいしたことはわからない。第二に、社会的決定要因は作用する期間がしばしば長くなる、いや非常に長くなる。すぐに作用しても、そのインパクトは生涯に及ぶことがある。これほどの期間にわたって集団を追跡できることはほとんどない。そのような調査を行っても、結果が出るのはあまりに遅く、結果が出たときには世界は変わっているし、決定要因も変化している。

こんにち、社会疫学では多くの社会的決定要因が研究されているが、たびたび研究対象になる要因がいくつかある。所得と学歴はおそらく最も頻繁に研究され、分析が進んでいるだろう。それについで、周囲の環境や仕事の環境、人種や民族が健康に与える影響がある。所得と健康、学歴と健康の関係については、しっかりした資料の裏づけがある。証拠は多く、異論の余地はない。所得と学歴が健康に与える影響は非常に大きい。

所得と学歴で健康が決まるという規則に例外はほとんどない。それには多くの根拠がある。学歴を例にとると、教育水準の高いほうが健康になるメカニズムが少なくとも三つある。第一に、勉強すれば知識と能力の全体的なレベルが上がり、それによって、健康に良い行動をとるようになるし、健康に悪い行動をやめるようになる。第二に、勉強することによってより良い仕事につき、より高い収入を得ることができる。そうなれば、すべてが芋づる式にうまくいく。仕事の環境、経済的安定、より快適な住居。そして、医療にアクセスしやすくなる。第三のメカニズムは、実際にはいくつかのメカニズムが集まったもので、精神生物学的なプロセスも含まれる。自制や自意識、社会的ネットワークといったことである。最高レベルの教育を受けた人々には、平均してより強力な精神生物学的プロセスが備わっている。彼らは自分自身と人間をより信頼できる。そうした資質も健康にプラスの影響をもたらす。

周囲の環境も社会的決定要因であることが明らかになっている。そのメカニズムもたくさんあり、物理的な環境——空気、水、住まい——もあれば、人間的な環境もある。周囲の環境が悪ければ、偶発的な暴力や故意による暴力にさらされるリスクが高くなる。周囲の環境は学校、交通機関、医療といった最低限の社会サービスともしばしば結びついている。個人の特性とは別に、そうした周囲の環境の特性も、将来の健康状態に影響を与えることがある。

社会的決定要因が作用する時期はまちまちである。その影響がすぐに現れる事例も存在する。鉛中毒や大気汚染のように、そのメカニズムが直接働くものもあれば、暴力やアルコールなど間接的に働くものもある。そうした生活上の出来事は、不眠のような、健康に良くない行動の変化をもたらす。だが、それらはより長い期間、潜伏していることが多い。ここでも間接的なメカニズムが働くことがある。行動に影響を与えるものの多くがこのケースである。家の近くにタバコを売る店があれば、喫煙する機会が増える。良質の食品が手に入らないことは、身体が弱ったり体重が増えたりする原因になる。さらに、直接ではなく、長期にわたって作用する社会的決定要因もある。それらは人々の行動の変化となって現れ、集団の健康に害をもたらす。慢性的な社会ストレスもその一つである。エヴァンズとシャンバーグによれば、子ども時代に貧困だった期間と大人になってからの認知機能の関係は、物質的な窮乏のレベルだけでは説明がつかず、とくに子どもが受けたストレスの影響が大きいという[7]。

それとは別の研究も、タイミングが影響する可能性を示唆している。社会的決定要因のインパクトは蓄積するだけでなく、インパクトを受けた時期も関係しているのである。とくに傷つきやすい時期があり、言うまでもなく、幼少期はリスクのある年代である。子ども時代のネガティブな社会的決定要因は消すことのできない影響をもたらすことがあるのを、多くの研究が示している。人生のスタートに厳しい生活環境に置かれると、身体の成長にも悪い影響を及ぼす。それはあたかも、身体の不調や病気がその時期にプログラムされたかのようである。幼少期に社会的逆境を経験すると、その記憶が身体に刻まれ、大人になってから身体に不調をきたすのである。

所得と同様、社会的要因と健康はしばしば勾配を形成する。社会資本と健康の推移は同時進行するようである。多くの場合、そこに閾値はなく、その流れはずっと連続している。このような勾配ができるのは、社会的決定要因が、生物学者が用量―反応関係と呼ぶものに従っていることを示している。社会資本が増えるほど、健康状態は良くなり、将来健康的な生活を送れる見込みも大きくなる。下位より中間、中間より上位のほうが良いのである。社会的逆境が大きければ大きいほど、不利益も大きくなる。社会と健康の関係は非常に密接で、イギリスの疫学者マイケル・マーモットに言わせれば、「健康格差は、人々の生活に対する社会的・経済的格差のインパクトの指標である」。

以上の評価は、多くの社会状況において、集団の健康に対する社会的不利益のインパクトが大きいことを示唆している。ほとんど無料で医療を受けられる社会でも、社会資本の違いによる健康格差が存在する。社会的に恵まれない人々は、たとえアクセスできても治療システムにあまり頼らない。そのため誤診や診断の遅れにつながりやすく、十分な治療を受けられない。社会的決定要因の影響は非常に大きく、彼らに検診を行うのはゲノム解読が普及するのと同じくらい、いやそれ以上に有益だと考える者もいる。いまもよく知られる研究論文のなかで、マクギニスとフォージは、一九九〇年代にアメリカで死亡した人々の半数はその行動に一部原因があったと推定している。のちにジェマルと共著者たちはより正確に、アメリカにおける死亡の半数は教育水準の低さに関連する要因によるものと評価した。サンドロ・ガレアはそれまでの研究を統合したメタ分析のなかで、人種差別に関連したアメリカの死亡率は脳卒中の死亡率と同程度であると計算している。教育水準の低さは心筋梗塞と同じくらいのインパクトがあり、社会的支援の弱さは肺がんと同じくらいの負荷になっていた。

社会疫学の限界

社会的決定要因の細かいメカニズムに関するデータは断片的である。社会的に恵まれない人々が病気を悪化させる正確なプロセスについては、たいしたことはわかっていない。

多くの社会的決定要因がほぼ一貫して健康に悪影響を与えるとしても、限られた社会資本の価値をさらに高めるような、影響を軽減する要因も確認できる。同じ集団のなかにも、健康を押し上げる社会的決定要因と押し下げる社会的決定要因が見られ、そのため最終的な結果は、影響を軽減する要因がない場合に予想されたより悪くならない。たとえば、ヒスパニック系のアメリカ移民、俗にラティノと呼ばれる人々のあいだでは、所得と学歴の影響はそれほど大きくないように見える。コミュニティ内部の連帯やいくつかの文化規範が社会的逆境の影響を緩和している可能性がある。またいくつかの研究からわかるのは、客観的な社会的決定要因だけでなく、主観的な要素も重要な役割を果たしていることである。社会的人間の健康を決めているのは、必ずしも所得や教育の絶対的レベルとは限らない。自分の立場についての認識や、そこから引き出される先の見通しも、健康に影響を与えている。経済的な不安があると、貧しい人々やリスクのある人々は時間をかけて計画を立てようとしなくなる。社会的人間は将来のことを考えられなくなると、自分の行動を気にしなくなる。健康を維持し、収入を増やすにはどうしたらよいか、考えなくなる。同様にして、ストレスにさらされるだけでなく、ストレスに向き合うことができるかも重要な問題で、それも個人の主観に左右される。

社会的決定要因の影響を低く見積もろうとする議論もある。たとえば、所得と健康は逆の因果関係になる可能性がある、といったことだ。所得の低さと不健康の関係は、もともと、健康でない人は勉強することができず、よい職にもつけないという事実を前提にしていた。そういうことは実際に起こっているし、この仮説は理にかなっているが、それで所得のレベルと健康との関係をすべて説明できるわけではない。さらに、準実験的研究や長期的な追跡調査によれば、所得の低さが身体の不調に先行するのは明らかで、原因と結果が逆になることはない。相互性は存在するが、非対称になる。身体の不調は社会資本を損なうが、社会資本のほうがより健康に影響を与える。学歴の問題になると、因果関係は逆になるという仮説はさらに成り立たなくなる。所得とは異なり、学歴はそもそも身についているものであって、あとから変更できないからである。

社会的決定要因には、答えの出ない問題がいくつも残されている。その一つが、それがいつから始まったかという問題である。社会的決定要因はほとんどつねに存在したようだが、すべての場所で同じだったわけではない。歴史研究の大半はそれぞれの国について、健康に関して社会的な違いのあったことを認めているが、すべての国でそうだったわけではない。スウェーデンのルンド大学の研究者トミー・ベングトソンは、最近の研究で、二〇〇年以上（一八一三―二〇一五）にわたり、スウェーデンにおける社会階層別の死亡率を評価した。[8] 彼の分析結果は明快である。スウェーデンにおける死亡率の社会的勾配は最近の現象だったのである。[9] 社会階層による違いが見られるようになったのは、女性では一九五〇年、男性では一九七〇年からにすぎない。こうした発見は同国の他の分析とも一致すると、ベングトソンは強調しており、それは結果の信頼性を裏づけるものである。ベングトソンによると、一九二〇年から勾配が出現するまで、死亡率の差は小さく、社会階層のあいだでそうはっきりした違いはなかった。すべてのスウェーデン人が同じ確率で死亡することが予想できた。彼らの社会はその点において、こんにちより平等主義的だったのだろう。さらに時代をさかのぼり、一九世紀初頭になると、死亡率のデータは社会的地位に従ってU字カーブを描くようになる。社会的に最も厳しい扱いを受けていた人々は、中間の人々より死亡率が高かった。しかし上層階級のとくに男性も、死亡率が高かった。死亡率がこのようなカーブを描くことは、スウェーデン全体に関する別の研究ですでに指摘されている。ベングトソンの説明によれば、食糧価格の上昇に最も影響を受ける社会階層で死亡率が高くなる状況は、一八六五年まで続いた。それとは反対に、最も高い階層で死亡率が高いのは、食べものの取り過ぎと関係がありそうである。そのいっぽうでベングトソンは、現在の社会的勾配はそう簡単に説明できないと考えている。スウェーデンが福祉国家になり、社会的保護と公衆衛生が行き渡ったときに死亡率の社会的違いが見られるようになったのは、何とも驚くべきことである。

もう一つ明らかになった、もっと複雑な問題は、社会的決定要因の歴史的な動態の問題である。多くの場合に社会的決定要因が存在したのは認められているが、どのような経過をたどったのかよくわからない。とりわけ、健康の社会的勾配が上がる傾向にあったのか、下がる傾向にあったのか、述べることはできない。ヴィレルメやエンゲルスのような初期の研究者の仕事によって、死亡率に社会的な違いのあったことはわかるが、彼らの研究は時代横断的なものである。その情報は一定の時期に関するものにすぎないし、それは一時の統計であって、動態を示すものではない。個人、ましてや集団の動向を追跡したものではない。

死亡率――他の指標はデータが存在しないので研究されていない――の勾配がこんにちよりかなり大きかったのか、正確なところはわからない。工業経済に比べて農業経済では平均して、社会的な違いはより小さいと考えられている。微生物疾患に対してより平等だったと思われる。工業化以前の人間が伝染病に弱かったことでは、すべての人間は平等だった。それに、医学が無力だったとしても、すべての人に対して無力だった。社会的に優位にあっても、医学的に特別扱いされていたわけではなかった。いっぽう、工業化そのものが健康の社会的勾配にインパクトを与えたかどうかもわからない。工業化への移行が当時の人々の健康にマイナスの影響を与えたことは明らかだとしても、それで死亡率の社会的違いが大きくなったかどうかは定かでない。

ここでもトミー・ベングトソンの仕事がヒントになる。彼が収集し、解説している複数の研究によると、工業化が死亡率の社会的違いを拡大させることはなかった。それらの研究は大都市、小都市、農村部といったさまざまな社会的状況をカバーしていた。スイス、オランダ、イタリア、アメリカといったいくつかの国が研究対象になっていた。社会的地位による死亡率の違いが測定され、違いが大きくなることもあったが、それは工業化への移行とは関係がなかった。工業化以前に違いが存在したかもしれず、工業化以後に出現したかもしれないが、それらの研究を見る限り、死亡率の社会的違いが工業への移行に影響を受けたとは考えられない。工業への移行は困難をともなったが、すべての人にとってそうだったのだろう。だから、誰かにとってとくに不利になることはなかったのである。

13章　慢性疾患――世界的な第一の死亡原因

「汚染はどんな生産活動にもあり、水や大気、土壌の質の悪化は人間社会に絶えずつきまとったが、工業時代の到来とともに、そうした現象の規模は桁《けた》違いになった」
フランソワ・ジャリージュ、トマ・ル・ルー『世界の汚染』、二〇一七年

二〇世紀後半に健康と平均寿命が向上したのは、正反対の力に抗してそれが起こっただけに、驚くべきことである。心血管系疾患やがんを始めとして寿命を下押しする要素があったにもかかわらず、平均寿命は一本調子で上昇した。停滞することはあったが、それでも寿命は延びていった。歴史、さらに進化を通じて人間の健康にダメージを与えていた微生物のリスクが大幅に低下したのち、先進国ではかつてない規模で二つの新しいリスクが出現した。行動リスクと環境リスクである。

工業化以後の人間は生き方と環境を――おもに資源を収奪するために――変え、その結果、人間の健康は悪化した。こうした新たなリスクが主としてつくり出したのが慢性疾患である。英語で言う非感染性疾患（non-communicable diseases）は同じものを指しているが、この言葉には一部、不適切なところがある。いくつかの慢性疾患、とくにがんには微生物を原因とするものがあり、ヒト―ヒト感染を起こすからである。(1)

慢性疾患はいま、世界の死亡原因でトップ――死者数の約三分の二――、障害の原因でもトップにな

っている。それは一九七一年にアブデル・オムランが提唱した疫学転換を明確に示している。すなわち微生物疾患は「人間がつくり出した退行性疾患」に取って代わられたのである。(2)

四つの行動リスク——タバコ、アルコール、運動不足、肥満

簡単に言うと、最もよくある行動リスクの四つの要因は、慢性疾患の主要な四つのグループと関連がある。喫煙、アルコールの過剰摂取、運動不足、食生活の乱れの四つの要因で、心血管疾患、がん、呼吸器疾患、糖尿病の原因の大半が説明できるのである。以上四つのグループは疾病のかなりの部分を占めており、世界における慢性疾患の死亡者の八〇%がこのなかに含まれる。死亡者の大半は低所得国や中所得国の人々である。

貧しい国や工業化されていない国では微生物疾患で死ぬ人が多いと考える人にとっては、これは意外な話だろう。一八世紀から一九世紀にかけての西欧諸国がまさにそうだったからだ。疫学者によれば、それら貧しい国は二重の重荷を負っている。微生物のリスクを低下させたとはいえ、そのリスクからまだ完全に抜け出せていないのに、いまやすでに、新たなリスクも背負い込んでいるのである。彼らは慢性疾患についてよく知らない。国民の死亡原因は他にもあるからだ。豊かな国の生き方をまねることで、彼らは豊かな国の病気を輸入した。慢性疾患はパンデミックだと言う人もいる。

上記以外の慢性疾患も存在するが、基本的な分類には必ずしも含まれない。それはおもに精神疾患や行動障害である。そうした疾患はすでにかなり多く、いまも増加し続けている。精神疾患ではうつ病と不安症が最も多く、統合失調症——ヨーロッパの人口の一%——と双極性障害（躁うつ病）がそれに続く。行動障害には合法ないしは非合法の薬物の過剰摂取や家庭内暴力（ドメスティック・バイオレンス）

が含まれる。精神と行動の疾患は二つの意味で、慢性疾患と相互に影響を及ぼしており、前者が後者を悪化させたり、後者が前者を悪化させたりする。統合失調症の人は、肥満や糖尿病、心血管系疾患になるリスクが高い。医薬品の副作用もそのリスクをさらに高める。そのため医療機関の受診はさらに困難となり、十分な治療を受けられないことも少なくない。産業病の患者が典型的なケースで、慢性疾患は一つではなく、複数にわたる。同時に四つから五つの病気に罹っていることもあり、専門用語で多疾患罹患と呼ばれている。

慢性疾患の最後のカテゴリーは、過小評価されがちな病気と関係がある。身体の痛みとなって現れるあらゆる病気がそれに当たる。こうした病気は先進国のほとんどすべてで増加しており、あとで見るように、アメリカにおいて近年死亡率が上昇している原因の一つがこれらの病気である。背中の痛み（腰痛）や首の痛みもその一部である。関節症のような骨関節疾患やリウマチ全般も挙げておこう。こうした病気が人間や経済にもたらすコストは非常に大きい。アメリカでは現在、腰痛が医療費支出の第三位になっており、年間八八〇億ドルにのぼっている[3]。この約二〇年間でコストが最も上昇したのも、この種の疾病である。

慢性疾患を軽減するために行動を変える

慢性疾患の予防と治療は、当然ながら、世界的に公衆衛生の大きな課題であると認められている。公衆衛生対策は講じられているが、どこでも同じように効果が上がっているわけではない。国民が慢性疾患に罹らないようにするため、あるいは少なくとも罹る時期を遅らせるため、政府はもっと手を打たなければならないと、多くの識者は考えている。選択肢の一つは経済的なものだが、その扱いは微妙である。慢性疾患は経済と相互に関係がある。慢性疾患が増加している原因は、現在の経済の働きと、それが規定する生き方にある。二〇世紀後半に国の経済が発展した結果、国民が自然に身体を動かす機会は減り、自然でない食生活が増加した。身体を動かさずにおいしいものばかり食べていれば、慢性疾患が増えるのは当然である。

そのいっぽうで、慢性疾患は直接的かつ間接的に、経済に大きなマイナスのインパクトを与える。医療費を吸い上げ、人々の活動を阻害することで、慢性疾患は社会的コストの元凶になっている。だがそれは、食品産業や運送業のようないくつかの経済活動部門にも原因がある。それらの部門はこうした疾患のおかげで活況を呈しているからである。そのため、何らかの対策をとろうとすれば、雇用が失われるリスクを楯に強い反対が起きる。

とはいえ、工業化以後の人間の食生活を変えさせるには、製品の価格を上げ、健康に良くない食品の需要と供給の不幸なバランスを崩すことが肝要である。こんにち、ほとんどすべての加工食品が健康にもたらす影響は、その安すぎる価格に組み込まれていない。経済学者たちに言わせれば、市場の欠陥を正すには税金をかけるしかない。これまでの経験から言って、こうした製品の需要は、価格の上昇にそれほど影響を受けない。多少値段が上がっても、人々はそれまで習慣的に食べていた食品を買うのをやめたりしない。というわけで、抑止的効果を上げるには、食べるのを控えるべき食品の価格を大幅に引き上げる必要があると思われるが、その種の税を課す勇気のある政府はほとんどない。

慢性疾患を減らすためのもう一つの選択肢は、金をとるのではなく国民の意識を変えることである。その多くは、国民に情報を提供して健康に良くない行動をとらせまいとする。しかしながら、ケンブリッジ大学の心理学教授テレサ・マルトーは、そのようなやり方は人間の行動についての誤解に基づいており、ほとんど効果はないという(4)。彼女によると、私たちの行動の多くは熟慮的ではない。つまり、行為の結果をよく考えた上で行動するかどうか決めているわけではない。そうではなく、人間の行動の大半は自動的なメカニズムに従って行われる。こうした自動的な行動は、周囲の環境のシグナルに反応して方向が決められる。それは意識して入念に考えることとは相容れないのである。

人間は一日のうちに熟慮的行動をとったり自動的行動をとったりしている。それぞれの行動にメリットがあり、デメリットがある。熟慮的行動は合理的で柔軟性があり、目的に適合している。それは決め手になるが、非効率である。よく考えて行動するには時間がかかり、私たちにはしばしば考える時間がないからである。自動的行動はすぐできるし、認知に要する努力も少なくてすむ。だがそれは柔軟性に欠け、私たちの望まない結果になることもある。このような仕組みは部分的に簡略化されており、私たちの活動は以上二種類の行動が複雑に入り交じったものであることが多いと、テレサ・マルトーは認める。さらに、健康の問題になると、この二つはしばしば葛藤する。頭ではいくつかの行動を避けようとするが、自動的にやってしまうのである。とはいえテレサ・マルトーは、環境や健康の問題に限り、公的措置で自動的行動を抑えることもやむをえないと考えている。人の集まるレストランや近所の店で不健康な食品へのアクセスを減らし、健康な食品へのアクセスをよくすれば、マルトーが言うように環境を変えられるかもしれない。それに加えて、不健康な製品の広告を大幅に減らすという選択肢もある。また、健康的な製品の包装を魅力的にすることも、とりわけ子どもや青少年にそれを手にとってもらうための有効な方法である。認知に働きかけるのではなく自動的行動に的を絞ることで、社会的不平等のインパクトを緩和できると、マルトーは指摘する。社会的不平等はリテラシーの不足と金銭の問題に関係するからである。

新たな環境リスク

二〇世紀後半のもう一つの大きなリスクは環境に関するものである。人間が環境にダメージを与えるのは、最近始まったことではない。だが、第二次世界大戦後の経済発展と人口増加により、人間は身の回りの環境をかつてないレベルとスピードで変えてきた。人間と環境はしだいに、相互に大きな影響を与えるようになり、環境が変化するとただちに人間の健康にも悪影響が及ぶようになった。

産業革命以後の人間は二世紀近くにわたり、微生物が潜んでいるために自然状態では人間に敵対的な環境を、一部、微生物を排除した環境に変えてきた。だが、それはより脆弱な環境、別の意味でより攻撃的な環境であった。そうして新たな環境リスクは増加したが、そのことはこんにちでも軽視されている。

汚染は明らかに、現在の世界で最大の環境リスクであり、最大の負のインパクトを与えている。汚染とは、私たちの活動によって環境に移転されたものすべてであり、人間の健康や生態系にダメージを与えることが懸念されるものすべてである。汚染は新しい問題ではない。産業の転換以前に、世界はすでに汚染されていた。汚染（pollution）という言葉も存在したが、意味は同じではなかった。それはむしろ、「道徳的けがれや田舎の不潔さ」のことだった[5]。フランソワ・ジャリージュとトマ・ル・ルーによると、汚染という言葉が現在の意味になったのは一九世紀末頃である[6]。産業革命で汚染が生じたのはおもに作業場で、男女を問わず労働者やその子どもたちの健康にすでに深刻な影響が出ていた。そうしたリスクのいくつかは、さまざまな対策が講じられたおかげで軽減されたが、汚染がなくなることはなかった。

第二次世界大戦後、汚染の特性やレベルは変化した。汚染のグローバル化が加速した。それは人間の活動から生じるので、複雑であり、静的なものではない。時間がたつうちに、また場所によって、さまざまに変化する。二〇二一年の汚染の世界地図を見ると、従来型の汚染とより現代的な汚染に大別できる。従来型の汚染は室内、すなわち住居のなかで生じる。暖房や料理で燃料を不適切に用いると、室内の空気は汚染される。有毒な煙が発生し、そのなかで人が暮らしている。飲料水が汚染されて飲めなくなることもある。水源が汚れていたり、浄化されていなかったりすると、飲み水が汚染されることがある。こうした従来型の室内汚染は、いまではほぼ、低所得国だけで起きている。この種の汚染で生じる病気は呼吸器疾患や下痢性疾患である。それが健康に与えるインパクトは、とりわけ、乳幼児や若年層、妊産婦の死亡率となって現れる。開発が進んだおかげで、低所得国の大半で二〇世紀末以降、そうした健康へのインパクトは低下し続けている。一九九〇年から二〇一五年のあいだに約四〇％低下したと推計されている。

現代の汚染は主として屋外で生じる空気の汚染、すなわち大気汚染である。それはおもに輸送や工業に関連している。大気汚染の約八五％が炭化水素の燃焼によるもので[7]、そのなかには微粒子やオゾンも含まれている。だが、現代の汚染された大気には、もっと遠くから飛来する化学物質や一部の放射性物質も含まれている。従来型の汚染とは異なり、こうした現代の汚染物質の集合体は増加している。以上二種類の汚染のカーブが交差していることを指して——室内汚染は下降、屋外・化学汚染は上昇——、ボストンの小児科医で反汚染活動家のフィリップ・ランドリガンは、「環境リスクの転換」と言っている。実際には、現代の汚染の動態はさまざまな傾向を示しており、一言でまとめるのは難しい。少し単純化すれば、大気汚染は世界レベルで増加していると評価できる。これまで大気汚染が深刻だった先進工業国では低下しているが、それ以外のあらゆる場所で増加している。とくに中国やインドのような国は、まだ西欧諸国ほど豊かでないが、規制がゆるいこともあり、発展するにつれて国内の汚染が進んだ。

先進工業国で大気汚染が減った大きな原因は、法律が整備されたことである。アメリカでは一九七〇年の排ガス規制法により[8]、大気汚染が大きく減少した。この法律では、環境保護省[9]に大気の質の基準を定める権限が与えられている。室内汚染が肺や腸にダメージを与えるのに対し、大気汚染は慢性疾患を増加させる。先進工業国でその傾向が著しかったが、その後、他の国にも広がっている。

死亡者の二〇人に一人は汚染に関係がある

いくつかの科学者グループが汚染状況とそのインパクトの数値化に取り組んだ。一致した評価と数字はきわめて深刻である。あらゆる形態の汚染により、世界中で毎年最大九〇〇万人が命を落としていた。比較として、タバコは年間、約五〇〇万人から六〇〇万人を殺している。汚染による死亡者の大半、おそらく九〇%ほどが、低所得国や中所得国に集中していた。そうした死亡者の半数が室内汚染、残りの約半数が大気汚染によるものである。人類の一〇人につきほぼ九人が、WHOの基準を上回る有害な空気にさらされている。心血管疾患の死亡者の約三分の一、肺がんの死亡者の一五%、慢性の呼吸器疾患、より正確には慢性閉塞性肺疾患の死亡者の一〇%余りが汚染によるものである。WHOの「グローバル疾病負荷」[10]研究グループの推計によると、全体として二〇一七年の死亡者二〇人につき一人が粒子状物質による大気汚染に関係しており、その数は三〇〇万人にのぼっている。死亡数は一九九〇年の二分の一だが、二〇五〇年には現在の二倍になると見られている。

汚染に関連した死亡者の総数は、エイズ、マラリア、結核を合わせた年間死亡数三〇〇万人の約三倍

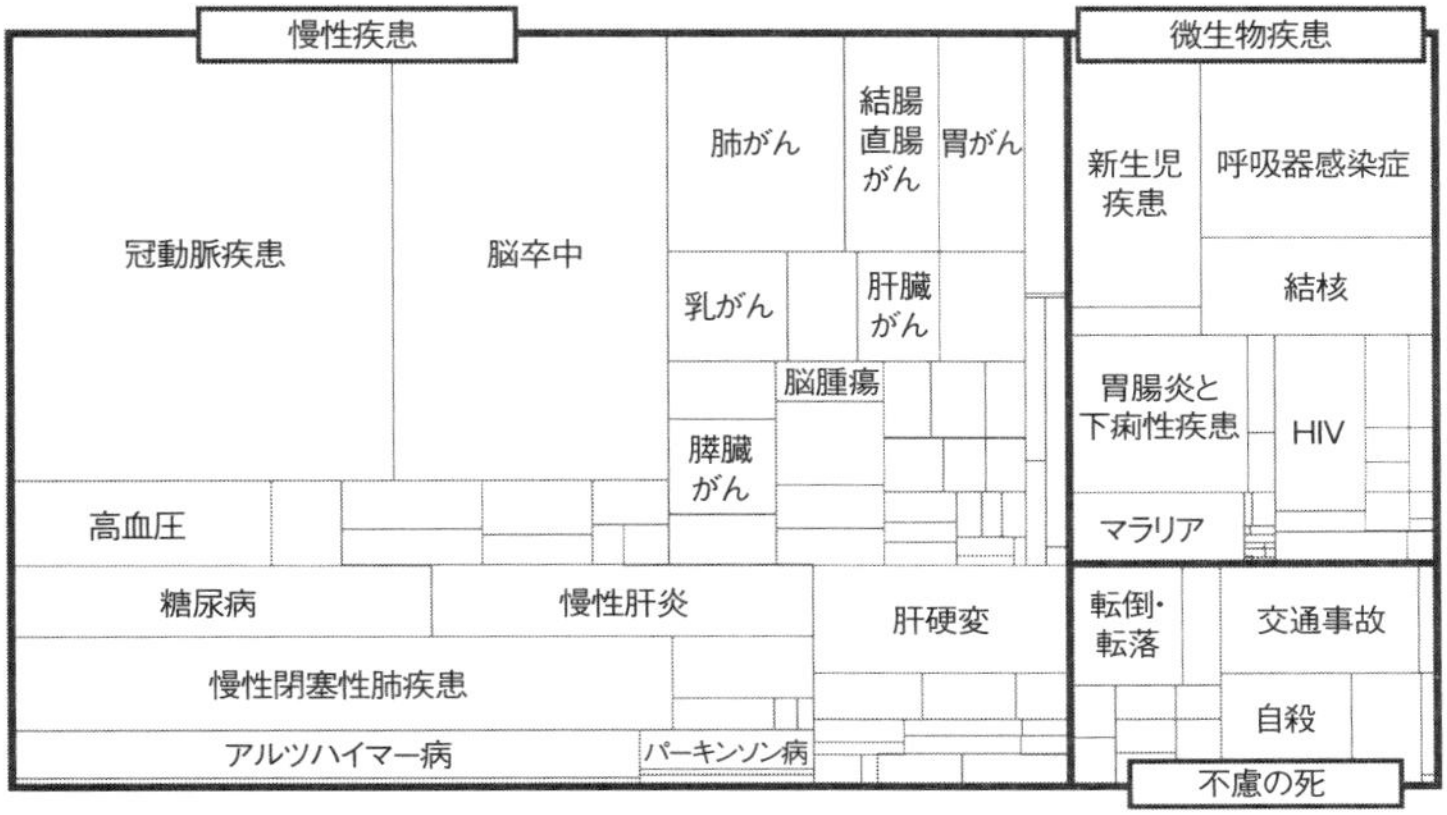

2019年の世界の死因別死亡率、男女とも・全年齢

出典：Global Burden of Disease, IHME

死因は慢性疾患、微生物疾患、不慮の死の3つのカテゴリーに分かれており、マスの大きさは死者数に比例する。1990年以降、微生物疾患で最も死者数が多いのはHIV（エイズ）。慢性疾患で最も死亡数が増えているのはアルツハイマー病で、これは人口が高齢化した影響によるものである。不慮の死の原因で最も数が増加したのは転倒・転落で、これも全体的な高齢化に関係があると思われる。

にのぼっている。こうした比較により、フィリップ・ランドリガンを始めとする多くの観察者が、以上の疾病に比べて汚染に注意を向ける人は極端に少ないと主張している。多くの資金を集め、汚染に反対してロビー活動を行うような、大物の寄付者も、大きな組織も存在しないのである。

死亡に加え、障害もある。同グループは、汚染によって毎年二億五〇〇〇万から三億五〇〇〇万DALY（障害調整生命年[11]）――障害のために失われた健康的な生活年数――が失われたと推定している。この数字に精神障害はほとんど含まれない。汚染はタバコについで、慢性疾患の第二の世界的リスク要因である。南東アジアのように喫煙の少ない世界のいくつかの地域では、汚染はタバコより上に位置している。

化学物質とその目に見えない汚染

化学汚染はこれまでの汚染とやや趣を異にした、室内汚染と大気汚染に続く第三のタイプの汚染である。化学汚染は最近になって登場し、まだ十分に認識されていないことから、そのダメージはいっそう深刻である。それは目に見えず、感じることもできない。そこが他の汚染の多くと異なる点で、そのため私たちは疑念をもったり、自覚したりすることが少ない。これも一種のフェルミのパラドックスであり、誰も見ていないが、至る所に存在している。

化学製品は私たちの環境のどこにでもある。私たちはみな化学物質にさらされ、私たちの生活には化学物質がしみ込んでいる。その大半は毒性検査を受けていない。それらは私たちの家に入り込み、仕事場にも存在するし、バカンスにもついてくる。経済活動部門のすべて、あるいはほぼすべてが化学製品を生み出し、利用している。それは製造業や農業で使われる接着剤、染料、塗料、梱包材といった製品である。化学汚染はじつに多様で、種々雑多なものから構成されている。無数の化学製品が存在し、皮膚や呼吸器、口を通して人体に浸透する。それらはやがて、私たち一人ひとりの血液、尿、さらに新生児のへその緒や母乳からも見つかるようになった。化学製品の生産高は年三%の割合で増えており、生産量は二五年間で二倍になった。

正しく使われているいくつかの化学製品は、微生物のリスクを減らすなどして、公衆衛生の役に立つことがある。それでも規制する必要が生じれば、ただちにメーカーに伝えられる。だが多くの化学製品は、意図せざる、予想もつかない新たなリスクを生み出している。当初は先進工業国だけのものだった化学汚染は、低所得国や中所得国にも広まっている。

化学汚染の規制はゆるい。法律に従って販売されている化学製品の二〇％以下しか、ヒトの健康に影響するかどうかテストされていない。それ以外の製品については、情報を手に入れることすらできない。大きな問題が見つかったときには、それらの製品は広くまき散らされたあとである。その問題の多くは取り返しのつかないもので、何世代にもわたって影響を及ぼす可能性がある。化学汚染が世代を超えて広がる様は、微生物というより遺伝子のようだ。母から子、ときには孫まで、遺産のように受け継がれることもしばしばある。

個別の化学製品の影響についてはほとんどわかっていないが、混合物の影響についてはさらにわからない。ところが工業化以後の人間は、大量の混合物にもっぱらさらされている。複数の化学製品に同時並行的にさらされるのは、二一世紀に常態となった。人々は規制の甘い医薬品を受け入れないが、医薬品の流通は他とは比較にならないほど小規模で、より管理されている。化学製品の一部にすぎない殺虫剤は「多少」検査されている。だが他の製品は「まったく」、あるいは「わずかしか」検査されていない。梱包やラベル貼り、洗浄、コスメに使われる製品である。認可の時点でも、ヒトに対して毒性があるかどうかはわからない。

化学汚染は少なくとも知られている限りでは、それ以外の形態の汚染のような慢性疾患を引き起こしていない。それは他の汚染と同じ人々を標的にするわけではない。化学汚染が狙うのは若い人たちである。赤ん坊や子どもにダメージを与え、脳をむしばむ。より正確には、化学物質は成長の過程に影響を及ぼすのである。

大人はほとんど成長しないので、化学物質の影響をそれほど受けない。いっぽう、子どもは二重の意味で脆弱である。一つは、子どものほうがたくさん飲み、たくさん空気を吸い、それほど保護されていないので、汚染物質を取り入れやすい。もう一つは、子どもはつねに成長しているので、生物学的に敏感である。子どもは成長し続ける。胚と胎児、赤ん坊、子どもは、非常にデリケートなプロセスに従って成長する。遺伝子の指示で、あらゆることが細かく書き込まれていく。そうした成長のプロセスにおけるどんな変質も、最終的な結果に負の影響を及ぼしかねない。化学物質はこのプログラムを混乱させようとし、解剖学的かつ機能的な変化を引き起こす。問題なのは、それほど多くの物質でなくても――ごくわずかな量でも――ヒトの子どもに重大な影響を与えることだ。解剖学的な変化は生まれつき決まっているが、機能的な変質もしばしば不可逆的である。

新たに出現した化学物質では、除草剤や殺虫剤（ネオニコチノイドなど）、残留薬剤が内分泌攪乱物質になりうる。それらは出生時における頭囲の低下、成長の遅れ、知能指数の低下を引き起こす恐れがある。化学物質は活動過多[12]のリスクも増加させる。

こうして、化学汚染は知能[13]、学習能力、創造力、そしておそらく人間の幸福にもダメージを与える。それらの変質は子どもとその親の健康と生活に害をもたらす。だが、そうしたダメージはごく小規模なので、ほとんど知覚されることはない。それは特別なものでなく、化学物質がなくても起こりうる。それを探知し、数値化するのは困難である。つねに「ポジティブな」症状になるとは限らず、したがってそれほど目立たない。「ネガティブな」徴候を示す、つまり何かが欠けていることも多い。だが、異常があることより、異常がないことを見極めるほうが難しい。フィリップ・ランドリガンは無症候性の影響について語っている。問題のダメージが化学物質によって引き起こされたことを証明するのは困難なのである。

製品化される以前にしかるべき評価が行われないので、研究者は「生態」調査という名の疫学調査を行わなければならない。要するに、安全性の傾向を分析するのである。集団的な変化を数十年にわたって大規模に測定することにより、化学物質が原因であると考えられる徴候をとらえる。だがその影響は化学物質に固有のものではないので、別の問題、つまり責任の問題が生じる。これは環境に関する疫学に共通する特徴である。この影響はこの物質で生じたか否かを証明するには、つねに時間がかかる。例のごとく、たった一度の調査、一種類の調査では、物質と影響の因果関係を証明することはできない。試験管の中や動物実験といった研究室での調査も、いくつかの化学物質同士の関係とその神経学的影響を裏づけるのに役に立つ。

化学汚染によるもう一つの二次的なダメージは生殖器官と生殖に関するものである。フタル酸塩は可塑剤として使われる化学物質の一グループで、プラスチックをより柔軟にし、より強固にする。プラスチックフィルム、舗装剤、コスメ、玩具、シャワーのホース、ワニス、医療器具にも含まれている。フタル酸塩は男児の肛門と性器間の距離を短くする——女性化のマーカーとされる——疑いがもたれている。

世界の人間の健康に対する環境リスクのインパクトは全体でどれほどだろうか？　世界保健機関の研究者たちはそれを評価することにして、最も一般的な病気のなかから一三三の疾病を選び、インパクトの大きさを体系的に研究した(14)。一三三の疾病それぞれについて、環境リスクが原因と考えられるか、それはどれほどの割合かを決定したのである。一三三のうち一〇一の疾病が明らかに環境の悪化と関係があることを、彼らは突き止めた。どの程度原因とみなせるかは疾病によってさまざまだが、環境と関係のない疾病はごくわずかだった。研究者たちはそれぞれのＤＡＬＹ（障害調整生命年）を比較し、脳卒中の四〇％、心筋梗塞の三五％が環境によるもの——それ以外はもちろん生物学的偶然性と（または）行動のリスク要因によるもの——であるのを示した。がんの五例につき一例が環境に原因がある。呼吸器感染症と慢性閉塞性肺疾患については、三分の一以上がそうである。うつ病の一〇%以上が環境要因によるものだと、研究者たちは評価した。全体として、世界の死亡数の二三%、世界のDALYの二二%が環境を原因とするものである。

二〇〇二年に行われた前回の評価と比較して、世界の人間の健康悪化における環境要因の影響は大きくなっている。それには三つの理由が考えられる。第一に、世界の病気はいまや慢性疾患に席巻されている。人口増加と高齢化により、環境の決定要因に脆弱な人々が増えているのである。第二に、環境が決定要因になっている証拠がさらに増えている。第三に、そうした決定要因の一部、とりわけ汚染そのものが増加している。二〇二一年二月に国際がん研究センター(CIRC)は、乳がんが胃がんを抜いて、初めて世界のがんのトップになったと発表した。ということは、トップのがんはもはや特定の行動のみに起因する病気ではなく、環境と強い因果関係をもつがんだということである。

ここで改めて指摘しなければならないのは、こうした研究は他の多くの研究と同じく、真実の一歩か二歩手前の段階にとどまっていると思われることである。それらの研究はほぼすべて、インパクトの大きさを過小評価している。第一に、限られた数のリスク要因しか組み込んでいないからで、そもそもすべてのリスク要因を研究するのは不可能である。第二に、研究可能なリスク要因についても、そのデータに欠落があり、私たちの知見も同様だからである。だが、そうした不完全な評価でも、まったく評価しないよりましだ。評価がないと、人々は問題がないと思うかもしれないからである。

規制の話に戻るが、ある物質に環境リスクがあることを証明するのは非常に困難である。無害であることを示す証拠を企業自ら提供することはまずないので、私たちの環境に新たな化学製品があふれ続けることになり、毒性のあることがわかったときには手遅れになる可能性がある。そうではなく、無害であることの証拠をこちらから求めるようにすれば、より確実に環境リスクを抑えることができると思われる。

Ⅳ部　二一世紀――後退

14章　後退する人間の健康

「これまでの肥満傾向が今後も続くなら、肥満によってアメリカ国民の健康にもたらされる負の影響は喫煙の減少による正の影響を上回るようになるだろう。肥満の増加を抑えることができなければ、二〇世紀初頭以降に確立された健康上の利益の着実な増加というモデルは徐々に崩れていくだろう」

デヴィッド・カトラー「ニューイングランド・ジャーナル・オブ・メディシン」、二〇〇九年

行動リスクと環境リスクは障害や病気、そして死をもたらす。それらのリスクは個人の生活の質を低下させ、命を縮め、しばしば両者を同時に引き起こす。だが最近まで、そのようなリスクがあっても、人間全体の寿命はどんどん延びていった。なぜだろうか？　その答えは明らかだろう。

第一に、人間に起因するリスクによって命が縮んでも、いっぽうで寿命が延び続けることにより相殺されていた。短くなる生存年より延びる生存年のほうが長かった。第二に、長生きしたいと思う人ばかりでないにしても、大半の人は死ぬことを望まない。そのため人間は昔から、生き続けるために闘ってきた。病人でもそうである。その結果として工業化以後の人間は、慢性疾患を予防するより、その治療に力を入れるようになった。慢性疾患を治療しても完治することはまれだったが、多くの場合に症状を緩和し、あるいはコントロールすることに成功した。炎症性疾患の治療薬で炎症がなくなるわけではないが、一定期間、部分的ないしは全体的な症状を和らげ、のちに再発しても、たいてい別の治療薬で発

症を抑えることができる。糖尿病の治療薬によって血中糖度を許容できる範囲に保つことが可能になり、それによって合併症の発症を遅らせ、あるいはそのリスクを軽減できるようになった。がんさえもが多くの症例で寛解と再発を繰り返すことにより、慢性疾患になる傾向がある。治療のイノベーションの流れは続いており、疾病の影響を抑え、合併症の発症を遅らせるための技術的手段が次々と開発されている。

すでに見たように、医療費は増加の一途をたどっており、治療の基準がたびたび見直されてきた。一九八〇年代、あるいは一九九〇年代でも、重度の治療を必要とする八〇歳の患者は、病状とは関係なく高齢というだけで、蘇生治療が認められないことがあった。こんにちでは、年齢はほぼ、治療を中止する基準にならず、医師はいわゆる生理的年齢を評価するようになった。平均寿命と集中治療の妥当性が、ものを言うようになったのである。

工業化以後の人間が病気の治療をあきらめることはほぼない。患者の身体が少しでも機能している限り、高齢者を含めて治療をやめる決心をするのは非常にまれである。その背景には、長生きするのが当たり前という考えがある。平均寿命が延びるに従い、高齢者の余命も延びている。二〇一九年に八〇歳のフランス人の余命はおよそ一〇年で、女性はもう少し長く、男性はもう少し短い。あと一〇年生きられるとなれば、ほぼどんな病気に罹っても、普通に治療してよいわけである。一〇年生きられるというのは強力な倫理的理由になる。八〇歳の人を普通に治療するだけで、彼らはより長く生きられ、その統計的な寿命を維持し、さらに延ばすことも可能になる。それ以下の年齢でも同じことだ。

アメリカにおける平均寿命の低下

しかし、こうした死への抵抗にも限界がある。一部の国では国民の健康が悪化しており、それは結果的に、多くの観察者を惑わせている究極的指標、すなわち平均寿命に影響を与えている。少なくとも二つの国、保健システムが機能不全や財源不足に陥っているアメリカとイギリスでは、全死因死亡率と平均寿命が悪化している。イノベーションの国アメリカは、平均寿命が低下した最初の先進国である。

アン・ケースとアンガス・ディートンは、アメリカの健康悪化を資料で裏づけ分析した研究者の筆頭に挙げられる。いずれもプリンストン大学の経済学者で――私生活でもパートナーである――、アメリカ人の寿命と健康に関するデータを深く掘り下げて研究した。二〇一五年に二人は最初の論文[1]を発表し、アメリカ人の特定のグループの全死因死亡率が上昇していることを明らかにした。それは非ヒスパニックの白人中年男性であった[2]。研究の対象とした期間は一九九九年から二〇一三年に及ぶが、この現象は限定的なもので――同じような傾向が観察された国は他にない――、アメリカの人口の一部に限られている。中年の黒人やヒスパニック系の人々、六五歳以上の人々は人種や民族を問わず、同じ時期に死亡率が低下し続けていた。

ケースとディートンは一部の人々の死亡率が悪化している直接の理由、すなわち死因を調べた。それはまさしく人間に起因していた。すべての計測結果に、アルコール、鎮痛剤オピオイド、自殺が関連していたのである。この三つが、非ヒスパニックの白人中年男性の死亡率を上昇させる大きな原因になっていた。

数年前、いや数十年前から、アメリカの一部の人々は自滅的な行動に走るようになった。ケースとディートンは死因の特徴から「絶望死」と呼んだが、この表現はいまも有効である。そうした絶望死は昔からあったが、一九九〇年代から増加し始めた。初めのうちは、人口全体から見てたいした数でなかっ

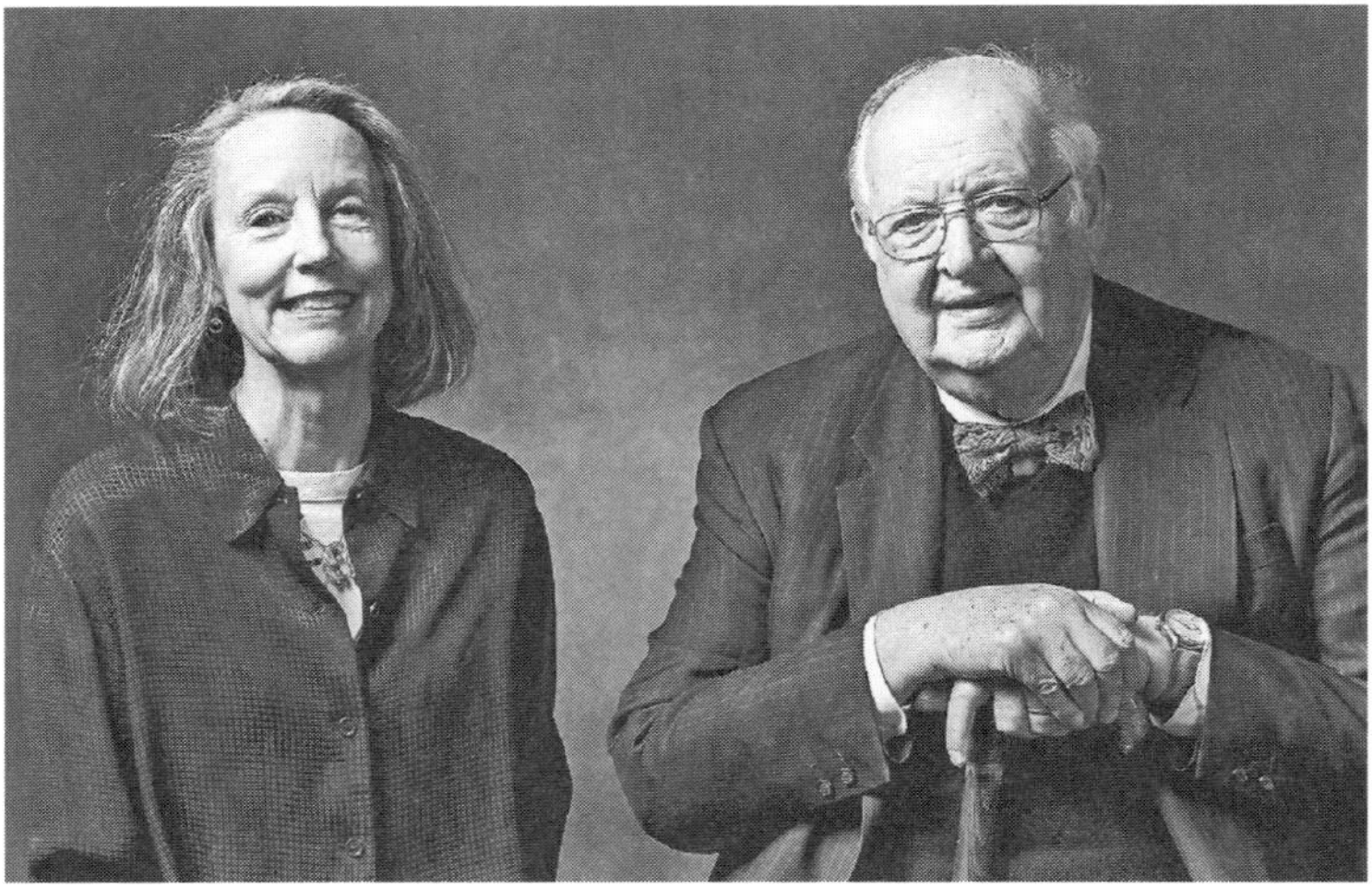

アン・ケースとアンガス・ディートン

たため、その実態はなかなか認識されなかった。絶望死の増加は当初、他の死因、とくに心血管疾患による死亡率が同時期に低下していたことから、それほど目立たなかった。これは包括的な統計がもつ問題点である。データをばらばらに分解しなければ、健康が悪化していることに気づかない。

ケースとディートンは最初の論文で、人生の長さだけでなくその中身も劣化していることを明らかにした。死亡率だけでなく有病率、つまり同じ人口集団で病気に罹る人の割合も上昇していた。聞き取り調査をしたアメリカ人たちが直接、身体的、精神的に健康を害していると語ったのである。さらに深刻なのは、原因を問わず、慢性的な痛みが増加していることである。痛みの問題は大きなテーマなので、あとでもう一度取り上げる。

この論文は科学界やメディアに大きな反響を呼んだ。その間にアンガス・ディートンは二〇一五年、健康の分野にとどまらない彼の研究全体に対してノーベル経済学賞を授与された。とりわけその間に、高死亡率がアメリカ人の寿命に影響を及ぼすようになった。二〇一四年から一五年にかけて、全アメリカ人の平均寿命は低下したが、それが判明したのは翌年になってからだ。平均寿命の低下は三年連続したが、そのような逆転現象はスペイン風邪のあった一九一八年以来、一度も見られなかった。

アメリカンドリームの凋落ぶりは著しい。一九六〇年代にアメリカ人の平均寿命は世界一だった。OECD諸国の平均より二・四年長生きしていた。平均寿命で世界をリードする状況は一九八〇年代に崩れ始める。一九九八年にアメリカはOECDの平均を下回った[3]。そのあとのことはもうご存じだろう。二〇一九年のアメリカの平均寿命は高所得国で最低だった。OECD三六か国の平均寿命はアメリカのそれを一・七年上回っている。

ケースとディートンがつぎの論文[4]を発表したのは、アメリカ人の寿命が三年連続して下落したあとだった。アメリカの死亡率がこれほど高いのは、すべての年齢層で白人の死亡率が上昇したことに原因があると、彼らは明らかにした。いっぽう、黒人とヒスパニック系アメリカ人の死亡率はどの研究レベルでも低下し続けていた。このデータからわかるのは、アメリカ人の健康状態が人によってばらばらなことである。国民全体が健康になることを、アメリカ人はしだいに期待できなくなっている。

第二の論文が明らかにしたもう一つの大きな問題は、表面に現れない要素に関するものである。徐々にであれ、急激にであれ、一部のアメリカ人はどうして自らを傷つけるようになったのだろう？　ケースとディートンによれば、その理由はどうやら経済的なものというより、社会的なもののようだ。彼らの分析でとくに重要なのは、所得だけでは白人中年男性の高い死亡率を説明できないとわかったことである。ケースとディートンの考えはこうだ。白人のアメリカ人の全体的な生活条件は、「経済的」条件も含め、一九七〇年代以降悪化していた。こうした生活条件の悪化は「社会的」不利益をもたらし、それが世代から世代へ受け継がれていった。そして、そのような社会的不利益、あるいは少なくともそのように認識されているものが、白人のアメリカ人が苦しんでいる理由、その結果として自らを傷つけるに至った理由であると思われる。いますぐ所得が上がったとしても、所得だけが問題でないため、すぐに効果は現れないだろうと、ケースとディートンは結論づけている。

この点に関して、エスニック・グループ間に大きな違いが存在する。アメリカ黒人はどうして、絶望に対してそれほど脆弱に見えないのだろうか？　ケースとディートンは認識の違いを挙げている。アメリカ黒人は逆境に慣れている。近年の状況は昔に比べ、彼らにとってそれほど悪くない。彼らは自らの状況が悪化したとは見ていないのだろう。白人に比べ、彼らの体調は悪くなさそうである。また、彼らはそれほど自殺しない。歴史家のキャロル・アンダーソンはこの認識の違いについて、白人のアメリカ人の観点からこう述べている。「ずっと恵まれていれば、公平は抑圧に近いものとなる」[5]

論文の刊行にともなう長い解説のなかで、ハーバード大学の経済学教授で保健問題の専門家デヴィッド・カトラーは、エミール・デュルケームの自殺に関する古典的研究を挙げ、以下の文章を思い起こさせる。人が「絶望するのは自らの物質的ないしは社会的状況が期待を下回ったときである。人は絶望すると、自らの健康を損なうような行動をとる」。カトラーによれば、たいして価値があると思えない人生を送るに至った状況をすべて受け入れるのはきわめて困難である。けれどもケースとディートンの研究は、絶望がしばしば人生の早い時期、労働市場に参入する時期や、ときにはそれ以前から始まることを示している。やがて絶望が蓄積され、期待が裏切られるのだろう。希望がもてなくなる理由を個人の収入のみに帰す説は誤りだと言えそうである。負の力学と深い失望に対する視点が欠けているからである。

カトラーは中年であることの影響をさらに説明するため、別の仮説を立てている。多くのアメリカ人は賃金が下がったり、住まいや健康保険を失ったりしている。そのいっぽうで、メディケアのような保険プログラムにより、六五歳以上のアメリカ人は生活水準を維持できる。医療費の心配がないので、彼らはより健康的な生活を送れるだろう。とはいえカトラーは、この説明を科学的に検証するのは非常に困難だと認める。生活の満足度を調べ、年齢ごとの違いを観察しなければならないからである。

カトラーは最後に、しだいに大きな問題になっている事柄について指摘している。アメリカでは多くの早期死亡が痛みから生じていることである。それは肥満の人がなりやすい背中や関節の痛みのこともあれば、うつ病に関連した精神的な苦痛や強度の不安による心理的な苦痛のこともある。アメリカ人は広い意味の痛みをよく感じるようである。オピオイドが市販される以前、そうした痛みはしばしば医学的な治療の対象にならなかった。アメリカ人は痛みを和らげるため、大量の酒を飲んだりタバコを吸ったりしたのではないかと、カトラーは考えている。

ケースとディートンはその後の研究で、「アメリカ人の苦痛の謎」について述べている(6)。年配のアメリカ人は中年のアメリカ人に比べ、生活のなかで苦痛を訴えることが少ない。この差は低学歴層でさらに大きくなる。以上の研究とあとで取り上げるサミュエル・プレストンの研究は、アメリカの健康悪化における中心的な現象をはっきりと裏づけている。苦痛を抱えたアメリカ人が非常に多いということだ。

オピオイドの過剰摂取と自殺

鎮痛剤オピオイドの過剰摂取はとりわけ重大な問題になっているようだ。これは歴史的・地理的に前代未聞の事態である。意図的に摂取しているか否かを問わず、薬剤による死亡がこれほど広がり、風土病と言えるほど慢性化している国はなかったし、そのような時代もなかった。オピオイドの過剰摂取による死亡数は二〇〇〇年から二〇一四年のあいだに四倍になった。[7] 規模の大きさに比例して、メディアや司法もこの問題に注目するようになったが、[8] アメリカ人は依然としてこの問題から抜け出せていない。彼らも手をこまねいているわけではないのだが。[9]

オピオイドの過剰摂取と自殺は部分的に重なっており、両者が同時に起きるか、別々かによって、三つのケースに分けられる。第一のケースは、意図せずにオピオイドを過剰摂取したが、自殺ではないもの。その人は鎮痛剤に依存するようになり、服用が高じて、たまたま過剰摂取のレベルに達してしまったのである。第二のケースはオピオイドによる自殺である。彼らの多くもオピオイドに依存しているが、通常より多く鎮痛剤を服用して自殺を図った。第三は、オピオイド以外の方法で自殺するケースである。以上三つのケースはしばしば一緒に研究されてきた。いずれも近い関係にあるので、境界を定めるのが難しいのである。全部まとめて、オピオイドによる自殺者と意図的でない過剰摂取による死者の累計は、二〇〇〇年の四万一三六四人から二〇一七年の一一万七四九人に増加している。[10] この数字は二〇一〇年以降の肥満に関連した死亡数を上回っている。過剰摂取と自殺はしばしば痛みと関連がある。オピオイドがつねに痛みに効くとは限らないが、痛みを抑えることは鎮痛剤を使用する第一の動機である。痛みがあると人間は不安定になる。それは神経系に悪い影響を及ぼすので、ますます自殺願望を抱くようになる。個人のレベルではそれほど重大なリスクでなくても、何十万という人々が服用すれば、そのインパクトはかなりのものになる。

自殺と過剰摂取が結びつき、解決のつかない二つの大きな問題が生じている。一つ目は基本的な問題、つまり最も重要なメカニズムに関するものである。それは供給の問題なのだろうか、それとも需要の問題なのだろうか？　そのような死はおもに、オピオイドが簡単に手に入るから起きるのだろうか？　意見は分かれている。第一の仮説は供給を原因とするもので、ケインズが「セーの法則」ないしは「販路説」[11]と呼んだものを思い起こさせる。供給はそれに見合った需要をつくり出す。オピオイドは値段が手頃なので、アメリカ人はそれが必要かどうかにかかわらず手に入れている。新しい製品が市場に出回って薬物の使用が広まった前例があることから、この仮説は説得力がある。たとえばクラック〔安価な濃縮コカイン〕やヘロインの供給は、その消費と過剰摂取のピークに結びついたとされている。二一世紀のアメリカはこのケースに似ている。鎮痛剤オピオイドは治療用の消費が増える以前に、入手しやすくなっていた。供給の増加はおそらく原因の一端になっただろう。だが、ミシガン大学の精神衛生の専門家たちが述べているように、「供給がどれほど増えたから需要が伸びたのか、その割合を評価するのは不可能である」[12]。

おそらく以上の説と競合する、というより補完し合っていると思われる第二の仮説は、需要を原因とするものである。需要は絶望から来ていると思われる。絶望は自殺願望を増やし、オピオイドへの欲望を増加させる。薬物は、見通しの立たない状況に向き合うための一時しのぎになるのだろう。それは二つの役割を果たしている。精神を不安定にし、うつ症状を悪化させるとともに、自殺の道具にもなるのである。それは薬物への誘惑をかき立て、具体的な行動へと駆り立てる。需要仮説も検証し数値化するのは非常に困難である。ミシガン大学の専門家たちが言っているように、供給の問題は法律や規則で対応できるが、需要には社会的、経済的に対処するしかない。もし二つのメカニズムが同時に働いているなら、二種類の公的な対応策が必要になる。供給を減らせば薬物へのアクセスは困難になるが、それでアメリカ人の痛みの問題が解決するわけではない。

二つ目に重要なのは、事故死より故意の死のほうが多いという点である。その答えは明確ではない。自殺と事故は、つねにはっきり区別できるものではないからだ。死亡者の三分の一ほどは、自殺する意志を記した手紙を残している。だが、自殺者は自ら命を絶つ前に必ず一言書き残すわけでなく、そのため遺書があるかどうかは判別の基準にならない。さらに、過剰摂取から蘇生した人々は、自殺の意志があったのかどうか問われて、はっきり答えられないことが多い。薬物を服用して命を絶とうとしたのかどうか、自分でもよくわからない人がいるようである。その判断はオピオイドの影響を受けているため、行為の意図をあとから解釈するのは難しい。

サミュエル・プレストンは、薬物の摂取によるアメリカの死亡数は公的なデータに示されたものより多いと考えている[13]。薬物は他の病気で死亡するリスクも高めていると、プレストンは指摘する。彼の概算によると、間接的なものも含めて、薬物で死亡したアメリカ人は二〇一六年に一四万一六九五人にのぼっている。薬物の過剰摂取が直接の死因であると公式に認められた数より二倍多い。アメリカから薬物が一掃されていたら、一五歳から六五歳の死亡率は二〇一〇年以降も低下し続けただろうと、プレストンは推定している。

経済の衰退と健康の後退は部分的に関係がある

もっと幅広く長期的なアプローチでアメリカの健康を研究した人たちもいる。時間をさらにさかのぼり、より広範なデータを用いた研究で、スティーヴン・ウルフとハイディ・シューメーカーは上記のものに近い結論に達している。だが、彼らの解釈はやや異なっており、おそらくケースとディートンの解釈を補足するものになっている。二五歳から六四歳のアメリカ人で、いくつかの原因（薬物と高血圧疾患）による死亡率が一九九〇年代から上昇し始めているのに、ウルフとシューメーカーは気づいた。二〇一〇年以降、この年齢層の全死因死亡率は上昇している。[14] 平均寿命についても、一九八〇年代から上昇のペースが落ち始め、[15] 二〇一〇年から二〇一一年に頭打ちとなり、二〇一四年から低下した。ウルフとシューメーカーの研究で、アメリカ人の健康の後退はかなり以前から始まっていたことが確認できる。要するに、一九八〇年代から問題は顕在化し始めた。[16] 一九九〇年代から、いくつかの原因による死亡数はすでに増加していたが、とくに二〇一〇年以降、幅広い年代の死亡率が上昇している。平均寿命が下落するのは二〇一五年からである。

国民の健康を改善するには時間がかかるが、悪化するときも同様で、はっきり目に見える形になるにはさらに時間がかかる。平均寿命が下落したときには、すでに遅い。すんだことはどうしようもなく、短期間で事態を逆転させることはできない。

ウルフとシューメーカーは地理的な不均衡も調べ、極端な違いを見せることにかけてアメリカはトップクラスだと言っている。富と健康にほぼ一定の関係があるように、アメリカにおける寿命の不平等には経済的不平等が反映されている。実際、いくつかの豊かな州、とくに太平洋岸の州では平均寿命が延び続けたのに対し、他の州では低下した。ウルフとシューメーカーによると、農村部では都市部と反対に、二五歳から六四歳の死亡率が死亡原因を問わずきわめて高い。死亡率の違いに場所が影響することはよく知られており、アメリカに特有の現象ではない。一九世紀にデュルケームは、農村より都市のほうが自殺者が多いと推定していた。こんにち、それは逆転している。先進国では多くの疾患で、都市より農村のほうが罹患率が高く、アメリカでもそれが確認されている。

ウルフとシューメーカーによると、オピオイドによる死亡数だけでは、アメリカと他の比較可能な国との平均寿命の差の一五％しか説明できない。その他にもアメリカには喫煙と肥満という公衆衛生上の二つの大問題があるが、これでもおそらくすべてを説明することはできない。喫煙が平均寿命や若年層の死亡率上昇にまだ大きな影響を与えているのか、はっきりわかっていない。すでに見たように、喫煙者の数は大幅に減っているのである。肥満はアメリカの風土病のようなもので（昔からあり、減るきざしはない）、高血圧や腎臓病を通じて健康の後退に一役買っていることは間違いない。

ウルフとシューメーカーは根本的な原因、すなわち一部のアメリカ人の健康を害している条件も指摘している。三種類の指標により、アメリカの経済状況とアメリカ人の健康悪化に部分的に因果関係のあることがわかる。第一に年代が一致している。一部の年齢集団に集中しているとはいえ、アメリカ人の健康悪化は一九九〇年代に始まった。この時期に、アメリカの経済は大きく変わった。いくつかの産業部門では雇用が破壊され、労働者は仕事を失った。ミドルクラスはとくに大きな打撃を受けた。一部では賃金が上がらず、収入の不平等が広がった。第二に、こうした社会背景において経済的に最も脆弱な人々（女性と低学歴の白人男性）は、死亡率が上がっている人々と同じである。第三に、明らかに地理的な一致が見られる。死亡率が高い地域は、農村部や「ラストベルト（錆びた地帯）」と呼ばれる中西部の工業地帯のように、経済的困難に見舞われた地方に集中している。それとは反対に、太平洋岸の州やテキサス、ニューヨークのように経済が堅調な州では、死亡率はそれほど上昇していない。

これらのデータは、またもや、経済がアメリカ人の健康に大きな影響を与えることを示唆するものだが、こうしたインパクトは人間の心理によって変わってくる。それには二つの認識のメカニズムが働いており、その一つがバイアスである。認知バイアスでは、重要なのは現実ではなくその認識である。実際に状況が悪いか否かは問題ではない。経済的に不利な立場に置かれていると認識したとき、絶望、つまり健康へのハイリスクが生じる。第二に、人間は本質的に、人生に関して動的なビジョンをもっている。一時的な状態が問題なのではなく、その状態が期待していたレベルに達していないと認識したり、改善する見通しがもてなかったりすると、欲求不満になる。賃金や資産にも増して、多くのアメリカ人を絶望させたと思われるのは、この状況は今後も続くという確信である。非ヒスパニック白人中年男性のグループで、多くの人が社会的地位を失ったと感じていたことは、明らかなように思われる。

サミュエル・プレストンも、アメリカで議論の的になっている問題に一石を投じた。彼はまず、肥満の役割について述べている。生涯で最大の肥満度指数（ＢＭＩ）[17]を疫学モデルに組み込むことで、肥満は年率〇・五四％死亡率を押し上げ、死亡率の改善に不利益をもたらしたと評価した。より具体的には、これは死亡率の相対的上昇率の二三％に相当する。[18]一九八八年から二〇一一年までに観察されたＢＭＩの増加は、二〇一一年に四〇歳のアメリカ人の余命をほぼ一年縮めたようである。こうした肥満の増加により、肥満率が一定だった場合に比べて、毎年約一八万六〇〇〇人が余計に死亡したと、プレストンは推計する。絶望死ではおそらく、二一世紀のアメリカの死亡率上昇全体を説明できないと、彼は結論づけている。心血管疾患の死亡率は下げ止まり、がんの死亡率は低下のペースが落ちている。この二つの死因は肥満と密接に結びついているのである。

プレストンはつぎに、肥満による死亡と絶望死の部分的な関係について検討している。これはいわば、他の研究者の仕事と自らの仕事を総合したものである。この部分的な関係で彼が注目したのは痛みである。プレストンによると、肥満と死亡率の関係について、痛みのメカニズムはこれまであまり研究されていなかった。肥満はさまざまな形で死をもたらすが、肥満が痛みのメカニズムにどうかかわるかはあまり話題にならない。プレストンはつぎの研究において、一九九二年から二〇一六年に肥満が増加したことで、症状により一〇％から三〇％痛みが増加したと推定している。[19] 彼の研究方法では、痛みが肥満を引き起こすという逆の因果関係の可能性は排除できるという。痛みは直接人の命を奪うわけではないが、肥満によって生じた痛みが鎮痛剤の使用を誘発したのではないかと考えてみる必要がある。以下はそのケースになりそうである。プレストンとその研究チームは二〇〇〇年から二〇一五年にかけて行った三つ目の研究において、肥満が統計上、新たな鎮痛剤の処方と関係のあることを突き止めた。肥満が深刻になるほど、鎮痛剤との結びつきは強くなった。鎮痛剤に頼る理由として最も多いのは、関節痛や腰痛、神経痛、筋肉痛だった。

実際にプレストンは、アメリカ人の不利益に肥満が果たす役割は大きいと考えている。影響の一部はおそらく、痛みと鎮痛剤に関するものだろう。だが最も大きいのは、糖尿病や心血管疾患のような別の病気に影響を与えることである。プレストンによると、肥満は絶望の第四の形であると考えられる。それは死亡率や自殺率を押し上げるだけでなく、鎮痛剤やアルコールの過剰摂取を引き起こす。だが、この解釈をより確実なものにするには、人はどうして肥満になるのか、もっとよく理解する必要がある。[20]

イギリスの健康悪化

イギリスは、国民の健康が後退することがあるのを示すもう一つの主要な実例である。イギリスの輝かしい歴史をもってしても、二一世紀の健康悪化を食い止めることはできなかった。イギリスの後退には、アメリカの事例とは異なる特徴がある。同じく社会的・経済的要素に起因しているが、影響を受けるのはアメリカと同じ人々でなく、その原因も異なっている。最初に現れた徴候は死亡率の上昇だった。二〇一四年から二〇一五年にかけて、イングランドとウェールズの死亡数が五％増加した。およそ二万八〇〇〇人増えたわけで、二〇一五年の死亡総数は五三万であった。一九六八年以降で最大の上昇率である。それに続いて二〇一七年、インスティテュート・フォア・ヘルス・エクイティ（健康公平性研究所）の報告書が、二〇一〇年以降、平均寿命の延びが鈍化していると結論づけた。女性は五年で一年延びていたが、一〇年で一年しか延びなくなった。男性は三年半で一年だったのが六年で一年になった。寿命の延び方はおおよそ、速いか遅いかの二つに分けられるが、これほどのスローペースは一八九〇年以来のことである。研究者たちから指摘を受けたイギリス当局は、こうしたさまざまな警告を打ち消した。政府はその答えとして、喫煙率の低下のような、反論というには的外れな統計を示した。

オクスフォード大学の地理学者ダニー・ドーリングは、イギリス人の健康を体系的に調べた。彼のいくつかの研究により、イギリスの生存率が低下していることが明らかになった。アメリカの事例と比較してわかったのは、生存率低下の影響を受けているのはアメリカと同じ年齢層でないことである[21]。第一に、乳幼児の死亡率が上昇していた。二〇一四年から二〇一七年のあいだに三・六パーミルから三・九パーミルに上がっていた。第二に高齢者の死亡率、とくに女性の高齢者の死亡率が上昇した。アメリカでは中間の世代が影響を受けていたのに対し、イギリスでは上と下の世代が影響を受けていたのである。イギリス全体の平均寿命は二〇一五年に低下し、数年間横ばいだった。健康格差が拡大していることも、ドーリングは確認した。

イギリスの保健システムの慢性的な財源不足と社会的保護の弱さを、彼は何度も問題にしている。イギリス人が相対的な貧困状態に置かれていることは、新型コロナのパンデミックであらわになった。だが医師や研究者は一〇年以上前から、その点について警告していたのである。アメリカとイギリスのケースを比較してわかるのは、国民の健康を悪化させる道はいくつも存在することである。いくつかの条件は同じでも、メカニズムや影響は部分的に異なっている。イギリス人はアメリカ人と異なるやり方で、自国の健康拡大にブレーキをかけてしまった。もう一度トルストイの言葉を思い出そう。幸福の形はどれも同じだが、不幸の形はそれぞれ違うのである。

15章　人間の健康に対する気候のインパクト

「地球温暖化による気候変動は世界で最も緊急を要する公衆衛生上の問題である」
「ブリティッシュ・メディカル・ジャーナル」、二〇〇六年

気候がつねに人間の生活にインパクトを与えてきたことは確かである。まず直感的にそう思うし、経験を通じてそのことを実感している。多くの研究により、気候に関する歴史的情報が蓄積されてきた。人間とその社会が気候条件の影響を絶えず受けていたことが、それらの研究で裏づけられている。

過去の気候と人間の関係を調べるには、これを研究する二つの学問、古気候学と考古学を関連づけて考える必要がある。古気候学は過去の気候を研究する学問で、考古学は人間にかかわるものか否かを問わず、あらゆる残留物を研究して先史時代や古代の人々の生活を復元する。研究者は気候の動態に関するデータを人間の生活状況を示す遺物と照合し、両者の関係、さらにその因果関係を推定している。

だがそれは仮説にすぎない。このような気候と人間のデータを融合した研究には、少なくとも二つ、不確実さをもたらす原因があるからである。まず、それは過去にさかのぼる研究であり、データは非常に古いため、不完全であり不確かである。それを解釈する際に誤りを犯すリスクがある。つぎに、それは過去に関するものなので、「実験」研究ではなく「観察」研究になる。再現実験を行うことができず、

ただ観察するしかない。あらゆる理系の学問がそうであるように、因果の推論、すなわち原因と結果の関係を推測するには、観察に基づく研究だけでは不十分である。

以上二つの限界――過去にさかのぼることと観察に基づくものであること――を補い、気候条件と人間の行動との因果関係を推測するには、少なくとも三種類の論拠が必要である。一つ目は時間的なもので、気象現象と人間のリアクションが時間的に一致すれば、その二つに関係があると推測できる。二つ目の論拠は、そのメカニズムが納得のいくものであることである。古気候学と考古学の共同研究では、互いの見解を聞いた上で筋の通ったシナリオを組み立てる。ある時点の人間に対して気候がインパクトを与えたと考えるには、それが真実味のあるものでなければならない。研究者は想像力を働かせ、明らかになっていることから類推して推論しなければならない。ジグソーパズルのピースがすべてそろうことはないが、ある時期の全体的なイメージをつかむことは可能である。三つ目の論拠は一貫性である。復元されたさまざまな歴史的観察は一致していなければならない。それはほとんど同じものだと言えなければならない。繰り返される話が似ていれば――出来事の連鎖は非常に複雑なので、まったく同じことが起きるとは思えないが――、因果関係があると信じるに足る理由になる。「度重なれば偶然に起きたとは思えない」とフロイトは言っている。過去を研究するとき、さまざまな歴史的観察に一貫性があれば、実験による再現の代わりになる。ここでも実験を行うことは不可能なのである。

気候はつねに健康にインパクトを与える

科学者たちは気候条件が人間に明らかにインパクトを与えることを示す歴史的証拠を集めることで、気候が人間の生活の主要な決定要因であったことをほぼ証明している。そうした歴史のなかには部分的にしか真実でないもの、さらには、誤りが多すぎて真実と認められないものもある。それでも、非常に多くの歴史的観察が、気候変動が先史時代や工業化以前の人々に悪影響を及ぼすことがあったのを、はっきり示している。

ニューヨークのコロンビア大学で古海洋学を研究するピーター・デ・メノカルは、海洋底の堆積物を気候のアーカイブとして使っている。海洋底の堆積物は長い時間をかけてゆっくり堆積するため、そこには海洋の循環と気候の変化に関する詳細な過去の情報が含まれている。ピーター・デ・メノカルは、歴史を通じていくつかの人間社会が気候変動にどう対応したのかを述べている。[1] 彼が例に挙げるのは、紀元前二三〇〇年頃に成立したアッカド文明である。アッカドのサルゴン王の帝国は、ティグリス川とユーフラテス川にはさまれた広大かつ比較的平坦な自然の平野に位置していた。アッカドは、降雨に恵まれて生産量の多いメソポタミア北部の農地と、南部の都市を、灌漑施設で結ぶことに成功した。この灌漑事業による繁栄がおよそ一世紀続いたのち、アッカド文明は急速に崩壊したことがわかっている。考古学の遺物により、北部の農業地帯の平野が放棄され、避難民が南部に押し寄せたことが裏づけられている。こうした移住を阻止しようとして、南部のシュメール人は「ムリク・ティドニム（遊牧民の撃退者）」と呼ばれる全長一八〇キロメートルの壁まで建設していた。

研究者たちはオマーン湾の深海底の堆積物を調べ、その地域の気候の歴史を復元した。彼らはそうして、アッカド文明の崩壊が気候変動と同時に起きたことを明らかにした。現在のシリアの北東部で、風に運ばれた泥土の約一メートルの堆積が見つかっている。それは、気候条件が急激に変わって乾燥したことを示す、第一の証拠である。ティグリス川の支流の湖で石英の風成堆積物が増加したように、その地域を乾燥が襲ったことを示す手がかりは他にも存在する。メソポタミア地方がこれほど急激に乾燥化した原因は何だったのだろうか？　確実なことは言えないが、北大西洋一帯の寒冷化が原因であったと考えられる。南北両極と南北両回帰線下の海水温は一度から二度下がった。ティグリス川とユーフラテス川は、冬期に地中海地方に降った雨が流れ込んだものである。こんにち、北大西洋の海水温が低下すると雨の供給が減少することがわかっている。北大西洋の寒冷化とメソポタミア地方の乾燥化は間接的だが実際に関係があると考えられる。

しかしながらアッカド人は先見の明があったようである。考古学のデータによると、彼らは穀物を備蓄し、水を管理する技術を開発して、短期的な降雨量の変動に備えていた。だが彼らの社会は当時としては非常に複雑で、持続的な乾燥に適応できずにほぼ消滅したことが、各種のデータから読み取れる。

三つのメカニズム——飢饉、感染症、社会の混乱

気候が人間の「生活」だけでなく「健康」にも影響を及ぼすことは、十分ありうることだが、それは長いあいだ仮説にとどまっていた。先史時代と歴史時代の大半において病と死はわずかな数の原因から生じていたことがわかっており、それについてはすでに述べた。食糧問題、微生物感染症、不慮の死が、先史時代から人類の大半の命を奪ってきた。そのために健康の大幅な拡大が妨げられ、平均寿命はきわめて低い水準にとどまっていた。現在入手可能な歴史情報から、病と死の三つの原因がしばしば気候によってもたらされたことがわかってきた。

ここでも、二種類のデータを突き合わせて考える必要がある。工業化以前の人々の健康を物語る要素を、対応する時期の気候の情報と照合するのである。オーストラリアの疫学者アンソニー・マクマイケル（一九四二—二〇一四）はいくつかの論文と、本人が急死したため未完に終わった著書[2]のなかで、そ

れについて記述・分析した。マクマイケルが復元した多くの歴史的証拠は、長期、中期、短期、極短期という複数の時間的スケールに対応している。マクマイケルの説明によると、気候は三つのメカニズムで人間の健康に影響を与える。すなわち、いくつかの直接的影響（第一のメカニズム）と、二種類の間接的影響である。直接的影響には、気温や極端な気象現象がある。猛暑、大雨による洪水、その他暴風雨のような極端な現象がそれに含まれる。これら直接的影響ははっきり目に見えることから、人々が最も身近に感じられるものと言えるだろう。現在、たとえそれがインパクトとして最大のものでないとしても、人々をいちばん納得させられるのがこうした気候の影響である。そのいっぽうでマクマイケルは、気候の影響が先史時代の人々の健康に果たした役割についてはほとんどわからないと述べている。その直接的メカニズムに関する古いデータはほとんど存在しないのである。

歴史情報の大半は、人間の健康に対する気候の間接的な影響に関するもので、それには二つの可能性がある。気候と人間の環境のバランスが崩れるか、それともバランスがとれているか、である。環境のバランスが崩れると何種類かのリスクが生じる。[3] 作物の収穫量が減って栄養不足になったり、水質が悪化したりする可能性がある。微生物疾患のリスクが高まることもある。気候は微生物に直接影響を及ぼしたり、微生物を媒介する昆虫や動物をはびこらせたりする。さらに、第三のメカニズムとして、気候は人間の社会にマイナスの影響を及ぼし、人間の生活を破壊することがある。厳しい気候そのものが人の移動や社会の混乱、暴力を引き起こすことがある。第二のメカニズムで挙げた別の問題、すなわち食糧不足や微生物疾患などを通して、社会の秩序が大きく乱されることもある。さまざまなレベルでのこうした社会の分断も、精神的な健康に有害な影響を与える。

以上の説明から、気候と健康の関係の歴史に繰り返し見られる特徴をいくつか挙げることができる。

一つ目は、食糧不足、感染症、社会の混乱という、それ自体相互に作用する三種類の問題を引き起こしたり、加速させたりすることで、気候は人間の集団的な健康にたびたび間接的な影響を及ぼしている、ということである。先史時代と工業化以前の主要な死因がこの三つなのは、決して偶然ではない。その時代、気候は社会的決定要因に近い存在になり始めていた。それは大本の決定要因、つまり病や死の原因のそのまた原因になっていた。

これら三つのインパクトは同じ気候変動から生じることもあれば、一つ目から二つ目が生じるといった具合に、相互に作用することもある。たとえば、農業の収穫量が減って人々の栄養レベルが低下し、それによって通常の微生物感染症（エンデミック）や突発的に流行する微生物感染症（エピデミック）に罹りやすくなる。こうした集団的ストレスは社会が混乱する原因になる。反対に、気温の低下、とりわけ急激な気温の低下によって感染症が広がり、人々の健康状態が悪化して社会の秩序が乱れることもある。気候の悪化はつねに、複雑に関連し合った問題を生じさせるとともに、人間の健康にマイナスの影響を与える可能性がある。

ユスティニアヌスのペストの気候的原因

マクマイケルはいくつかの実例から、気候変動と人間の健康の歴史的関係を明らかにしている。それらの歴史はしばしば似ており、時期や場所だけが異なっている。その原因に気候変動があり、時間的スケールは数十年から数世紀、それ以上と、さまざまである。気候変動は生態系のバランスを崩し、食糧難や疫病、あるいはその両方を引き起こす。その結果、社会の混乱、さらに政治の混乱が急速に進む。最も重大かつ繰り返し現れる問題は乾燥のようで、それはやがて作物の収穫に打撃を与える。気温の低下や上昇以上に、水不足の影響は大きい。マクマイケルによれば、「過去一万二〇〇〇年にわたって乾燥と飢饉そして飢餓が、気候が健康にもたらす主要な負のインパクトであった(4)」。

多くの気候変動は人間の健康に長期にわたって深刻な影響を与えた。最も典型的な事例の一つがヤンガードリアス期に起きている。気候学者におなじみのこの出来事《イベント》は、一万二九〇〇年前、長い温暖期を突然終息させた寒冷化に相当する。温暖期そのものも氷河期のあとに生じている。寒冷化の正確な原因は定かでないが、いくつかの仮説が立てられている。カナダの氷床が溶けて大量の水が急激に大西洋に流れ込んだことが寒冷化の引き金になったと、長いあいだ考えられていたが、話はもっと複雑なようである。それでも、短期間のうちに気温が四度から五度低下し、その状態が数世紀にわたって続いたのは確かである。この時期に、世界のさまざまな地域で人間の社会が形成され、食糧源を求めてたびたび移動するようになった。現在のシリア北部やナイル川流域の考古学データがそのことを示している。それらの社会はヤンガードリアス期の寒冷化で打撃を受け、ごくわずかしか生き延びられなかったようだ。それ以上の地域で見つかった人骨から、変死の割合が異常に高いことが明らかになっている。それらの人骨はしばしば武器の残滓をともなっていた。その間、現在のシリア北部では食糧が減少し、人間がつくった構造物の大半が放棄された。

インパクトの大きな長期の気候変動ばかりでなく、数年しか続かないより短期の変動も人間の健康に重大な影響を及ぼした。ユスティニアヌスのペストはその一例である。これは世界初のペストのパンデミックで、こんにち「エルシニア・ペスティス」と呼ばれる細菌で引き起こされた。そのペストは五四二年、コンスタンティノープルの悪疫という形で始まった。三か月で、五〇万人を数えるコンスタンティノープルの住民のうち約一〇万人が死亡した。パンデミックはやがてヨーロッパの南東部や地中海東部へ広まり、八世紀半ばまで断続的に再発生した。死者は世界人口の半数、三〇〇〇万人から五〇〇〇万人にのぼったと見積もられている。(5) 歴史資料によると、ペストはノミのたかったネズミによってコンスタンティノープルに持ち込まれた。それらのネズミは穀物運搬船でエジプト東部の町ペルシウムから運ばれてきた。実際に五四一年、すなわち一年前に、ペルシウムでペストが大流行したことがわかっている。さらに系統発生──種間の類縁関係を研究する──のデータも存在しており、ユスティニアヌスのペストの菌株は東アフリカ起源であったことが判明している。そのため、感染したネズミはおそらくまずエチオピアからペルシウムに入り、そこからさらに船で運ばれたと考えられている。考古学のデータによれば、それらのクマネズミは数世紀前に海洋交易を通じて本来の生息地であるインドから移動し、アフリカ北部と北東部に棲みついたようである。

ところで、コンスタンティノープルに侵入するまでの通常の気候条件下では、それらのネズミが生き延びることも、ノミが繁殖することもできないはずである。収穫期以降のナイル周辺、とくにヌビア砂漠の気温は、それらの生物が生きていくには暑すぎるし、乾燥しすぎる。同様にして、紅海沿岸は世界で最も暑い地域の一つで、七月に四〇度以上、一月でも三〇度以上になる。とくにノミの繁殖に適した気温帯はだいたい二〇度から三〇度である。しかしペストの大半は、年間の平均気温が二四度から二七度の地域で起こっている。したがって、有害なネズミやノミがコンスタンティノープルに到着して病原菌をまきちらすには、通常より「寒冷な」気候条件が必要になる。

まさにその通りのことが起こった。ある出来事が世界の急激な寒冷化の引き金になった。五三五年、パプアニューギニアのおそらくラバウルで火山が大噴火したことがわかっている。一定の緯度で大規模な火山噴火が起こると、地球の気温が低下することがある。噴き上げられた塵が地球の周囲に広がって太陽光をさえぎり、大気中に入ってくる太陽光の量が減少する。

五三五年にパプアニューギニアの火山が噴火すると、ほぼたちどころに気温が約三度低下し、その状態がおよそ一〇年にわたって続いた。気温だけでなく、気候全体が不安定になった。アラビアで洪水が起き、メソポタミアで雪が降った。多くの国で収穫が激減し、人々は飢え、社会が混乱したことがわかっている。スウェーデン、中国、中央アジアの歴史情報も、こうした社会の混乱を裏づけている。したがって、五三〇年代末のとくに寒冷で、おそらく湿度の高い気候条件が、ネズミとノミにペルシウムからトルコまで旅する機会をもたらした可能性がある。船に大量の穀物が積まれていたので、ネズミがそれを食べて生き延び、個体数を増やしたことは間違いない。ペストに感染した一部のネズミは旅の途中で死んだに違いないが、すべて死んだわけではなく、そうしたネズミにとりついたノミはより長期間、生きられた。やがて、生き残ったネズミとノミとペスト菌は、楽々と地中海を渡り、コンスタンティノープルの人々を感染させたに違いない。

この事例は、気候と人間の健康に関係のあることを示している。マクマイケルは、それと異なる時間的スケールで展開した別の事例を分析し、人間社会は気候変動に弱いという総合的な結論を下している。数十年あるいは数百年に及ぶ大きな気候の変化は、しばしば、干魃や飢饉、社会の不安定化を通して人々の健康に害を与えた。疫病は、気温の変化、食糧不足、社会の混乱のより短期的――数年――なエピソードとして生じることが多いようである。人間社会はおそらく、エルニーニョ現象のような短期的で反復性のある気候サイクルから立ち直る術を学んできた。そのいっぽうで、もっと長期的な気候変動には大きな打撃を受け、文明が消滅することもあったのである。

気候システムは複雑だが、その攻撃手法は基本的なもので、ほとんど変化しない。間接的に打撃を与え、その仲介物もほとんどつねに同じである。いくつかの事実が示すように、それほど策を弄することなく大損害を与えることができる。極端な気象現象でなくても、気温を一度か〇・五度、上げたり下げたりすれば十分なのである。そうしたごくわずかな変化で、ほぼ確実に、干魃、食糧不足、微生物の再出現、人間同士の闘争といった大きな影響が生じる。それらの問題は複雑にからみ合っているので、ますますインパクトは大きくなる。いずれも気候が原因で生じるが、一度起こってしまえば、もはや気候とは無関係に進行する。その悪影響は明らかに人間のリアクションによるものである。それが、健康に対する気候変動のインパクトがもつ、もう一つの基本的な特徴である。人間は何でもできるわけではないが、まったく無力というわけでもない。先史時代から工業化以前の人々に知識や手段はなかったが、気候変動に柔軟に対応していた。これから見るように、こんにち起こっているのはそれとは反対のことである。私たちは気候システムをかなりよく理解している。かなりのところまで、気候の変化やインパクトを予測して行動する能力はあるのだが、私たちの社会はそれほど柔軟ではない。

同様にして、私たちは昔のように過去から学ぶことはできないように思える。マクマイケルは歴史を点検し、過去と現在で大きく異なる領域が三つあることに気づいた。他より過去のデータが不足している領域である。一つ目は影響の種類に関することである。すでに述べたように、私たちにわかるのは気候変動の直接的な影響というより間接的な影響である。二〇世紀以前に猛暑が人間に直接どのような影響を与えたかを知るための歴史情報はほとんどない。猛暑は起こったに違いないし、人間の健康に影響を与えたはずだが、正確にそれを知ることはできない。いっぽう、極度の寒冷期における死者の数やそれにともなう困難な事態に関するデータはいくつか存在する。二つ目は、気温の情報は上昇より低下に関するものが多いことである。温暖期より寒冷期のほうがたびたび起こっているように見えるし、より復元されている。寒冷期のほうが人間の健康により深刻な影響を与えるからだろう。三つ目は、気候の良かった時期が人間の健康にどれほど良い影響を与えたか、歴史データからほとんど明確な情報が得られないことである。気候の良い時期と悪い時期があったことはわかっている。安定した気候のもとでは、人間はつねにより良い生活を送れたと考えられるが、それを証明することはできない。栄養、子どもの生存、大人の寿命に対して気候がどれほどプラスの影響を与えたか、それを数値化して評価することはできない。

気候に対する人間の関心

マクマイケルが総括した歴史的観察は、人間の活動が気候にインパクトを与えていない時代のものである。人間は気候の影響を受け、あるいはそれを利用していたが、気候に影響を与えてはいなかった。気候と人間の関係は一方通行だった。人間が気候に依存し、支配されていることを、昔の人々が認識していた可能性はおおいにある。少なくとも一六世紀以降、人がしばしば気候に対して影響力を行使しようとしていたことが知られている。皮肉なことに、人間が気候を気にかけていたのは、実際に影響力を行使するようになる前のことだった。

仏国立科学研究センター（CNRS）の研究員ジャン＝バティスト・フレソズとファビアン・ロシェは、過去四、五世紀にわたり、気候に関する知識と人々が信じていたことの変遷をたどっている。[6] 彼らの研究にはいくつか教えられる点がある。一つ目は、研究対象の期間を通じて、人々が気候に対し肯定的にせよ否定的にせよ、つねに関心を抱いていたと思われることである。気候（climat）という言葉はほとんど使われなかったようだが、多くの気候現象をめぐって論争が繰り広げられていた。気候は不安や安心の感情を引き起こすが、いずれにしても、人々の話題にのぼっていた。二つ目は、少なくともヨーロッパの人々が、人間の活動は気候に影響を与えることがあり、それまでもときに影響を与えてきたと確信していたことである。この確信は正しくもあり誤りでもある。正しいというのは、人間の活動が地球のシステムに圧力をかけ、気候を変えることがあるのは、いまや自明だからである。誤りというのは、彼らが考えていたメカニズムは間違っており、当時、人間は環境を悪化させていたが、気候に影響を与えるほどではなかったからである。彼らはすでに環境を汚染していることを知っていたが、それ以上のことは知らなかった。人間の数は非常に少なく、その活動で排出されるCO_2はごくわずかなので、気候にインパクトを与えることはなかった。

フレソズとロシェの説明によると、人間の活動が気候に影響を与えると信じられたのは、とくに歴史が大きく動いたときである。アメリカ大陸征服、一九世紀の帝国主義、いくつかの革命は、こうした見方が広まった時期であった。気候は人間社会の決定要因であると理解していたので、気候への関心が高まった。気候は農作物の収穫、ひいては社会の安定を左右する。歴史資料によると、人間が気候システムに影響力を行使するための道具と考えていたのが森だった。森はエネルギー源であるとともにインフラの基盤であり、最も重要な資本であった。そればかりか、気候を制御するための手段とも見られていたのである。

注目すべきは、当時の人々が直感的に、気候は世界の問題であると考えていたことである。ビュフォン〔一八世紀のフランスの博物学者〕はすでにそう語っていた。地球レベルで気候の要素が相互依存関係にあることが、部分的にせよ理解されていた。その点に関してフランスが先駆的であったことも、フレソズとロシェは明らかにしている。「不安で身動きのとれない国」では、気候の心配をすることはすぐれて政治的な行為であった。フレソズとロシェはこうしたフランスの不安症を、一九世紀に発展する自由な資本主義に不安を感じていたからだと考えている。

だが、数世紀にわたって不安にとりつかれたのち、疲労感とともにある種の気の緩みが生じた。フレソズとロシェによると、ヨーロッパの社会は一九世紀末以降、気候の強迫観念から解放されたように見える。理由はいくつかある。一つ目は経済状況である。社会は気候の攻撃を受けにくくなった。農業のグローバル化と交通の発達により、ほとんどいつでも多種多様な食べものを手に入れることができるようになった。一年中きちんと食事をとれるようになり、季節に依存しなくてすむようになった。エネルギーと原材料の供給源も多様になった。石炭と鉄は木材、さらには森の重要性を相対的に低下させた。この理屈は論理にかなっているように思える。人間は気候にあまり影響を受けなくなると、気候に対してそれほど不安を感じなくなったのである。

二つ目の理由は知識のあり方に関するものである。細菌説は気候に対する認識に間接的な影響を与えた。人間の病気の多くは瘴気、つまり空気ではなく、病原微生物によって起きることを示したことで、科学は意図せずして気候の無実を証明することになった。実際にはいまや、気候と病原微生物に関係のあることが明らかになっている。それとは別の科学の進歩も、社会の決定要因と考えられていた気候の位置をさらに周縁化するのに貢献した。それが遺伝学で、健康は個人の問題になった。こちらでものちの発見により、遺伝子の発現は環境の影響を受けることが明らかになっている。この考え方は「エピジェネティック」と呼ばれている。このような「気候抜きで説明のつく新しい秩序」の影響により、人間はある種の相対的な無関心を発達させた。気候が抽象化された期間はおよそ一世紀に及んだと、フレソズとロシェは考えている。人間は環境に圧力をかけていることも、気候の条件に依存していることも、忘れてしまったようだった。人間と気候は相互に関連し合っているという考えは抑圧された。フレソズとロシェによれば、この一〇〇年間は人間の活動に対して「工業と科学がある種の無為無策を決め込んでいた」時期に当たる。

人間の気候

ついに人間が気候に対して影響力を行使するようになった。その歴史はご存じの通りである。先駆的な学者であるユーニス・ニュートン、ジョゼフ・フーリエ、ジョン・ティンダルは、温室効果の概念を理論化した。温室効果ガスが覆いの役目を果たし、大気中に入った太陽光がそこから出ていくのを妨げることを、彼らは説明した。宇宙空間に放出されるはずの熱が、温室効果によって大気中にとどまる。温暖化はその当然の結果である。当初、彼らの説に関心をもったのは一部の人々に限られていた。CO_2や他の温室効果ガスの排出量はごく少なかったからである。(7) 気温の上昇はごくわずかで、不確かだった。だが、地球に対する人間の圧力は増加し続け、ついに時代を変えるに至る。この時代の特徴から「人新世《ひとしんせい》」と呼ばれるようになったのは、ずっとのちのことである。

私たちはその時代を生きている。かつてない気候変動が起きている最中で、世界は温暖化している。二〇一九年、世界の平均気温は産業革命以前と比べて約一度上昇しており、そのうち〇・八度が一九七〇年代以降に上昇した分である。カナダ北西部のような一部の地域では増幅効果により、気温の上昇が三度に達する可能性がある。これまでにない高温を記録した年の一〇年中八年が、二〇一〇年から二〇二〇年の一〇年間に集中している。こうした変化を引き起こした大本の原因はやはり化石燃料である。一秒当たり、石炭は一七万一〇〇〇キロ、天然ガスは一一六万リットル、石油は一八万六〇〇〇リットル燃やされている。[8] エネルギー・システムの「炭素強度」は一九九〇年以降、変わっていない。

この気候変動は、初めて人間が原因になったというだけでなく、その規模と速度においても、歴史上類を見ないものである。それは明らかに損害を与えており、すでに、人間の健康を脅かすレベルに達している。数年前からその圧力で、人間の健康拡大にブレーキがかかっている。だが、健康に対する気候変動の影響は過小評価されており、否定されたり無視されたりしている。工業化以後の人間はなんとかうまくやれるだろうと、たかをくくっている。先のことは予想できるし、これまでの文明に比べていろいろなものがそろっているのだから。しかしこうした思い込みは間違っている。攻撃する側の気候はより厳しくなるだろう。変化の規模はより大きく、容赦ないものになるからである。攻撃される側、圧力を受けている人間はより数が多く、より不健康で、より柔軟性に欠けている。マクマイケルは、私たちがこんにちさらに脆弱になっている理由を説明している。食糧生産はすでに逼迫している。農業は海岸近くで行われることが多く、そのため海面上昇の影響を受けやすい。人口密度はより高くなり、より都市化している。都市はより複雑になっている。さらに、それ以外にも人間由来の環境の変化が起きており、気候変動の健康へのインパクトに拍車をかけている。かつての気候変動に人々がどう対応したかを研究している学者もいる。[9] 社会を守るには機動力と適応力が鍵になると、彼らは口をそろえる。ところが、私たちの近年の経験は、新型コロナのパンデミックを含めて、私たちが機動力に欠け、適応力にも限界のあることを示したのである。

攻撃する側がもっと危険で、攻撃される側がもっと脆弱でも、攻撃のメカニズムは変わらない。それは気候がつねに生み出しているものと同じである。その直接的な影響と間接的な影響には、自然のものもあれば、社会的なものもある。最も差し迫った、最も直接的なインパクトは、気温である。平均気温が高くなるだけでなく、極端に高い気温になる。要するに猛暑である。こうした猛暑が頻発し、期間が長くなり、暑さのピークがはね上がる。北アメリカとヨーロッパは二一世紀に、とりわけ猛暑が増加するだろう。二〇一八年には、熱波の被害を受けた六五歳以上の人の数の記録が破られた。「被害件数」は二億二〇〇〇万にのぼり、前回の記録が出た年、二〇一五年より一一〇〇万件多かった。二〇一八年に記録を押し上げたのは、インド、北ヨーロッパ、日本であった。科学者たちは、猛暑は二〇六〇年までに五倍から一〇倍増えると推定している。

暑さは脳卒中、腎臓の機能低下、心不全のリスクを高める。熱中症による死亡は心停止として片づけられることが多いが、暑さが原因であることを無視している。気温上昇の健康へのインパクトを過小評価することになる。このような過小評価を正すために考えられるシンプルな方法は、猛暑のときに「観察された死亡数」を計測し、「予想死亡数」と比較することである。両者の差が超過死亡数となり、超過分は異常高温によるものと推定されるわけである。そのようにして、二〇〇三年にヨーロッパで七万人が猛暑で死亡し、二〇一〇年にロシアで猛暑のために一万五〇〇〇人が余計に死亡したと推定された。その年に死亡者が多かったのは気候が原因である。近年でもフランスで、二〇一九年の二回の猛暑が、その影響を受けた県における一五〇〇人の超過死亡数と関連づけられた。このために死亡総数は九％余り増加した。とくに死亡率が高いのは七五歳以上の高齢者だが、一五歳以上のすべての年齢層に影響が及んでいる。二〇二〇年も猛暑になったが、これまでに入手したデータによると、状況はさらに悪化しそうである。

暑さはうつ病のような精神的トラブルや自殺のリスクも増加させる。統合失調症のような精神疾患に罹っている人、薬物を濫用している人は、暑い時期に死亡するリスクが高くなる。認知症の人は猛暑のあいだに入院したり死亡したりすることが多い。さらに、極度の暑さは人間の認知機能に悪い影響を与える。頭の働きがにぶくなり、よく眠れなくなる。話をきく力や忍耐力も低下する。

年齢が上がり、病気であるほど、暑さに弱くなる。糖尿病である、心血管系や呼吸器系の疾患がある、腎臓の機能が低下しているといったことも、弱点となる。社会的孤立、貧困、精神疾患もリスク要因であり、そうした要因が重なっていることも多い。ヨーロッパはおおむね、気温の上昇に最も弱い大陸であると評価されている。ヨーロッパの人口は高齢化しており、慢性疾患の人が多く、都市化が進んでいるからだ。しかし、気温が徐々に上がっているのは都市だけではない。

気候変動の間接的な影響

気候変動はその間接的な影響により、人間の健康にとりわけ悪い影響を及ぼす。それは空気、水、食べものといった、私たちの生活環境をつくっている基本的な要素にダメージを与える。気温が高くなると、大気汚染の有害な影響は大きくなる。喘息などの呼吸器疾患はさらに悪化しやすい。呼吸器のアレルギーはこの三〇年ほどで少なくとも三倍になった。心臓と血管へのインパクトも増加した。

世界では水不足の地域が増加している。だが質のよい水、とくに清潔な水は、豪雨や洪水により、水質を維持するのが困難になっている。汚染された水を介した微生物感染症のリスクも増加しており、今後も増加し続けるだろう。水を発生源とするあらゆる種類の微生物が存在しており、カンピロバクター、コレラ菌、レプトスピラ菌、さらにノロウイルスやエンテロウイルスのようなウイルス類も増加している。こうした病原体の多くは下痢性疾患を引き起こす。それはときに重症となり、治療するのが困難である。

さらに、現在進行中の気候変動は、いくつかのメカニズムにより、人間の食糧にもダメージを与えている。まず、栄養失調は、気候変動と関連して最も気がかりな問題の一つである。三つのメカニズムがそれにかかわっている。収穫量の低下、食糧ロスの増加、栄養の低下[10]である。先に述べた気象現象が、おもに干魃や洪水といった災害を引き起こしている。南アメリカと南東アジアは世界で最も影響を受ける地域になるだろう。世界の食糧生産高は一〇年で数%低下したのに、需要はその間に約一〇%増加しているのである。

気候の変化で増加する微生物疾患のリスクは、水や食べものを介したものに限らない。媒介生物の生態系の変化もリスクの一つである。おもに昆虫とダニ類からなる媒介生物の生息域は拡大しており、気温、湿度、降雨の条件によってその生態も変化している。それらの生物が刺したり咬《か》んだりして人間に害をもたらすかどうかも、気候に左右されるのである。そうしたすべてのメカニズムが感染症のリスクを高めている。気候温暖化により、伝染性の疾患に罹る人が世界で増加している。昆虫はマラリア、デング熱、チクングニア熱〔アフリカ東部やアジアの一部に特有のデング熱に似た伝染病〕、ライム病〔マダニを媒体とし関節の痛みや熱を引き起こす伝染病〕、ジカ熱を伝染させる。グローバル化により、これまで感染を免れていた地域にこうした病気が広まっている。エチオピアやコロンビアでマラリアが蔓延しているという話がある。ライム病はカナダを含む北アメリカに広まっているというし、チクングニア熱のリスクは北欧や中欧でも高まっている。

不慮の死

気候は社会体制、とりわけ人の命を脅かすことで、人間の健康にも害を与える。ある科学者グループが最近、異常な高温は変死の増加に関連づけられることを示した[11]。変死者数に季節性のあることはすでに知られていたが、気温の役割がこれほど詳しく調べられたことはなかった。研究者たちは、アメリカにおける三八年間（一九八〇―二〇一七）の死因のデータを集めた。それらの死因は男女別・年齢別に、詳細に分析された。研究対象の期間中に約六〇〇万件の変死事例があり、その三分の二以上が男性だった。それらの変死事例は、原因別に交通事故、転倒・転落死、溺死、傷害致死、自殺、その他の六つのカテゴリーに分類された。それとともに、三〇キロメートル四方の精度で毎日四回測定される気温のデータが集められた。気温が期間中の地域の平均から大きくずれていれば、異常な気温とみなされた。このようにして、気温の上昇と変死との統計上の結びつきが多数、確認された。

研究者たちはつぎに、こうした過去のデータをもとにモデルをつくり、将来、どの程度気温が上昇すれば変死者数が増加するか、気温と死亡数の関係を数値化した。年間プラス一・五度で変死は一六〇一件増えると、彼らは推計した。死亡者の八五％以上が男性で、青少年から中年の年齢層が最も多かった。溺死、交通事故、傷害致死、自殺による死亡数は、冬に高齢者の転倒・転落死が減少しても、部分的にしか相殺されない。気温上昇が二度に達した場合、死亡数の増加は一六〇一人から二一三五人になると、研究者たちは推計している。

気温上昇で増加する死亡の大半は交通事故死で、わずかの差で自殺が続く。溺死の数は少ないが、増加率は最も高い。もっと暑くなれば、人はもっと泳ぎたくなり、溺死のリスクも増える。溺死の死亡率は男性のほうが高い。それはおそらく、男女の行動の違いによるもの、より正確には水泳を好むかどうかによるのだろう。男性の溺死の半数以上が自然の水場で発生しており、女性の溺死者は男性の四分の一である。

交通事故による死亡者が増加するメカニズムはもっと多様なようである。まず、あまりに暑いと、私たちは運転に集中できなくなる。つぎに気温が上がると、アルコールを飲みたくなることが知られている。さらに車の通行も増えることが、資料で裏づけられている。歩行者も増えるので、事故が多くなる。

気温が上がるとどうして暴力による死亡や自殺が増えるのか、正確にわかっていないが、いくつかのメカニズムが関与していると見られる。一つには、暑いと出歩くようになり、人に出会ったり、対面したりする機会が増える。ものすごく暑いと怒りやすくなることもある。要するに、この研究の通りなら、より暑い世界はより暴力的な世界でもあるということだ。

特異性の欠如

気候のみが原因で起きる病気はないし、少なくとも、気候に対して人間が負荷をかけているからといって、それだけで病気になるわけではない。気候変動は環境ストレスを増幅するものとして作用する。それは環境リスクがもう一つ増えるということではない。気候変動はメタ問題である。それによって増える病気や暴力はすべて、すでに存在しているが、その頻度が上がり、重大さが増しているのである。このように気候変動には特異性がないことから、そのリスクに疑問を抱いたり、否定したりする余地が生じる。気候変動の存在を認めたくない人々、あるいは気候変動はよくないことだと思いたくない人々は、気候は本来、不安定なものだと言いたがる。ただし、そのような気候のサイクルは数百年、あるいはしばしば数千年かけて変化する。人が一生のうちに実感できるものではない。
特異性に欠けることから、研究者が「イベント・アトリビューション」と呼ぶ研究分野が生まれた。ある極端な気象イベントが気候変動によって生じた、もしくはより重大なものになった可能性を探る研究である。傾向の違いがどの程度、気候変動に起因するのか見定めようとするのである。極端な気象イベントには熱波や洪水、火災も含まれる。一例としてイベント・アトリビューションでは、二〇一六年に起こった三つのイベント、世界気温の記録更新、アラスカの高緯度地域の海水温上昇、アジアの酷暑を、人間を原因とする気候変動がなければ起きなかったと推定している。

イベント・アトリビューションにより、気候変動が熱波を増加させていることは比較的うまく説明できる。オーストラリアの大規模森林火災のように、熱波以外の極端な現象が気候変動によって起こったことを示すのは、もっと困難である。オーストラリアでは、いわゆる災害級の火災も含め、森林火災はつねに起きている。一九三九年のブラック・フライデー、一九八三年のアッシュ・ウェンズデー、二〇〇九年のブラック・サタデーは、史上最悪の火災だが、いずれも、長期にわたる極度の乾燥と関連づけられている。だが二〇二〇年一月の大火災は、人々にさらなる衝撃を与えたようだ。世間一般では直感的に、気候変動と結びつけられたが、研究者たちはその仮説について、さらに何年も調査しなければならない。こうした極端な森林火災は、猛暑よりはるかに複雑である。研究者たちはしばしば、火災は最も複雑な物理的・社会的システムであると評価している。近年のオーストラリア（やカリフォルニア）の火災を気候変動と関連づけるために、研究者たちは現在、夜の気温が下がらないことに注目している。これは比較的最近の現象だが、火災の動向をうまく説明できるかもしれない。

地球の気候の未来

気候の推移はかなりの信頼性をもって予測できる。私たちはすでに、気候変動とその健康へのインパクトをある程度、実感している。私たちが何をしようと、現在進行中の変化は少なくとも二〇三〇年まで続くだろう。気候システムは惰性で動いている。人間がそれを不安定なものにするまでに時間がかかったが、部分的にせよ再び安定させるにも時間がかかる。現在の変化は過去に排出されたものの結果であり、それが過去数十年にわたって世界のバランスを崩し、気温の上昇をもたらしたのである。今後二〇年がどうなるかもだいたいわかっている。多くの問題がすでに不可避となっており、だからこそ、それに備えなければならない。気候変動はカウントダウンを始めている。人間が手を下さなくても、気候変動は続くし、自己複雑化している。閾値効果は至る所に存在する。それはモデル化できるし、現実に存在するが、目に見えない。こうした閾値効果により、ある限界に達すると、別の変化がより強力に起こる。それは直線的に加速するわけではないのである。

だが、変化がある程度大きくなると、科学者の予測はまだ不確実である。科学の説明には限界がある。他の環境リスクにも増して、予測は困難である。気候はグローバルなシステムで、つねに変化しているからである。研究者にとって、不確実になる原因は四つある。まず、彼らが初期条件と呼ぶものがある。それは実際には現在のデータであり、それ自体、不確実である。このような不確実なデータでモデルはつくられ――いわゆる初期化――、そのあとシミュレーションが行われる。第二の不確実性は温室効果ガスの将来の排出量に関するものである。それは定かでないし、私たちの社会と政治の選択しだいで変わってくる。二〇二〇年にこうした不確実性があらわになった。新型コロナのパンデミックで世界のCO_2排出量が約七％減少したのである[12]。不確実性の三つ目の原因は、データではなくモデルが誤っている可能性からきている。研究者たちは、CO_2排出量という「外部設定」に対して気候がどのように反応するか考察しようとするが、排出量についてすべてわかっているわけではない。さらに、気候が本来もっている不安定さがある。それを予想して先手を打つのはきわめて難しく、これがおそらく最大にして最も無視されがちな不確実性であろう。

要するに、科学者の気候モデルではわからないことが存在するのである。たとえば、気候モデルは一〇〇平方キロメートル単位でつくられるため、地域レベルの問題についての情報は得られない。同じ気象現象でも、場所とその住民によって結果は異なるだろう。ある地域の経験を別の社会状況に拡大適用するのは、非常にデリケートな問題である。モデルにはもう一つ限界がある。極端な事例をうまく説明できないのである。ところが、最もインパクトが大きいのはそうした気象現象であることが多い。全体として科学者たちは、地球は確かに温暖化し続けていると言えるが、その温暖化がどのような経過をたどるかについては、あまり教えてくれない。研究者たちが述べているように、「世界の温暖化をうしろから追いかけている科学に曖昧なところはないが、今世紀末に気温がさらに上昇するのをただ待っているだけで、現在と長期的な未来のあいだの道筋について何も語らないに等しい[13]」。

現在と近い将来のために人間ができるのは、適応することである。しかし、今後約二〇年間に私たちに起きることを緩和するには、それでは遅すぎる。現在進行していることの結果を堪え忍ぶしかないのは目に見えている。いっぽう、CO_2の排出を抑えるよう努めれば、これから先の気候変動のインパクトを最小限にとどめることができる。私たちが行動を起こさなければ、事態はさらに悪化するだろう。気候変動が健康にもたらす影響は、二〇五〇年までは比較的対処しやすいが、その先どうなるか予測するのはさらに難しいと、科学者たちは考えている。

この見取り図を補足するために、二つのことを指摘しておこう。第一に、気候変動が健康に影響を及ぼすことで、すでに存在する不平等がさらに拡大することである。気候の推移はどこでも同じではないし、そのダメージについても同様である。そうしたダメージがとくに目立つのは、最も貧しい社会である。気候変動に関する政府間パネル（IPCC）は、最もリスクが大きいのはすでに気候ストレスを最も受けている人々だと予想している。たとえば栄養不足は、食糧供給が不安定な地域でとくに深刻になる可能性が高い。こうした格差が存在するため、気候（ないしは環境）については二重の不公正があると言われている。それは四重の不公正と見ることもできる。CO_2の排出が最も少ない人々が、最も発展に恵まれない人々であり、気候変動の負の影響を最も大きく受ける人々であり、それに対処する手段を最ももたない人々だ、ということである。CO_2を少ししか排出していない人々が、不釣り合いなほど厳しい環境の影響を受け、それと闘う力もないのである。CO_2の排出で気候を不安定にするのは、健康の不平等を含めて世界の不平等を拡大させることになる。極端な気象現象に関してはとくにそうである。CO_2をほとんど排出せず、気候変動に責任のない、大西洋の小さな島嶼《とうしょ》国《こく》が、ハリケーンの脅威に最もさらされている。[14] ハリケーンはさらに強力になり、さらに多量の雨を降らせ、とりわけ、さらに速度が遅くなっている。ハリケーンの通過に時間がかかるために被害が大きくなる。火災にもこうした不平等がある。火災はすべての人に被害を与えるかもしれないが、すべての人が同じように立ち直れるわけではない。さまざまな理由により、火災に対する回復力は社会的に決まっているのである。

第二に指摘したいのは、気候変動が医療にも負の影響を与えることである。その影響は多数にのぼり、じわじわと進行する。病院や診療所は、私たちの自然環境や社会環境と同じ制約を受けている。そこには潜在的に多種多様な問題が存在する。暑さが厳しいと、一部の医薬品を備蓄するのが難しくなる。極端な気象現象でエネルギーが不足すると、医療機関が機能しなくなる。[15] インフラが被害を受けることもあるし、食糧や医薬品の供給が滞ることもある。平均気温が一度上がっただけの世界でも、こうした脆弱性はすでに見られる。たとえば、アメリカではハリケーンのために、肺がん患者の治療後の状態が悪化した。放射線治療を定期的に受ける必要があったのに、通院できなかったのである[16]。

気候リスクは他の環境リスクとは別ものである。人間が原因である点や、特異性を欠く点のように、他の環境リスクの大半と共通する性格をもつが、少なくとも四つの特徴により、他の環境リスクと同列に扱うことはできない。第一に、それはメタ・リスク、つまり他の自然や人間による環境リスクを包含するリスクである。汚染を悪化させる、極端な気象現象を増加させる、微生物の伝播を容易にする、水や食べものに害をもたらすなどして、気候リスクがなくても存在していた他の環境リスクを深刻化させる。第二に、気候リスクは他の環境リスクにない、地理的な広がりをもっている。これほどグローバル化した環境リスクはない。誰でも同じ影響を受けるわけではないが、すべての人がそれに取り込まれている。世界の一方の端で排出されたCO_2がもう一方の端で温室効果を発揮する。気候変動以前、他の環境リスクのインパクトはどちらかといえば地域に限定されていた。第三に、気候リスクは時間的にもそれまでにない広がりをもっている。それは、気候という装置がとてつもなく大きいことに起因している。温室効果の理論は一九世紀に生まれたが、それが現実に存在するとは誰も思わなかった。一九五〇年代以降、地球と気候に対する人間の負荷は大きくなり始めたが、気温がすぐに上昇したわけではなかった。二〇二一年でも、産業革命以前に比べて一度を少し超える程度しか上がっていない。気候が変化するには時間がかかるが、他の環境リスク（化学汚染など）はより早く顕在化する。だが、気候の変化はずっと進行しており、たとえ私たちがいつか安定させるとしても、変化はすぐに止まらない。それが気候リスクの第四の特徴である。気候は部分的に、人間の動きとは無関係に変化するようになっている。CO_2の排出がどうなろうと気候は変化し続けるし、それはただ続くのではなく、さらに悪化するだろう。他の環境リスクは、その原因がなくなれば、かなり早く元に戻る。気候変動はそうではない。そこに、不可逆性という真のリスクがある。「ランセット」誌の気候に関する作業グループが「カウントダウン」と名付けられているのは、そのためである。

16章　新興感染症

第二次世界大戦が幕を下ろしたとき、人々は微生物と世界の関係について楽観的な見通しをもっていた。社会の公衆衛生対策、さらにワクチンによって、かなりの数の感染症を防げるようになった。抗生物質のおかげで大半の病気が撲滅されようとしていた。新たな抗生物質、そしてワクチンも、引き続き開発されていた。象徴的な出来事として、人間に大きなダメージを与えてきたいくつかの重大な疾病が制圧されつつあった。問題はほとんど解決されたと、専門家たちは考えていた。ペニシリン、ポリオワクチン、あるいは結核予防対策が、世界はもうじき安全になるという誤った感覚が広がるのに一役買った。

微生物疾患はなくなる？

ジョージ・ローゼンは、微生物疾患はなくなるだろうと予言した。ジョンズホプキンス大学の疫学者で世界保健機関の顧問を務めたエイデン・コックバーンは、一九六三年に『感染症の推移と根絶』(1)というタイトルの本を出版した。彼はそのなかで、二〇年ほど前から微生物疾患の根絶という概念が、それほど野心的でない制圧の概念に取って代わりつつあると解説している。イェール大学とハーバード大学は一九六〇年代末に感染症部門を閉鎖までしている。[2] 一九六〇年にノーベル生理学医学賞を受賞したオーストラリアのウイルス学者フランク・マクファーレン・バーネットも、微生物疾患はなくなると考えていた。一九七一年、デヴィッド・O・ホワイトとの共著にはこう書かれている。「感染症について書くことは、歴史上の出来事について書くようなものである。(…)将来、感染症がたいした病気でなくなる可能性が高い」[3] 彼らはさらに自信に満ちた口調でこうつけ加える。「人間の生存を脅かす危険の一つが消えた」感染症の専門家として国際的に認められていたロバート・G・ピータースドルフも、ほとんど同じように考えていた。ピータースドルフはアメリカで若手医師の養成に携わっていた。のちの国立アレルギー感染症研究所所長アンソニー・ファウチ[4]の指導教授の一人でもある。彼は一九七八年にこう書いていた。「私は個人的に感染症に対して思い入れがあるが、それでも、あと三〇九人も感染症の専門家が必要になるとは思えない。彼らは生物を培養して時間を過ごすだけだ」。その三年後、若い男性にカポジ肉腫と肺のニューモシスチス症の最初の症例が見つかり、それがエイズ(HIV)大流行の始まりとなった。

フランク・スノーデンは、二〇世紀半ばから一九九二年[5]までの期間を評して「高揚感に満ちた数十年」と言っている。実際には、完全に地図から消されたのは天然痘だけだった。スノーデンによれば、感染症根絶の妄想は二つの事実誤認から生じた。第一は、研究者たちが微生物の世界についてあまりに静的な見方をしていたことである。彼らは病原体が不安定な性質をもつことを見逃していた。微生物は不安定だから進化する。専門家たちは、根絶された微生物のニッチに別の種が入り込むことを予想していなかった。微生物に対する闘いの熾烈さの度合いは変化するにしても、闘いそのものがなくなることはない。第二の誤りは、自然は人間に対して寛大だと曲解したことである。自然選択の圧力により、微生物は時間がたつにつれて毒性が弱まると考えられていた。自然は片利共生の方向へ進化する、つまり種同士が持続的に協調し、相互に利益を生み出す関係をつくる方向へ進化するという説があった。この誤った学説は、最も危険な微生物はその宿主を殺してしまい、自らが伝播できなくなるので、宿主を生かしておくようになるという原理に基づいていた。こんにち、この原理はときに真実だが、つねにそうとは限らず、現実はもっと微妙であることがわかっている。デング熱は逆の事例の一つである。デング熱を引き起こすウイルスは、再感染するとしだいに攻撃的になると考えられている。二度目に罹ったデング熱は一度目より重症になることが多い。

スノーデンが強調する二つの事実誤認以外に、観察研究のバイアスや推論のバイアスも二〇世紀の人々の判断を誤らせた。第一に、一九四〇年以降、新興感染症の数が増えていることがよく理解されていなかった。一部の目立つ疾患は減少したが、一〇年ごとに、その前の一〇年間より多くの微生物疾患が生じている。[6] 第二に、彼らはおそらく楽観的すぎた。楽観的な予測を信じすぎると、それに反する事実を見ないようになる。医師の多くは、微生物疾患が減少する傾向はずっと続くと信じて疑わなかった。世論の圧力を受け、それを期待することさえあった。たとえば、新しい治療薬が発見されたとか、がんやアルツハイマー病がもうじき大した病気でなくなるといった話は、それがまだありえないことであっても、メディアで繰り返し取り上げられた。[7] いつかそうなる日が来るとしても、それはまだ遠い先の話である。高揚感に満ちた数十年、研究者たちはおそらく、最も困難な状況は脱したと思っていたのだろう。あと少し努力すれば病原微生物は根絶できると、彼らは考えていた。そうではないことを、いくつもの事実が示していたのだが、それが見えていたのは一部の人々だけだった。一九五八年にノーベル生理学医学賞を——三三歳で——受賞した微生物学者ジョシュア・レーダーバーグは、世論に警告しようとした。新興感染症、再興感染症という言葉を最初に使ったのも彼である。彼の目的は、ポスト微生物の思考停止状態から抜け出すべきだと、人々に注意を促すことだった。「いつ、どこで出現するか予測するのは不可能だが、新しい疾病は確実に出現すると言える」

レーダーバーグは正しかったし、いくつかのシグナルに気づいていれば、そのことがわかっただろう。新しい感染症がたびたび出現していただけでなく、深刻なエピデミックやパンデミックも何度か発生していた。二度のインフルエンザのパンデミック（一九五七年と一九六八年）に続いてエイズのパンデミックが、かつてない衝撃を世界に与えた。第一に、これは不治の病である。エイズの性質のいくつかは、数年前にはほとんど考えられないことだった。第一に、これは不治の病である。抗レトロウイルス薬のおかげで、ほとんど元通りの生活ができるようになったが、完治したわけではなく、すべてのリスクが取り除かれたわけでもない。第二に、エイズは途上国だけでなく先進国でも蔓延する。アメリカも例外ではなかった。第三に、偶然とはいえ象徴的な話として、この感染症は別の感染症を引き起こす。その二次感染症は日和見感染する。つまり、ヒト免疫不全ウイルス（ＨＩＶ）によって免疫力が低下すると発症する。それらの日和見感染症は希少疾病、医学的に珍しい疾病に分類されている。第四に、エイズはまさに史上最悪のパンデミックの一つである。それはすでに三五〇〇万人の命を奪い、二〇二〇年現在、世界にまだ三八〇〇万人の感染者がいる。ペストやスペイン風邪のパンデミックの記録を超えようとしているのである。

それほど注目されていないが、同じくらい重要な三つのエピデミックが二〇世紀末に発生し、人々の幻想を打ち砕いた。アジアコレラ（一九九一）、インドのペスト（一九九四）、エボラ出血熱（一九九五）

である。このように三つも伝染病が発生したのは、単なる偶然とは思えなかっただろう。それが何を意味するか理解したに違いない。世界はより多くの病気を生み出すようになったのだと。

出現のメカニズム

人間と微生物の関係の歴史は、いまからおよそ一万二〇〇〇年前にさかのぼる。新石器革命により、狩猟採集者たちは放浪生活をやめた。彼らは定住して村をつくった。動物を家畜化することにより、動物と人間の距離が近くなった。また、自然を体系的に操作するようになり、その規模はしだいに大きくなった。動物と持続的に接触しているうちに、動物の感染症[8]が人間にも感染し、最初の人獣共通感染症が生まれた。ヒト感染症の始まりには必ず動物がいる。私たちが知っている微生物、私たちに害をもたらす微生物は、何千年も前から地球上に存在している。それは現在の細菌やウイルスとまったく同じではないが、少なくともその祖先である。非常に長いあいだ、それらの微生物は人間に病気を引き起こしていなかったし、感染症が大流行することもなかった。種同士が接近したために、いっぽうの種からもういっぽうの種へ伝染するようになったのである。人間と動物が近い関係になったことが、宿主を乗り換える新たな機会を微生物にもたらした。動物に起因する感染症が増え、広まっていった。それらはしばしば歴史の流れに影響を及ぼし、おびただしい数の病気と死者を生み出した。

感染性疾患が出現するには三つの要素が必要であることに、人間は早くから気づいていたが、詳しいことはまだわかっていなかった。感染症の出現には三つのアクターがかかわり、三つの場面が展開する。三つのアクターとは微生物、宿主、環境である。感染症の出現に三者の協調は欠かせない。三者の関係が良くなければ何も起こらない。協調すればあらゆることが可能になるが、いつもうまくいくとは限らない。三者の協調が最もうまくいった場合に、最大の問題が生じる。こうした三角構造の概念は、一世紀以上前から理解されていた。この図式は単純だが、真実である。だが、その詳細はきわめて複雑である。第一のアクターは微生物である。あらゆるタイプの病原体が出現しうるが、その多くはウイルスである。私たちに最も大きな問題を引き起こすのは、こうしたウイルスである。他の病原体——細菌、寄生生物、菌類など——はそれほど大きな脅威にならない。ウイルスは、DNAやRNAのゲノムがコンパクトにまとまったものである。そのゲノムはタンパク質、ときに脂質と結合する。ウイルスはそれ自体、生物ではない。単独で存在できないし、ウイルスに透過性のある生きた細胞のなかでしか増えることができない。ウイルスが仲間を増やすには、宿主の細胞がウイルスのゲノムを複製し、ウイルスのタンパク質を解読できなければならない。分子レベルでは、ウイルスは遺伝子のプログラムにすぎないが、宿主細胞を自らに都合良く操ることができる。ウイルスの目的はただ一つ、仲間を増やすことである。

第二のアクター、私たちにかかわりのある宿主はもちろんヒトである。ヒトの生物学と行動に関する性質が、ウイルスの出現と存続に決定的な役割を果たしている。それらの性質が、ウイルスの感染力や広がり方に影響を与えている。ヒトの移動の仕方、ヒトとヒトとの接触の仕方、ヒトの働き方といったあらゆることが、感染の推移に影響を与える。

さらに、広い意味で環境の果たす役割は、きわめて重要である。環境の役割は長期にわたり、多種多様である。まず、動物とヒトの接触によって感染症が出現するときから、環境が介入している。環境はその後も、感染に好都合な影響を与えることで、感染の広がりを可能にする。注意すべきは、ヒトの活動によって、環境が感染に都合良く作用することである。環境独自の影響と言えるのは、おそらく気象だけだろう。それ以外は、私たちの活動の圧力を受けて作用している。それには自然破壊や過度の土地利用、公共インフラの不備といったものがある。

典型的な感染の経過に話を戻すと、それは必然的に三つの局面に分かれる。最も多いのが、その後の展開のないことである。なぜなら、局面の一つは生物学的な袋小路で、すべてはそこで停止するからだ。その過程は、私たちの目で見ることができない。第一の局面は宿主の変更、すなわち、動物からヒトに感染することである。この宿主の変更は「スイッチ」と呼ばれる。それはまさしく、新興感染症に秘められた最大の謎の一つである。微生物がどのように宿主の生物種を替えてヒトに感染するようになるのか、よくわからない。もとは突然変異であることが多い。微生物が新しい種に感染するようになることを、英語では「適応の谷を渡る」と表現している。谷の深さは種の壁に相当する。谷が深ければ深いほど――これはイメージである――種の壁を越えるのが難しくなる。つまり、微生物がスイッチするには多くの適応を遂げる必要がある。谷があまり深くなければ、微生物を送り出す種と受け取る種のあいだに多くの類似点があり、スイッチは容易になる。それほど苦労せずに適応できる。

第二の局面はヒト―ヒト間の伝播である。こちらも第一の局面と同じくらい複雑で、よくわかっていない。何も起こらず、そこで行き止まりになることも多い。微生物は出現しても、伝播しなければ存続しない。伝染には四つの経路が考えられる。呼吸器、消化管、媒介生物を通じて、あるいは水や食べものといった環境に存在する形で、人体に侵入する。微生物は私たちヒトの生物学的メカニズム(9)をいくつも突破しなければならない。それらの過程がうまく進まなければ、感染症の出現は持続せず、流行するリスクもない。微生物が存続するには、次々と着実に伝播しなければならない。

出現の第一の局面はわりと頻繁に起こるが、第二の局面は滅多に起こらない。ウイルスが動物からヒトに感染するのは、ヒトからヒトへ伝染するより容易である。そのため私たちは、当面は部分的に守られるわけである。その理由は不明だが、私たちにとっては好都合である。

さらに、第二の局面が生物学的に可能であっても、流行が起きるわけではない。感染症が出現することはあっても、存続するにはさらに多くの条件がそろわなければならない。エピデミックになるにはいくつかの決定要因が必要だが、そのうち二つ、ヒトの行動と環境の影響がとくに重要である。人間の行動は、過去のエピデミックやパンデミックを説明する鍵になる。これからエピデミックが起きるかどうかも、人間の行動でわかる。人が集まり、接触し、あるいは動くと、感染リスクが高まるだけでなく、指数関数的に増加する。人口増加と人口密度は感染リスクを高める要因である。伝染のメカニズムはどうであれ、人が密集すればするほど伝染の可能性は高くなる。これが、農村部より都市部で死亡率が高くなったおもな理由である。この特徴は歴史を通じて変わらず、農村部と都市部の死亡率が逆転したのはごく最近である。疫病の大半は都市に集中していたし、アテネのペスト、ロンドンのコレラなど、歴史上有名な疫病には都市の名のついたものがある。性行為といった人間の活動も重要な役割を果たすことがある。エイズの世界的流行は性行為によって加速したが、エイズウイルス自体は一九世紀末か二〇世紀初めには存在していた。さらに、人が移動すると、ウイルスも人とともに移動し、新たな宿主を見つける。疫病が広まったあとをたどると、それはたいてい、人が旅したあとと重なる。大ペスト（一三四七―一三四八）と一八三一年のコレラのパンデミックは陸と海の交易ルートに沿って広まった。コレラでいえば、インドからヨーロッパへ、さらに西の世界へ伝わったのである。まだ瘴気説が信じられていた時代で、微生物の存在は知られていなかったが、コレラが乗合馬車や船とともにやってくることは、すでに明らかだった。感染のスピードは冬になるとにぶり、楽に旅ができる夏になると加速した。一八八九年のインフルエンザのパンデミックは東から西へ、アジアからヨーロッパへ伝わり、鉄道や船によって世界中に広まった。一九五七年のインフルエンザのパンデミックは船で広まり、その一一年後、飛行機による最初のパンデミック（これもインフルエンザ）が発生した。

感染症が伝播する第二の決定要因は環境に関するものである。前の章で述べた要因がここに登場する。私たちが環境に負荷をかけるほど、感染症が大流行する可能性は高くなる。社会の形態、貧困、紛争、社会的混乱はまさに、感染症の動向を左右する環境的特性の一例である。森林伐採はジカウイルスが出現する原因になり、自動車道路網によってＨＩＶが広まった――トラックのなかで行われる買春により伝播した。

以上のエピソードでは微生物が悪役を演じており、それはその通りだが、最も影響を与えているのは人間である。第三のアクターである環境に影響力を行使することで、人間も大きな役割を演じている。環境には私たちの痕跡が刻まれている。微生物は自然に生まれるが、エピデミックは人間が生み出すものである。パンデミックの時代には私たちの姿が投影されている。

パンデミックの時代

二一世紀はパンデミックの世紀である。すでに四つのパンデミックが発生しており、他にもパンデミックになりかけたところで収まったものがいくつかある。インフルエンザＨ１Ｎ１（二〇〇九）、チクングニア熱（二〇一四）、ジカ熱（二〇一五）、ＣＯＶＩＤ－19（二〇二〇）と、この一〇年ほどで四つのパンデミックが起きており、そのうち一つはとてつもない規模になった。それだけではない。二〇一四年以降アフリカでエボラウイルスが繰り返し出現しており、これもほぼパンデミックと言える。やはりコロナウイルス（ＳＡＲＳ－ＣｏＶ－１）によるＳＡＲＳ（重症急性呼吸器症候群）はあやうくパンデミックを引き起こすところだった。公衆衛生対策が大胆に実施されたおかげでそれは消滅したが、SARS－CoV－2の場合はうまくいかなかった。新型コロナウイルス感染症の急拡大は史上類を見ないものである。ウイルス学者たちは、パンデミックがもはや一時的なショックではなく、統計的にありふれた出来事になったのではないかと考えている。

こうしたエピデミックとパンデミックの発生は、私たちには驚くにあたらないだろう。エピデミックは自然のアクシデントではない。それは偶然、大流行するわけではない。危険性の一部はつねに存在しているが、全体的なレベルでは小さな役割しか演じていない。エピデミックとパンデミックは因果関係のネットワークの結果であり、そのうち人間がかかわらない部分はごくわずかである。現在の工業化した世界でエピデミックとパンデミックが増加しているのは、当然の成り行きである。いずれも米国立衛生研究所に所属するデヴィッド・モレンスとアンソニー・ファウチが書いていたように、「社会が大きくなり、複雑になるにつれ、遺伝子的に不安定な感染性病原体に好都合な環境が際限なく増えていった。私たちがつくり続けている空っぽの環境的ニッチに、病原体は出現するのである」[10]。この現象の加速化は一つのメカニズムで説明がつく。それは生物多様性の崩壊である。人間が種の消滅に関与するようになって数千年たつが、動物の絶滅率はそれまでより一〇〇倍から一〇〇〇倍上がっている[11]。専門家たちは、これからも同じ割合で増え続けると予測している。種が消滅すると、それに依存して生きていたウイルスが圧力を受ける。そのため、ウイルスは新しい環境に適応しようとして、宿主を替えるのである。うまく宿主を見つけることのできたウイルスが、進化で優位に立つ。こうして野生の生物種が減ると、ヒトのウイルスが増えるのである。

さらに心配なデータがあと二つある。私たちはより脆弱になり、より無防備になっているのである。

脆弱になっているというのは、この数十年に慢性疾患が増加しているからである。慢性疾患はそれ自体の合併症を引き起こすだけではない。慢性疾患があると、別の病気に罹ったとき、そうした病気に対して弱くなる。新型コロナウイルスのパンデミックは最悪の事例である。SARS－CoV－2は私たちを挑発している。それが殺しているのは、ほぼすべて、工業化以降にその数を増やした人間だからである。死亡者の多くは高齢者であり、肥満や糖尿病、高血圧になっている人だ。新型コロナウイルスは子どもに対して寛容である。

第二に、私たちは病気に関して明らかに行き詰まっている。抗微生物薬の技術革新がほとんど進まないいっぽう、既存薬への耐性は深刻になるばかりである。市場に投入される新薬より、市場から徐々に姿を消している抗微生物薬のほうが多いが、疾患の増加によって市場そのものは拡大している。この方程式では、私たちは明らかに不利である。抗微生物薬への耐性は、抗生物質そのものより古くから知られる現象である。アレクサンダー・フレミングは一九四五年にはもうそのことを予想していた。ペニシリンを発見してノーベル賞を受賞したフレミングは、このような事態を予想して手を打つよう忠告していた。ペニシリンの効く細菌が、いつまでもそうであるとは限らないからである。フレミングが予想して以来、薬剤耐性菌の出現は何度も問題にされてきた。抗微生物薬耐性の脅威は決してなくならない。人間が抗微生物薬をつくり出すほど、病原体は耐性を獲得しようとする。

微生物の耐性を抑えることはできても、完全になくすことはできない。それには二種類の原因がある。一つ目は自然に関することである。微生物には変異する能力があり、微生物の生存を脅かす要素に対し、進化の上で優位に立っている。抗微生物薬は一定の役割を果たすが、薬剤の圧力がなくても変異することがわかっている。微生物は自然状態で闘っているからである。永久凍土層の標本のなかから見つかった細菌の研究で、耐性遺伝子はすでに三万年前に存在していたことがわかっている。[12]

抗微生物薬耐性の第二の要因は、人間に起因している。抗生物質が不適切に使用されているのであり、それは抗生物質ができたときから問題になっていた。あらゆる医薬品と同じく、適切な使用法と実際の使われ方のあいだにはつねにギャップがある。医薬品の処方が個人的に有効であっても、集団のレベルではまったくそうではない。あらゆる政府、あらゆる医師会が、薬剤の使用を最適化しようと躍起になっている。医学的な理由だけでなく経済的な理由から、そうせざるをえないのである。感染症の場合、抗生物質の不適切な使用で耐性をもつ病原体が出現しやすくなるのは明らかである。抗生物質が抗微生物薬耐性をつくったのではなく、不適切な処方がそれを助長しているのである。最もよくあるのは過剰処方、つまり、気管支炎や一部の耳炎のようなウイルス性疾患に抗菌作用しかない抗生物質を処方することである。そうした疾患を抗生物質が治すことはないし、症状が改善するわけでもない。しかも、その大半が軽症の疾患である。だが、抗生物質を使用するから耐性菌が出現するのだと言われても、人はなかなか納得しない。結核はそれとは異なり、過少使用で耐性菌を増やしている一例である。結核の治療は長い時間がかかるため患者の負担が大きく、患者に対する支援も十分ではない。治療は一般に半年から一年かかるが、症状が治まってくると、十分な治療期間を経ずにしばしば薬剤の使用をやめてしまう。彼らはそのようにして知らないうちに、耐性を獲得しやすい菌株を分離しているのである。

農業部門も微生物が耐性を獲得するのに一役買っている。獣医による抗生物質の使用はアメリカ市場の四分の三を占めている。その多くは家畜の成長を促すためのもので、治療薬より使用量は少ないと思われる。治療を要する感染症に罹っているわけではないが、環境中の細菌の量を減らすことで、家畜の健康を守り、丈夫に育てることができると考えられている。使用量は比較的少ないとはいえ、耐性菌が出現するリスクはきわめて大きい。

予測不可能

人間社会は多くの伝染病を生み出したが、それを予測することも、食い止めることもできなかった。モレンスとファウチの言葉を借りれば、「我々は新たに出現した多くの感染症をまったく予測できなかったし、コントロールできなかった」[13]。こんにちの人間には、新しい微生物疾患が出現するのに必要な条件がそろっているが、その到来を予見することはできない。アンソニー・ファウチが別の論文で述べていたように、どの微生物がつぎのエピデミックを引き起こすか予想しようとするのは、科学というよりアートに近い。HIVもSARS‐CoV‐1もジカウイルスも予測できなかったし、SARS‐CoV‐2も同様である。現在の技術的手法ではまだ、疑わしい病原菌の出現を予測したり、探索したりすることはできない。そのような病気がいったん出現したら、人間も機械もそれが広がるのを防ぐことはできない。人間はいつか、多少とも優位に立てるようになるだろうが、最初に勝ちを収めるのは微生物のほうだ。なぜなら、微生物はすぐに適応してしまうからである。私たちもときには幸運に恵まれることがある。MERS（中東呼吸器症候群）のコロナウイルス（MERS‐CoV）がパンデミックを起こさなかったおもな理由は、ヒトのあいだにあまり広まらなかったからである。インフルエンザのようによく知られた病気でも、通常の地域流行（エンデミック）から世界的大流行（パンデミック）に移行するのを予測するのは不可能なようである。一〇〇〇年間にインフルエンザのパンデミックは二〇回起こったとされるが、いずれも人間は不意を突かれた。ジカウイルスは誰も予想しなかったパンデミックの典型的な事例である。これは数十年前から知られていたフラビウイルス属のウイルスで、この種のウイルスが人間のあいだに伝染病を引き起こしたことはなかった。二〇一五年、ジカウイルス感染症がいきなりパンデミックの形で、赤道沿いの地域に広がった。数百万人が感染し、何千人もの赤ん坊が母胎内で死亡したり、小頭症で生まれたりした。ウイルスの変異により、ジカウイルスの病原性がそれまでより高まったのだろう。

新たな感染症は確実に出現するだろうし、私たちにそれを防ぐ手立てがないというのは、きわめて憂慮すべき事態である。問題が起きることはわかっているが、たいしたことができないこともわかっている。ある病気を克服しても、一時的に重荷を下ろしたにすぎない。それはおよそ、つぎの病気が待ち受けていることを意味するからだ。その衝撃とインパクトを減らしたいと思うなら、私たちは創造力を発揮して、人間がそれほどのさばらない世界をつくらなければならない。

終章

「私の大脱出の物語はポジティブな話である」。アンガス・ディートンの著書『大脱出』の序文はこのような言葉で始まる。ディートンは脱出のイメージを借りて、人間が病気や貧困から逃れようとする強迫観念にとりつかれていることを示した。彼がこんにち同じことを書いたかどうかわからない。この本は二〇一三年に出版されている。だが、およそ二七〇〇年前から人間の健康が著しく向上したことは明らかである。その証拠に、人間の寿命は何千年も停滞したのち、この時期にいきなり上昇に転じた。この二七〇年間に平均寿命は三倍になった。寿命の延びを示すカーブにだまされてはいけない。カーブは連続しているように見えるが、それを引き起こした原因のほうは連続していない。健康に関する四つの決定要因——生物学、医学、環境、行動——を検証すれば、それらが入れ替わり立ち替わり作用して人間の健康を拡大させたことがわかるだろう。

カーブの大半を占める最初の部分、おおまかに言って一七五〇年から一九五〇年までは、公衆衛生対策が功を奏した。それによってなによりもまず、環境が従来ほど危険でなくなり、暮らしやすくなった。

微生物を制圧することで病気になるリスクは減ったし、清潔な水と豊富な食べものを提供することで生活しやすくなった。フォーゲルは、食事の改善がどれほど決定的な役割を果たしたかを示した。さらに天然痘ワクチンが発明されると、保健当局は、多くの命を奪う恐ろしい病気の根絶に乗り出した。

健康拡大の四つの要素——衛生設備、飲料水、栄養、ワクチン——は環境の決定要因に関連したものばかりである。いずれも人間の集団に対するものであり、それによって図らずも、子どもの命が最初に救われた。大脱出の第一段階では、それ以外の決定要因はたいした役割を果たしていない。基本的な公衆衛生上の措置によって、人間はすでに寿命を二倍に延ばしていた。その間にこうした公衆衛生対策は目覚ましい生産性を上げた。非常に低いところから出発したので、それほどコストをかけなくても寿命は延びた。私たちが現在、寿命を延ばすためにかけているコストに比べ、最初の健康上の利益は安上がりだった。それにはレベルの低さが影響している。シカゴ大学公衆衛生学部教授S・ジェイ・オルシャンスキーは、二〇世紀半ばまで寿命は比較的順調に延びたが、これからはそうはいかないと述べている。歴史はつねに繰り返すとは限らない。

そして歴史は新たな段階を迎えた。第二次世界大戦後、ほとんどすべてが変わったが、寿命は相変わらず上昇カーブを描いていた。まず、子どもたちの命が守られた。子どもはすくすく成長するようになったが、工業化した世界には病気の大人、ないしは病気になりかけた大人がたくさんいた。公衆衛生が多くのものを与え、医学も多くのものを与えられるようになった。方程式はあらゆる点で昔と違ったが、それに対するリアクションは適切だった。治療システムは高度化し、医薬品に関しても同様だった。それらは心血管疾患とがんを引き受け、ゆっくりと成果を上げていった。工業化以後の人間は脱出し続け、寿命は延びていった。だが、それがすべてではない。重要なのは寿命の長さだけではない。治療を受けることで、身体の機能が良くなり、より気分良く過ごせるようになった。健康関連支出の生産性は低下したが、経済成長のおかげで金を出すことは可能だった。このような生産性の低下を説明するため、オルシャンスキーは死亡表のエントロピー〔無秩序状態の度合い〕について語っている。[1] エントロピー理論ではシステムが変化すればするほど、さらに変化するのが困難になる。エントロピーが大きくなればなるほど、エネルギーは分散され、効率が悪くなるからである。エントロピーが意味するのは、平均寿命を八三歳から八四歳に上げるのは八〇歳から八一歳に上げるよりずっと大変だ、ということである。こうしたエントロピーの制約を乗り越えて寿命を延ばすことができたのは、テクノロジーと経済のおかげだった。

だが、工業化社会の進展により、二つの重大なメタ問題が生じた。新たな環境リスク（汚染と気候変動）と行動リスクである。まず、人間は環境を殺菌するいっぽう、環境を汚染してきた。CO_2排出は気候変動を引き起こし、その影響は明白となったが、これはまだ始まりにすぎなかった。つぎに、喫煙、飲酒、食べ過ぎ、運動不足によって慢性疾患が増加したが、そのような行動は黙認されていた。行動を控えるより、合併症をなんとかするほうが先だった。

一九五〇年以降、健康と不健康の考え方に変化が生じたが、それは、決定要因の相互作用がより複雑になったことを示している。微生物のリスクは他の環境リスクに取って代わられた。行動リスクは局面を変え、環境の決定要因と行動の決定要因との境が曖昧になった。生き方の問題とみなされていたいくつかの行動は、もはや単なる個人の選択の結果ではない。[2] 人間の活動によって変質した環境の影響を受けている。肥満はその一例である。従来の考え方では、食べ過ぎ（行動）と体質（生物学）、またはどちらか一方が原因で肥満になるとされていた。いまでは、幼少期に化学物質にさらされると肥満になりやすいことがわかっている。したがって肥満も、環境の疾患とみなさなければならない。

いっぽう、寿命が延びるにつれ生物学の影響が大きくなった。高齢化するほど、生物学は死亡のリスク要因になる。まず、生物学の影響が現れるまでに時間がかかる。さらに、その頃にはリスクのある年齢層に入っているからである。生物学の影響は、七〇歳を過ぎると指数関数的に増加する。それ以外の決定要因の影響はしだいに小さくなる。すでに年をとっていると、生活習慣はそれほど重要でない。老化は、時間を除くほとんどすべての決定要因と無関係な現象である。そして医学は、全員とは言わないまでも大多数の人々にとって、かつてないほどポジティブな位置を占めるようになった。いずれにせよ、世界の健康の方程式はそれ以降、きわめて複雑になった。

近年の変化は三つの新たな状況を生み出した。第一に、人間の健康は深刻な後退に見舞われている。つねに脆弱さはあり、健康全体のイメージが損なわれることもあったが、一八世紀半ば以降は結果的に見て、健康は進歩していた。いまはもうそうではない。まず数値的に後退しており、各種の統計の数字が悪化している。富裕国の一部で死亡率が上昇し、寿命が低下した。慢性疾患が増加したが、これは高齢化の影響だけではない。要するに、リスクとその影響が増大したのである。多くの途上国で寿命が延び続けていると言う者もいるが、そのような国でも慢性疾患が増えている事実を無視している。寿命の統計にはすぐに現れないだろうが、そのような国でも寿命が延びなくなるのはほぼ確実である。後退には質的なものもある。健康の後退を引き起こしている現在の問題は、昔のそれと似通っている。過去のものとなっていた危険が再浮上している。気候と感染症が再び大きな問題になっているのである。私たちは身体的により強くなったが、生物学的には再び脆弱になった。[3] 人間の健康に関する世界の状況は複雑にからみ合っているため、一言でまとめるのは難しいが、後退を示すサインが増えていることは間違いない。数十年、幻想を抱いていた時期もあった。医学と医薬品が急速に発展したおかげで寿命が延び続けていたからだ。

新たに問題になっているのは、さまざまなリスクが相互に作用し、私たちに対してさらに強い力を及ぼしていることである。英語ではこの種の現象を「パーフェクト・ストーム」と呼んでいる。あらゆる要素が一つになって現在の状況を揺さぶり、さらにはひっくり返そうとしているとき、この言葉が使われる。「大収縮《ビッグ・クランチ》」[4]と呼ばれることもある。人間がまき散らしたあらゆるリスクが一挙にこちらへ戻ってくるからである。

第二の新たな状況は、利益反比例の法則である。最初にこの言葉を使ったのは、医薬品市場を批判する人々だった。[5] 医薬品の利益と不利益のバランスは、その使用が広がるとともに逆転する傾向があると、彼らは考えた。臨床試験でポジティブな結果が出た医薬品はデメリットよりメリットのほうが多い。だが、製品化されると、管理の不備と不適切な使用により、利益と不利益は逆転する。この現象を「利益反比例の法則」という。二一世紀の世界の健康には、新たな利益反比例の法則が見られる。もともと私たちのために開発された多くのものが、ストレスの要素になっている。人間は身の回りの環境をほとんど殺菌した。そのいっぽうで環境を再び汚染し、毒をまき散らしてさえいる。資源はほとんど有効に活用されておらず、枯渇しようとしている。一八世紀に食べもの、とくに肉は滅多に口に入らず、そのために人は早死にしていた。こんにち、私たちはあまりに多くの動物を食べており、二〇二一年に一〇億人の成人が体重オーバーになっている。医学はかつて何の役にも立たなかった。いまではときに、やりすぎる傾向がある。ある種、バランスのとれた時期を過ぎると、かつて不足していたものはすべて過剰になる。

さらに、第三の新たな状況として、経済と健康が従来とは異なる関係をもつようになった。経済活動と国民の健康の関係は、長いあいだ、その時点の見通しに左右されていた。両者は短期的に競合することもあったが、長期的には協力関係にあった。健康と経済のあいだでは、つねに綱引きが行われている。経済が健康に「負の外部性」をもたらすことがあるからだ。両者は折り合いをつける必要があったし、経済がしばしば勝ちを収めた。以前の章で述べたような大きな変革（チャドウィック、キーフォーヴァー）が起きない限り、それは当然のことである。経済が健康に手を差し伸べようとすれば、投資をしたり、基準を定めたりしなければならなかった。そうした基準のためにコストは上昇し、当座は経済に打撃を与える。だが、より長期的には、両者の関係は相互にポジティブなものだった。健康が経済を支えており、経済的繁栄は人間が発展し、さらには生物学が発展するための条件だった。経済のおかげで住まいや食べものは良くなり、より保護され、より治療を受けられるようになった。図式的に言うと、経済と健康は交互に梯子の役目を果たしながら、それぞれ上昇していった。しかしいくつかのデータが示すところでは、こうした長期的な経済と健康の法則は効力を失った。経済成長はもはやより良い健康を約束するものではない。環境を利用し尽くして毒をばらまき、気候を変えることで、経済は人間を厄介な存在にした。病気をもたらすことで、人間を脆弱にした。これは陰謀ではない。そこに陰謀家はいないからだ。経済はいまなお問題解決の中心的要素だが、再構築しなければならない。

*

新型コロナウイルス感染症（COVID‐19）のパンデミックは、世界がどのように機能し、どのように機能していないかをはっきり示した。これは地震のような自然災害ではない。その影響は象徴的すなわち心理的にとてつもない範囲に及ぶが、それが意味するものも多岐にわたっている。新型コロナウイルス感染症のパンデミックは人新世が生み出したものである。それは私たちがどのような存在かを語っている。この一年ほどで、少なくとも五つの真実が明らかになった。一番目は原因に関する真実である。それはたまたま生じたものではまったくない。ウイルスのパンデミックは、偶然によるところがきわめて小さく、必然によるところがきわめて大きい現象である。パンデミックは別の場所で生じたかもしれず、それは別の（もっと危険な）ウイルスだったかもしれない。だが、私たちと環境との関係から生じたことは明らかである。野生動物と人間の距離の近さ、生物多様性の崩壊――その原因と特徴については資料で詳細に裏づけられている[6]――が、病原体を出現させる主要なリスク要因である。

二番目は、健康リスクに対して人間の歴史が一貫してとっている二つの態度、否認と忘却が、このパンデミックによく表れていることである。リスクが具体的な形をとるまでは、私たちはそれを過小評価しがちである。そして実際にそれが起きると、私たちはそのことを抑圧しようとする。

三番目は、パンデミックは私たちの弱点を狙って起きることである。世界は高齢化し、不健康になっている。ところがSARS‐CoV‐2はおもに高齢で病気の人間を殺すのである。高齢者や肥満の人をこれほど狙い撃ちする微生物疾患は、これまでなかっただろう。八〇歳以上の死亡率は全人口の死亡率に比べておよそ一〇〇倍から二〇〇倍にもなる。

四番目は、この社会がいかに柔軟性に欠けるかわかったことである。これほど人の数が多く、密集しているのは、かつてなかったことである。インフラは複雑で、人々は相互に依存している。各国政府がロックダウンを決定したことで、戦時を除いて、かつてないほど生産が低下した。今回のパンデミックとその公衆衛生対策の結果から見て、このようなショック療法が繰り返され、長引いたら、そのインパクトはどれほどになるか予想がつく。

五番目はポジティブなもので、パンデミックは私たちに何ができるかも示した。医療業界がこの状況に素早く対応したことに、誰もが大きな感銘を受けた。病院と医療スタッフは態勢を立て直し、システムが崩壊することはなかった。医薬品業界は活動を軌道修正し、何百というワクチン開発プログラムを立ち上げた。ニュース解説者は不可能だと言っていたが、複数のきわめて有効なワクチンが一年足らずで認可された。

*

歴史の本を締めくくるにあたり、どうしてもやっておきたいことが二つある。予測と処方である。従来、歴史家は予測してはならないとされてきた。(7) 処方は医師の役目の一つである。これから何が起きるか知ることはできないし、ああすべきだ、こうすべきだと言うのは、適切でないだろう。しかし、筆者独自の提言をする必要はない。処方箋はすでに書かれている。ＷＨＯのような複数の機関や研究グループが、すでに、世界の健康を立て直すべきだと強く勧告しているのである。彼らの意見は一致している。

とるべき行動はわかっており、どの問題も対処が可能である。控えめに言っても、他のエピデミックがそうだったように、新型コロナのパンデミックに対する答えが世界を変えるだろうと予想できる。容赦ない診断が下されているからである。パンデミックによって、私たちはそのことを直視せざるをえなくなった。人々の意識が変わり、世界的な健康改善運動が起きるのは、おおいにありうることである。運動の原則はわかっている。汚染を抑制すること、エネルギーの転換を加速させ化石燃料から脱却すること、人口の密集を避けること、都市化を見直すこと、電力による輸送と身体を使った移動を推進すること、農業と土地利用を規制すること、肉の消費を減らすこと、である。使える手段はいろいろある。エネルギーであれ食品であれ、健康に良くない製品の市場価格が低いのは、それが生み出す健康コストを組み込んでいないからである。健康の改善が経済的利益につながるとわかれば、健康改善運動が進むように方針を転換したほうが、転換しないよりコストがかからないと納得するだろう(8)。

世界がこちらの方向へ舵を切ることを選択するなら、四つの大きな利益がもたらされるだろう。第一に、世界の大問題は明らかにつながっている。大きな災害は、同じ親族に属する従兄弟同士の関係にある。汚染、気候変動、新興感染症、慢性疾患は、同じ起源をもつ。それらに共通する原因はほぼすべて、健康産業の外側にある。いくつかの科学者グループが、栄養不足、肥満、気候変動が融合したものを指して、シンデミック――複数の流行の相乗作用――であると言っている(9)。この類縁関係には深い意味がある。いくつかの原因を処理すれば、すべての問題が一挙に解決するからである。科学者たちはコベネフィット〔一つの行動がさまざまな利益につながること〕について語っている。化石燃料による輸送を抑制することで、大気汚染が改善するとともに、気候が守られる。身体的な活動が増えれば健康にもなる。肉の消費を減らすことで、CO_2の排出量や森林伐採が減り、食が健康的になる。

二つ目の利益は一つ目の利益の結果である。私たちは健康支出の失われた生産性を回復できるかもしれない。私たちのやり方は支出を拡大するものではない。私たちは健康のために使いたいと思っているだけの金を使えるわけではない。健康支出はつねに、教育、司法、安全保障といった他の重要な公的支出と競合している。私たちの健康支出の生産性は、少なくとも第二次世界大戦以降、低下し続けている。本書で述べた提言に従い、公衆衛生が介入すれば、投資した分は十分に取りもどせるだろう。健康に関して医学で説明のつく部分は一〇%から二〇%にすぎない[10]。残りの八〇%から九〇%は、環境と行動の決定要因によるもので、それ自体は社会のさまざまな決定要因に組み込まれている。だから、正のフィードバックを起こすのである。より健康になればより多くの価値が生み出されるだろうし、健康やそれ以外のものにもより多くの金を回せるようになる。

三つ目の利益として、新たな衛生運動である健康改善運動〔フランス語ではどちらも le Mouvement sanitaire〕は私たちを、S・ジェイ・オルシャンスキーが定義する目標に近づけてくれるだろう。つまり、寿命を延ばすより、もっと健康になることを目指すのである[11]。長寿にこだわるのではなく、どのように生きるかに目標を定めるべきだというのが、オルシャンスキーの考えである。老化と死は避けられないが、多くの病気は避けられるか、発症する時期を遅らせることができる。それらの病気に罹らないようにすれば、私たちの身体はもっと良く機能するし、もっと気分良く過ごせる。その結果として寿命は延びるだろうが、寿命を延ばすこと自体が目的ではない。私たちの身体の器官は、現在の余命で定められた長さ以上に機能するようつくられていない。器官は疲労しており、パフォーマンスが落ちている。部分的にはもっと長くもつかもしれないが[12]、人間の最終的な機能は、弱った器官によってしだいに低下していく。身体の欠陥があらわになったとき、その後の展開を決定するのは弱い要素である。医学は機能しなくなった部分を補修しようと努めるが、それによってしばしば、体調が悪化して死に至る。だが、いくつかの病気が後退しても、別の病気がそれに取って代わるに違いない。それらの疾病は老化によって生じるのであり、治療するのはより困難である。健康の影にはつねに病気があり、席が空くのをじっと待っている。人間は寿命が延びたために、ありとあらゆる病気に身をさらすようになった。心血管疾患とがんに対する闘いが進展するにつれ、退行性神経疾患が勢力を伸ばしている。そのうち最もよく知られているのがアルツハイマー病である。私たちはがんや心臓病との闘いを放棄すべきだと、オルシャンスキーは言っているのではない。長生きすることより、もっと健康になることに再び力を注ぐべきだと説いているのである。

最後に、この世界的な健康改善運動は人類に方向性と見通しをもたらす。物事は惰性で動くため、努力がすぐに実を結ぶことはないだろうが、それはいまに始まったことではない。人類がより長生きするようになってから、それぞれの世代がつぎの世代の健康を準備してきた。最近では、私たちの前の世代が世界的な健康の大問題をあぶり出し、私たちはそれを引き受けようとしている。メンタリティが変わり始め、適切な答えが導き出されるかもしれない。人文科学の研究者たちによれば、世論の「たった」二五％が同意するだけで、社会規範が一新される可能性があるという[13]。世界的な健康改善運動はすべてうまくいくとは限らない。困難の一部はすでにプログラムされているからだ。この運動に加わっても、子どもたちに何らかの保証を与えることはできないかもしれない。だが、ガブリエルの祖父に約束しよう。すべては彼の孫娘にもっと健康になってもらうためだと。

パリ、二〇二一年二月八日

謝辞

本書の出版では多くの方々にお世話になった。

まず、私の仕事にずっと付き合ってくださり、有益な助言をいただいたドノエル社のドロテ・キュネオにお礼を申し上げる。彼女に引き合わせてくれたフィリップ・コラン、ドノエル社編集部のみなさん、とくにマリー・クレールに感謝する。

それから、私の原稿の一部ないしは全体に目を通し、貴重なご意見を賜った以下の友人たちに、心より謝意を表する。ジョイ・ラファン、マドレーヌ・カヴェ゠ブランシャール、ジャンヌ・バロン、リンダ・ルアズ、ピエール・ブランシャール、エリック・ブロン、ステファーヌ・ミュラール、ジャン゠ダヴィド・ベニシュー、ジェレミー・ルフェーヴル、ステファーヌ・フーカール、アンリ・ベルジュロン、マチュー・レーヌ。本書がよりよいものになったのは、ひとえに彼らのおかげである。

本書の執筆中、私の相談にのってくれたパトリック・ジルバーマン、ウィリアム・ダブ、ジャン゠バティスト・フレソズ、エマニュエル・ブランシャール、ギヨーム・ラシュナルの諸氏にお礼を申し上げる。

とりわけ私の友人フィリップ・ラヴォに感謝する。アカデミックな企業家である彼は、私の計画とその進捗状況を聞いて、素晴らしいアドバイスをしてくれた。

私のアシスタント、アンジェリク・ル・コールにもお礼を申し上げる。彼女の日々の助力がなければ、本書は日の目を見なかった。図版を担当してくださったジェローム・ラシャルモワーズにも感謝する。

私の話に耳を傾け、全面的に支援してくれた以下の友人たちにも謝意を表する。サマンサ・ジェリュザルミ、オーロール・ブリアン、エーヴ・マイヤール、レア・リフォ、ジュリー・サルファティ、マオ・ルコント、アンヌ・オスドワ、マリー・プティキュエノ、シンシア・カマミ＝レヴィ、ヴァンサン・ド・パラード、ダヴィド・ボッカーラ、シリル・トゥブー、パトリック・パパジアン、ピエール＝イヴ・ジョファール、ミシェル・ララール、クロシュ・ダヴァルパナ、ウィリアム・パンブラン、マニュエル・ラニー、サミュエル・レヴィ、アレクサンドル・ルニョー、クリスティアン・ド・ペルチュイ、リオネル・バスクル。

トマ・ロンドンに感謝する。彼のおかげで、本書のテーマをさらに拡大するアイデアが浮かんだのである。

二〇二〇年に死去したクロード・ル・ペンとその家族、とくにリンダとラファエルに、私の特別な思いを捧げる。

私の両親と家族、妻アリアーヌと愛する子どもたちエレーヌとアレクシに、どうもありがとう。

訳者あとがき

こんにち、とくに先進国では、長生きするのが当たり前のようになっている。平均寿命は年々延びており、日本人の平均寿命は二〇二〇年に男性で八一・六四年、女性で八七・七四年であった。八〇歳そこそこで死亡すれば、「まだそんな歳ではないのに……」と言われる。それ以下の年齢で病気や事故のために命を落とすのは大変な悲劇である。ましてや幼くして、若くして亡くなったと聞けば、私たちはいたたまれない気持ちになる。子どもはすくすく育ち、若者は元気はつらつとしているのが当たり前だと思っているからだ。

いまから「たった」七〇年ほど前、すなわち第二次世界大戦が終わってしばらくのあいだは、そうではなかった。その頃に一〇代から二〇代で結核に罹《かか》ったことがあるという人はけっこういる。当時、結核に罹る人の多くが若年層で、治療薬はすでに存在したが、まだ命にかかわる病気だった。

訳者が小学生だった一九六〇年代、学校で毎年、結核の集団予防接種が行われていたのをよく覚えている。結核に対する免疫の有無を調べる「ツベルクリン検査」の結果に一喜一憂するのは、新学期のお定まりの光景だった。結果が陰性なら、結核予防のワクチン（ＢＣＧ）を打たなければならない。注射は痛い上に、肩に引きつったような痕が残った（ハンコ型の注射器に変わってからはこのようなことはなくなった）。

結核だけではない。日本脳炎やら腸チフス・パラチフスやら、かつてはさまざまな感染症の集団予防接種が行われていた。学校での集団予防接種はしだいに姿を消し、一九九四年の法改正で義務的接種は、国や自治体が強く勧める勧奨（定期）接種や、保護者の判断に任せる任意接種に変わった。副反応の問題もあったが、そのような病気に罹る子どもの数が少なくなったということだろう。

その間に、私たちの生活環境も大きく変わった。経済的に豊かになり、生活が便利になるとともに、保健衛生にそれほど不安を感じることなく暮らせるようになった。医学や医療の進歩に加え、衣食住などの生活条件が良くなったこと、上下水道などの衛生環境が整ったことがどれほど重大なことか、いくら強調しても強調しすぎることはない。冬でも薄着で過ごせるほど暖房が効き、夏には冷房があり、どこへ行っても水洗トイレを利用できる。いまでは当たり前のことだが、少なくとも高度成長以前の生活を知る者にとっては、驚くほどの進歩である。

そして気がつけば、日本人の平均寿命は世界でトップクラスになっていた。本書に書かれているように、長い時間をかけてさまざまな進歩が積み重なり、日本人の健康は向上したのである。

健康の決定要因には生物学、医学、行動、環境の四つがある。それらの決定要因に、時代ごとの社会状況、政治や経済の動向が密接に結びつき、複雑な関係性のネットワークを形づくっている。たとえば戦後の経済成長がなければ、生活がこれほど豊かになり、人々が健康で長生きすることもなかっただろう。そのときどきで政治が適切に介入しなければ、公衆衛生対策はうまく機能しなかっただろうし、有効な医療システムが構築されることもなかった。

私たちの健康に影響を与えるのは外部の要因だけではない。健康で長生きすることがスタンダードになると、私たちは自らの健康にいっそう気を遣うようになった。人々の健康志向は外部の要因にも作用し、周囲の環境もますます健康的になる。まさに「正のフィードバック」が起きたのである。誰もが少しでも長く生きようとした結果、私たちはますます健康になり、平均寿命もどんどん延びていった。

そしてこの傾向は、いまやグローバル化の一途をたどっている。平均寿命が大幅に延びたのは先進国だけの現象ではない。国連の統計によると、現在、世界の平均寿命は七〇年を超えている。二〇世紀半ばに四五年程度だったのだから、この半世紀ほどで二五年以上延びたことになる（この間に日本人の寿命は男性で約二〇年、女性で約二五年延びた）。寿命は健康の指標の一つとされるので、第二次世界大戦後、人類はそれだけ健康になったと言えるかもしれない。もちろん、欧米や日本のような長寿国からアフリカの短命な国まで、現実にはまだ大きなギャップが存在するが、それでも、このような短期間に人類全体の寿命がこれほど延びたのは驚くべきことである。なにしろ新石器時代から一八世紀半ばまで、人類の寿命は三〇歳前後にとどまったまま、ほとんど延びなかったのである。

世界中の国が先進国のあとを追いかけているということは、本書の後半に書かれているような問題も、もはや先進国だけの問題ではないということだ。

その点でとくに心配されるのは、健康格差が拡大していることである。新型コロナウイルス感染症のパンデミックを機に、世界の健康格差が改めて注目されている。とりわけワクチンをめぐっては、それを製造できる国と製造できないが買える国、なかなか買えない国のあいだで、感染症への対応に大きな差が出た。

そのいっぽうで、一国のなかでも社会的な条件により、感染症対策を十分にとれる人とそうでない人に分かれた。ウイルスの感染を防ぐには、人との接触を控えるのが最も効果的である。だが、職種の性質上、あるいは経済的な理由から、人との接触が避けられない仕事を続けなければならない人々がいる。

実はかつて、感染症というのはきわめて平等主義的な病気だった。感染症が何によって引き起こされるかわかっておらず、その病気がどのようにして人から人へうつるのか知られていなかった時代、感染症からどうやって身を守ったらよいかもわからなかったし、もちろん薬もなかった。そんな時代には、国王から貧者まで身分の区別なく、あらゆる人がペストや天然痘に罹った。余裕のある人は転地することもできただろうが、いったん重大な感染症に罹れば、治療法がないのだから、誰でも命を落とす危険があった。

いまでは、その感染症が何によって引き起こされるのかはっきりわかっているし、どうすれば身を守れるかもおおよそわかっている。しかし、よほど恵まれた人でないかぎり、人とまったく接触せずに生活するのは不可能である。ワクチンや治療薬にしても、新型コロナウイルスのワクチンのように国が費用を負担してくれるならまだしも、そうでない場合は自分で何とかしなければならない。そのような経済的負担に耐えられない人は、十分な治療を受けられない恐れがある。

感染症だけではない。心血管疾患にしろ、がんにしろ、その他の慢性疾患にしろ、治療技術の進歩にともなって治療費も高額になっている。ある種の「新薬」には目の飛び出るような値段がつけられている。ある程度保険でカバーできるとしても、公的な保障には限りがあるので、今後、個人の負担は増えることはあっても、減ることはないだろう。そうなったら、長生きできるのは経済的に余裕のある人だけということになりかねない。

かつて、個人の寿命を引き延ばす術はなかった。幼くして亡くなる人もいれば、かなりの高齢で亡くなる人もいたが、人は誰でも、自然状態でそれ以上生きられなくなれば死んでいた。医学はおしなべて無力であり、一部の者が特別扱いされることはなかった。大金を払って「不老長寿の薬」を手に入れても、そんなものは効かないのだから、持てる者も持たざる者も死ぬときは同じである。ところが、「不老長寿の薬」が高度な医療や医薬品となり、かつては失われていた命が救われるようになると、持てる者と持たざる者（ないしは持てる国の住民と持たざる国の住民）の命の格差があらわになった。これはまさに皮肉としか言いようがない。

皮肉としか言いようのない事態は、現代の生活のあらゆる場面に見られる。「私たちのために開発された多くのものが、ストレスの要素になっている」「ある種、バランスのとれた時期を過ぎると、かつて不足していたものはすべて過剰になる」。本書の著者はこのように述べているが、まったくそのとおりだと思う。健康と長寿を支えていた経済的な豊かさが、慢性疾患の増加や気候変動を引き起こし、かえって健康と長寿を脅かしている。そのいっぽうで、経済不況や格差の拡大により、経済的な豊かさすら享受できずに健康状態を悪化させている人々がいる。

そしてついに、上昇するいっぽうだった平均寿命が下降に転じる国があらわれた。いわゆる「絶望死」がアメリカ特有の現象なのか、それとも他国にもあてはまるのか、いまはまだ何とも言えないが、アメリカのケースは他人ごととは思えない。この日本でも、経済的・社会的な苦境に立たされ、将来への希望をもてずにいる人々が増えているからだ。統計の上ではたしかに、経済的に豊かな国は平均寿命も長いが、いつまでもこの状態が続くという保証はない。そもそも、環境への負荷を考えれば、経済的豊かさだけを追求してよいわけがない。

個人の寿命は医学の力で引き延ばせても、国民全体の寿命を意図的に延ばすことはできない。現在の平均寿命は、さまざまな要素が作用して個人がより健康になり、寿命が延びた結果にすぎない。重要なのは国民全体の平均ではなく、個人がいかに健康になるかである。感染症のパンデミックでわかったのは、集団的な対策も重要だが、それだけでは十分ではないということだった。結局、一人ひとりが気をつけるしかない。逆に言えば、一人ひとりが行動すれば、大きなムーブメントを起こせるということだ。

慢性疾患をもつ人がもっと少なくなれば、社会全体として、感染症に対してもっと強くなれる。「命と健康」をキーワードに、社会全体を動かすことも可能である。命と健康は私たちにとって最も身近なテーマであり、経済問題や環境問題ともリンクしている。本書が提唱する「健康改善運動」は、個人の健康を良くするだけではない。社会の健康状態も改善しようとするものだ。ただし、過ぎたるは及ばざるがごとし。そうした運動が行き過ぎたものにならぬよう心したい。

本書の著者ジャン＝ダヴィド・ゼトゥンはパリ在住の内科医。専門は肝臓病学と胃腸病学である。欧州最大の病院グループの一つ、公的扶助パリ病院機構の研究員となり、パリ政治学院で公共政策とマネジメントのエグゼクティブ修士号、パリ・デカルト大学で臨床疫学の博士号を取得。パリ政治学院や公衆衛生高等研究所で教鞭をとり、現在はESCP経営大学院のシニアフェローを務めている。また、医療に関連したスタートアップ企業を共同で立ち上げ、「JAMAインターナル・メディシン」や「ブリティッシュ・メディカル・ジャーナル」を含む国際的な科学雑誌の査読者となり、「ル・モンド」、「レ・ゼコー」といったメディアに寄稿するなど、多方面で活動している。

以上の経歴や本書の内容からわかるように、彼の関心は医学や医療の枠を超え、社会問題全般に及んでいる。健康の決定要因のうち八〇%から九〇%は社会的なものだからだ。国の行政や経済が国民の健康に与える影響も、彼の重要な研究テーマである。医学と行政の両方に精通した医療問題の専門家として、今後の活躍が期待できる研究者である。

最後に、本書の翻訳にあたっては、河出書房新社の携木敏男さんに大変お世話になった。本書の翻訳は訳者にとって大きな挑戦だったが、またとない勉強の機会にもなった。本書の意義を指摘し、躊躇していた訳者の背中を押してくださったことに、心から感謝する。

二〇二二年二月

吉田春美

Gerontology, 2019.

(2) Peter D. Sly, *et al.*, « Health consequences of environmental exposures: causal thinking in global environmental epidemiology », *Annal of Global Health*, 2016.

(3) 慢性疾患による。

(4) 英語の Big Crunch。天文学用語。宇宙は Big Bang から始まり、膨張してきたが、いずれ収縮に転じ、超高密度の状態になり、収束すると考えられている。

(5) Howard Brody, Donald W. Light, « The inverse benefit law: how drug marketing undermines patient safety and public health », *American Journal of Public Health*, 2011.

(6) Stéphane Foucart, *Et le monde devint silencieux. Comment l'agrochimie a détruit les insectes*, Seuil, 2019.

(7) 歴史家はしばしば「予言」する。歴史家のもう 1 つのタブーはアナクロニズム、現在の文化的規範で過去を解釈することである。

(8) Diarmid Campbell-Lendrum, Annette Prüss-Ustün, « Climate change, air pollution and noncommunicable diseases », *Bulletin of the World Health Organization*, 2019.

(9) Boyd A. Swinburn, *et al.*, « The global syndemic of obesity, undernutrition, and climate change: The Lancet Commission report », *The Lancet*, 2019.

(10) Sanne Magnan, « Social determinants of health 101 for health care: five plus five », *National Academy of Medicine*, 2017.

(11) S. Jay Olshansky, « From lifespan to healthspan », *Journal of the American Medical Association*, 2018.

(12) たとえば肺や肝臓は、腎臓、心臓、関節、脳に比べて老化しにくいようである。

(13) Damon Centola, *et al.*, « Experimental evidence for tipping points in social convention », *Science*, 2018.

2019.
(9) Michael D. Petraglia, *et al.*, « Human responses to climate and ecosystem changes », *Proceedings of the National Academy of Sciences*, 2020.
(10) コムギやコメのような主要な穀物の質については、現在、CO_2 の濃度が上がるとタンパク質およびビタミンBなどの微量栄養素のレベルが下がることがわかっている。
(11) Robbie M. Parks, *et al.*, « Anomalously warm temperatures are associated with increased injury deaths », *Nature Medicine*, 2020.
(12) Enola Richet, « La chute historique des émissions de CO_2 en 2020 ne devrait pas se prolonger », *Le Monde*, 11 décembre 2020.
(13) Hannah Nissan, Declan Conway, « From advocacy to action: projecting the health impacts of climate change », *PLOS Medicine*, 2018.
(14) J. M. Shultz, *et al.*, « Double environmental injustice — Climate change, Hurricane Dorian, and the Bahamas », *The New England Journal of Medicine*, 2020.
(15) Renee N. Salas, « The climate crisis and clinical practice », *The New England Journal of Medicine*, 2020.
(16) Leticia M. Nogueira, *et al.*, « Association between declared hurricane disasters and survival of patients with lung cancer undergoing radiation treatment », *Journal of the American Medical Association*, 2019.

16章

(1) Aidan Cockburn, *The Evolution and Eradication of Infectious Diseases*, JohnsHopkins Press, 1963.
(2) Frank Snowden, 同前。
(3) Franck Macfarlane Burnet, David O. White, *Natural History of Infectious Diseases*, Cambridge University Press, 1971.
(4) ファウチは40年以上にわたり同研究所の所長だった。任期中、公衆衛生の危機に際して6人の大統領の顧問を務め、COVID-19のパンデミックで世界にその名を知られるようになった。
(5) 1992年、新興感染症に関する米科学アカデミーの最初の報告書が出た。「新興感染症：アメリカの保健衛生に対する微生物の脅威」というのがそのタイトルだった。
(6) Kate E. Jones, *et al.*, « Global trends in emerging infectious diseases », *Nature*, 2008.
(7) Amélie Yavchitz, *et al.*, « Misrepresentation of randomized controlled trials in press releases and news coverage: a cohort study », *PLOS Medicine*, 2012.
(8) enzootic と呼ばれる。
(9) 免疫、遺伝子、細胞のメカニズム。
(10) David M. Morens, Anthony S. Fauci, *art. cit.*
(11) Aditya K. Khetan, « COVID-19: why declining biodiversity puts us at greater risk for emerging infectious diseases, and what we can do », *Journal of General Internal Medicine*, 2020.
(12) Vanessa M. D'Costa, *et al.*, « Antibiotic resistance is ancient », *Nature*, 2011.
(13) David M. Morens, Anthony S. Fauci, *art. cit.*

終章

(1) S. Jay Olshansky, Bruce A. Carnes, « Inconvenient truths about human longevity », *Journal of*

(10) Amy S. B. Bohnert, Mark A. Ilgen, « Understanding links among opioid use, overdose, and suicide », *The New England Journal of Medicine*, 2019.

(11) フランスの経済学者ジャン＝バティスト・セー（1767–1832）は『経済学概論』において、供給が需要を生み出すという理論を説いた。この理論はのちにジョン・メイナード・ケインズ（1883–1946）により「セーの法則」ないしは「販路説」と呼ばれるようになった。

(12) Amy S. B. Bohnert, Mark A. Ilgen, *art. cit.*

(13) Dana A. Glei, Samuel H. Preston, « Estimating the impact of drug use on US mortality, 1999–2016 », *PLOS One*, 2020.

(14) 2010年以降、すべての死因で死亡率が上昇したという意味ではなく、この年から、死亡数が増加した死因の死亡率が全体の平均を上回ったということである。

(15) ちなみに、ウルフとシューメーカーは、平均余命が最も延びたのは1970年代の10年間であることを確認しており、これは心血管疾患の章で触れたデータとも一致する。

(16) Steven H. Woolf, Laudan Aron, « The US health disadvantage relative to other highincome countries: findings from a National Research Council/Institute of Medicine report », *Journal of the American Medical Association*, 2013. Et aussi Peter A. Muennig, *et al.*, « America's declining well-being, health, and life expectancy: not just a white problem », *American Journal of Public Health*, 2018.

(17) BMIは最もよく用いられる肥満度の指標で、体重(kg)÷身長(m)÷身長(m) で算出される。

(18) Samuel H. Preston, *et al.*, « The role of obesity in exceptionally slow US mortality improvement », *Proceedings of the National Academy of Sciences*, 2018.

(19) Andrew C. Stokes, *et al.*, « Increases in BMI and chronic pain for US adults in midlife, 1992 to 2016 », *SSM Pop Health*, 2020.

(20) サミュエル・プレストンとの対話、2021年1月。

(21) Lucinda Hiam, *et al.*, « Things fall apart: the British health crisis, 2010–2020 », *British Medical Bulletin*, 2020.

15章

(1) Peter B. de Menocal, « Cultural responses to climate change during the late Holocene », *Science*, 2001.

(2) Anthony McMichael, *Climate Change and the Health of Nations. Famines, Fever, and the Fate of Populations*, Oxford University Press, 2017.

(3) いわゆる気候感受性のある疾患。

(4) Anthony McMichael, « Insights from past millennia into climatic impacts on human health and survival », *Proceedings of the National Academy of Sciences*, 2012.

(5) David M. Morens, Anthony Fauci, « Emerging pandemic diseases: how we got to COVID-19 », *Cell*, 2020.

(6) Fabien Locher, Jean-Baptiste Fressoz, *Les Révoltes du ciel. Une histoire du changement climatique xve -xxe siècle*, Seuil, 2020.

(7) CO_2 は温室効果ガスの約85％を占める。

(8) Nick Watts, *et al.*, « The 2019 report of the Lancet Countdown on health and climate change: ensuring that the health of a child born today is not defined by a changing climate », *The Lancet*,

(3) Joseph L. Dieleman, *et al.*, « US spending on personal health care and public health, 1996–2013 », *Journal of the American Medical Association*, 2016.

(4) Theresa Marteau, *et al.*, « Changing human behavior to prevent disease: the importance of targeting automatic processes », *Science*, 2012.

(5) Mark Peplow, « Can the history of pollution shape a better future ? », *Nature*, 2020.

(6) François Jarrige, Thomas Le Roux, *La Contamination du monde, Une histoire des pollutions à l'âge industriel*, Seuil, 2017.

(7) 現在の気候変動の大きな原因でもある。

(8) Clean Air Act.

(9) Environmental Protection Agency (EPA).

(10) Global Burden of Disease.

(11) Disability-Adjusted Life Years.

(12) より正確には注意の欠如による行動障害で、活動過多をともなう場合もあればそうでない場合もある。

(13) ある国際的研究によると、欧州の子どもは有機リン酸化合物の殺虫剤にさらされることによりIQが平均して2.5ポイント低下したという。(Martine Bellanger, *et al.*, « Neurobehavioral deficits, diseases, and associated costs of exposure to endocrine-disrupting chemicals in the European Union », *The Journal of Clinical Endocrinology and Metabolism*, 2015.)

(14) Annette Prüss-Ustün, *et al.*, « Diseases due to unhealthy environments: an updated estimate of the global burden of disease attributable to environmental determinants of health », *Journal of Public Health*, 2017.

14章

(1) Anne Case, Angus Deaton, « Rising morbidity and mortality in midlife among white non-Hispanic Americans in the 21st century », Proceeding of the National Academy of Sciences, 2015.

(2) アメリカでは人種別の統計が認められており、研究者に広く利用されている。

(3) Steven H. Woolf, Laudan Aron, « Failing health in the United Health », *The British Medical Journal*, 2018.

(4) Anne Case, Angus Deaton, « Mortality and morbidity in the 21st century », *Brookings Papers on Economic Activity*, 2017.

(5) Susan B. Glasser, Glenn Thrush, « What's going on with America's white people ? », *Politico*, septembre-octobre 2016.

(6) Anne Case, Angus Deaton, Arthur A. Stone, « Decoding the mystery of American pain reveals a warning for the future », *Proceedings of the National Academy of Sciences*, 2020.

(7) Hawre Jalal, *et al.*, « Changing dynamics of the drug overdose epidemic in the United States from 1979 through 2016 », *Science*, 2018.

(8) Chloé Hecketsweiler, « "J'ai expliqué à un médecin qu'il n'y avait pas de dose plafond": comment les opiacés ont drogué les États-Unis », *Le Monde*, 31 janvier 2020.

(9) 2018年にアメリカ国内のオピオイドの処方は2011年のピーク時に比べて40%減少した。将来の過剰摂取のリスクが減るのは良いことのように思えるが、一部のアメリカ人はこれからも痛みに苦しむことになる。以下の論文を参照。Michael L. Barnett, « Opioid prescribing in the midst of crisis — Myths and realities », *The New England Journal of Medicine*, 2020.

スできるようになった。医療保険の支出はその「自然な」傾向に沿ったもので、とくに増加しなかった。

(9) Kenneth J. Arrow, « Uncertainty and the Welfare Economics of Medical Care », *The American Economic Review*, 1963.

(10) QALY は Quality-Adjusted Life Years（質調整生存年）の頭文字である。QALY は常々批判されているが、いまでも新しい治療法の医学的貢献度を測る単位になっている。生存年と生活の質が医学的有効性の主要な側面であることを考慮し、この 2 つを変数に加えている。

(11) William J. Baumol, *The Cost Disease, Why Computers Get Cheaper and Health Care Doesn't*, Yale University Press, 2013.

(12) 同じ国でも地域によって、住民 1 人当たりの金額や比較可能な指標で支出の不均衡が生じることがある。

(13) Donald M. Berwick, « Elusive waste: The Fermi paradox in US health care », *Journal of the American Medical Association*, 2019.

12章

(1) Raj Chetty, *et al.*, « The association between income and life expectancy in the United States, 2001–2014 », *Journal of the American Medical Association*, 2016.

(2) Angus Deaton, « On death and money. History, facts and explanations », *Journal of the American Medical Association*, 2016.

(3) 観察された相違は心血管疾患、がん、呼吸器疾患、高齢者の認知症に関するもので、若年層では薬物の過剰摂取や自殺になる。

(4) Charles V. Chapin, *et al.*, « Deaths among taxpayers and non-taxpayers income tax, Providence, 1865 », *American Journal of Public Health*, 1924.

(5) Sandro Galea, *et al.*, « Win-win: reconciling social epidemiology and causal inference », *American Journal of Epidemiology*, 2019.

(6) 無作為化臨床試験では治療薬を投与する被験者とそうでない被験者をくじで決める。偶然に任せることで被験者は統計的に一律に振り分けられ、グループ間の正しい比較が可能になる。グループで結果が異なるのは治療薬によるとの結論を導くための最良の方法である。

(7) Gary W. Evans, Michelle A. Schamberg, « Childhood poverty, chronic stress, and adult working memory », *Proceedings of the National Academy of Sciences*, 2009.

(8) これらのデータは国民個人の動向を調査した基本データに基づいている。国全体をカバーしたものではなく、一部を抽出したのだろうが、非常に正確である。とりわけ、個人の移動に関する情報が含まれており、それが大半の人口統計学の研究と異なる点である。

(9) Tommy Bengtsson, *et al.*, « When did the health gradient emerge? Social class and adult mortality in Southern Sweden, 1813–2015 », *Demography*, 2020.

13章

(1) 肝臓がんや子宮頸がんがこのケースである。

(2) Abdel R. Omran, « The epidemiologic transition. A theory of the epidemiology of population change », *The Milbank Memorial Fund quarterly*, 1971.

ジェネリックでない医薬品の数は少ないが、値段はずっと高いので、薬剤費の大半を占めることになる。
(15) 注目に値する例外がいくつか存在する。とくにインスリンのケースは医学史家によく取り上げられる。
(16) Atul Gawande, « Two hundred years of surgery », *The New England Journal of Medicine*, 2012.
(17) Bernard Munos, « Lessons from 60 years of pharmaceutical innovation », *Nature Reviews Drug Discovery*, 2009.
(18) この論文が書かれた時点でリリー社はムノスの雇用主だった。
(19) Aaron S. Kesselheim, Jerry Avorn, « The most transformative drugs of the past 25 years: a survey of physicians », *Nature Reviews Drug Discovery*, 2013.
(20) この薬もバイアグラ®の商品名で知られている。
(21) この論文の著者たちが使用した言葉を引用。
(22) フランスの商品名 Tahor®
(23) アメリカ市場で販売が認められた薬、すなわち FDA が承認した薬について述べている。ヨーロッパでも数か月ずれるが、同じ数の薬が承認されている。
(24) 末梢神経系と反対の神経系。中枢神経系は脳と脊髄からなり、白質と灰白質に分かれている。多発性硬化症に関係するのはほぼ白質のみである。
(25) 英語の略語で NEDA, no evidence of disease activity.

11章

(1) Oskar Burger, *et al.*, « Human mortality improvement in evolutionary context », *Proceedings of the National Academy of Sciences*, 2012.
(2) ヴォーペルは « *lifespan equality* » と言っている。
(3) James F. Fries, « Aging, natural death, and the compression of morbidity », *The New England Journal of Medicine*, 1980.
(4) CDC はフランスの保健総局に相当する。
(5) 基本的な定義では、性は生物学的なもので、ジェンダーは社会的なものである。女性の長寿はおそらく生物学的な資質であるとともに、社会的な資質によるものである。それは現代社会が男性より女性を優遇しているという意味ではない。寿命に関する女性の資質の一部は生物学的に決まっているわけではなく、社会的条件に関連した別の原因があるということである。
(6) 女性は自己免疫疾患、とくにリウマチに罹りやすい。リウマチ性多発関節炎は女性のほうが 3 倍多い。さらに希少な自己免疫疾患である狼瘡《ろうそう》になると、罹患率はほぼ 1 : 10で女性に多い。免疫、とりわけ感染症に対する免疫は、全体として女性に多く備わっているようだが、過剰免疫の逆効果として自己免疫疾患のリスクが高くなるのかもしれない。
(7) 2015年以降（2020年は別にして）アメリカは国の資産の約17%を健康に費やしている。金額、パーセンテージともに世界で最も支出の多い国であるにもかかわらず、平均寿命の延びは最も低く、このところ 3 年連続して低下している。
(8) 理由はよくわからないが、Affordable Care Act, 通称オバマケアが実施されても、アメリカの健康関連支出はそれほど増加しなかった。バラク・オバマとの政治的立場の違いから法案に反対していた多数の人々は支出が大幅に増えると言っていたが、この法律のおかげで、医療保険のなかった2000万人のアメリカ人がただちに医療にアクセ

kinase in chronic myeloid leukemia », *The New England Journal of Medicine*, 2001.

(29) B. J. Druker, *et al.*, « Five-year follow-up of patients receiving imatinib for chronic myeloid leukemia », *The New England Journal of Medicine*, 2006.

(30) 従来の病理解剖検査で細胞は記述できるが、分子を見ることはできない。これは観察のレベルの問題である。

(31) Richard L. Schilsky, *et al.*, « Progress in cancer research, prevention and care », *The New England Journal of Medicine*, 2020.

(32) Hans-Olov Adami, *et al.*, « Time to abandon early detection cancer screening », *European Journal of Clinical Investigation*, 2019.

(33) Silvia Stringhini, Idris Guessous, « The shift from heart disease to cancer as the leading cause of death in high-income countries: a social epidemiology perspective », *Annals of Internal Medicine*, 2018.

10章

(1) 薬の安全性はすでに保健衛生のスキャンダルになっていた。ある抗生物質でおよそ100人の子どもが中毒死したことから、FDA の最初の改革が行われ、製薬会社に医薬品の安全性を証明することが義務づけられた。有効性の証明についてはつぎのスキャンダルを待たなければならなかった。

(2) 法案の前半には別の重要なポイントも含まれていた。医薬品の広告を規制し、商品名だけでなく成分の名称も明記することが定められていた。

(3) « Drug Industry Antitrust Act », 87ᵉ Congrès, Session 1, 1961.

(4) « The Kefauver hearings: the drug industry finally has its day and does quite well », *Science*, 1961.

(5) Daniel Carpenter, *Reputation and Power*, Princeton University Press, 2010.

(6) Daniel Carpenter, « Can expedited FDA drug approval without expedited follow-up be trusted ? », *JAMA Internal Medicine*, 2014.

(7) フランス語の médicaments biologiques（バイオ医薬品）には « biomédicaments », « biothérapies », « agents biologiques » などの同義語がある。

(8) これより前の企業は「製薬会社」と呼ばれていた。実際には、両者ははっきり区別できるものではなく、多くのバイオ企業はバイオテクノロジーの手法を用いながらも化学合成薬をつくっている。いっぽう、歴史ある製薬会社もすべて、バイオテクノロジーの研究開発を進めており、バイオ医薬品を製品化している。

(9) 副作用、望ましくない作用、有害な作用とも言う。

(10) 英語で no reasonable expectation.

(11) 欧州医薬品庁は希少疾病用医薬品と認められる罹患率の上限を 1 万人につき 5 人に定めた。

(12) 有効成分は治療効果をもたらす本来の薬剤で、これが医薬品の肝である。コーティングは味や色をつけるなど、さまざまな機能をもたせて薬を飲みやすくするもので、こちらは添加剤である。先行医薬品と後発医薬品の有効成分は同じだが、添加剤は異なることがある。

(13) 同じ有効成分が同量入った 2 種類のジェネリック医薬品の場合もある。

(14) 国によって割合はさまざまだが、大雑把に言って、数量と金額の割合はしばしば逆転する。処方薬の80%はジェネリックだが、薬剤費に占める割合は20%にすぎない。

米国立がん研究所だったが、試験を行ったのはミラノのがん研究所だった。アメリカの研究所はどこもこの研究に参加しようとしなかった。多剤併用化学療法をアジュバント療法としてテストするのに同意できなかったからである。化学療法のデメリットは明らかになっていたが、メリットがあるのかわからなかった。期待される利益に比べて毒性のリスクが大きすぎるように思われた。期待される利益も不確実で、はっきり証明されていなかった。外科治療を受ける女性のうちかなりの割合がいずれにせよ治癒するので、ためらいはさらに大きくなった。だが多くの女性はやがてがんが再発した。２つの研究は明らかにポジティブだった。

(14) David Boccara, *et al.*, « Treating breast conservation therapy defects with Brava and fat grafting: technique, outcomes, and safety profile », *Plastic and Reconstructive Surgery*, 2018.

(15) Jérémie H. Lefèvre, *et al.*, « Does a longer waiting period after neoadjuvant radiochemotherapy improve the oncological prognosis of rectal cancer ?: Three years' follow-up results of the Greccar-6 randomized multicenter trial », *Annals of Surgery*, 2019.

(16) 一部の希少ながんは特定の原因で生じる。たとえば中皮腫という肺を包む膜（胸膜）にできるがんは、アスベストにさらされることで発症する。これは治療の困難ながんで、予後もきわめてよくない。中皮腫で生存できる患者はごくわずかである。

(17) 肝臓がんもウイルス、脂肪や鉄分の過剰摂取などで引き起こされる。

(18) https://www.cdc.gov/tobacco/data_statistics/sgr/history/index.htm

(19) アメリカの歴史家ロバート・プロクターによると、公衆衛生局長官報告書に含まれるデータと知見は、これが公表される10年前に入手可能であったが、タバコ産業のロビイストたちが公表を遅らせたため、数百万の人々が死亡したという。

(20) Austin Bradford Hill, « The environment and disease: association or causation ? », *Proceedings of the Royal Society of Medicine*, 1965. ブラッドフォードヒルは臨床の方法論および医学と疫学の推論の先駆者で、統計上の結びつきが因果関係によるものかどうか決定するための９つの判定基準を発表した。それらの基準はこんにちまで大きな影響を与えている。

(21) Vincent T. DeVita Jr., *et al., art cit.*

(22) John P. A. Ioannidis, *et al.*, « Endgame: engaging the tobacco industry in its own elimination », *European Journal of Clinical Investigation*, 2013.

(23) John P. A. Ioannidis, Prabha Jha, « Does the COVID−19 pandemic provide an opportunity to eliminate the tobacco industry ? », *Lancet Global Health*, 2021.

(24) Edward R. Melnick, John P. A. Ioannidis, « Should governments continue lockdown to slow the spread of COVID−19 ? », *The British Medical Journal*, 2020.

(25) Nadia Howlader, *et al.*, « The effect of advances in lung-cancer treatment on population mortality », *The New England Journal of Medicine*, 2020.

(26) 代表的なサブタイプのがんである「非小細胞」肺がんについては、まさしくその通りである。それに対して小細胞肺がんの多くはより悪性で、治療はほとんど進んでいなかった。さらに、同じ研究者たちは、小細胞肺がんの死亡率と罹患率が連動していることを観察しており、そのため論理的に、こちらのタイプの肺がんでは前進がなかったと結論づけた。

(27) B. J. Druker, *et al.*, « Effect of a selective inhibitor of the Abl tyrosine kinase on the growth of Bcr-Abl positive cells », *Nature Medicine*, 1996.

(28) B. J. Druker, *et al.*, « Efficacy and safety of a specific inhibitor of the BCR-ABL tyrosine

1996.

8章

(1) David S. Jones, Jeremy A. Greene, « The decline and rise of coronary heart disease: understanding public health catastrophism », *American Journal of Public Health*, 2013.
(2) Weldon J. Walker, « Coronary mortality: what is going on ? », *Journal of the American Medical Association*, 1974.
(3) R. J. Havlik and M. Feinleib (dir.), *Proceedings of the Conference on the Decline in Coronary Heart Disease Mortality*, Department of Health, Education, and Welfare, 1979.
(4) David S. Jones, « CABG at 50 (or 107 ?) — The complex course of therapeutic innovation », *The New England Journal of Medicine*, 2017.
(5) こんにちでも術後に合併症が起きると、外科医は自分のミスなのか、患者側の理由(つまり不運)によるのかを明確にしようとする。
(6) Alexis Carrel, « On the experimental surgery of the thoracic aorta and heart », *Annals of Surgery*, 1910.

9章

(1) Siddhartha Mukherjee, *L'Empereur de toutes les maladies*, Flammarion, 2013.(シッダールタ・ムカジー『がん——4000年の歴史』上下、田中文訳、ハヤカワ文庫、2016)
(2) Brent R. Stockwell, *The Quest for the Cure. The Science and Stories Behind the Next Generation of Medicines*, Columbia University Press, 2011.
(3) H. B. Othersen Jr., « Ephraim McDowell: the qualities of a good surgeon », *Annals of Surgery*, 2004.
(4) もう1つの重大な合併症は出血である。
(5) Vincent T. DeVita Jr., Steven A. Rosenberg, « Two hundred years of cancer research », *The New England Journal of Medicine*, 2012.
(6) myelome(骨髄腫)の « myélo » は « moelle »(髄)の語源的語根である。
(7) アミノプテリンはこんにちメトトレキサートの名称で知られている。
(8) Sidney Farber, *et al.*, « Temporary remissions in acute leukemia in children produced by folic acid antagonist, 4-aminopteroyl-glutamic acid (Aminopterin) », *The New England Journal of Medicine*, 1948.
(9) DNAは1953年、ワトソンとクリックにより初めて記述された。
(10) Jean-David Zeitoun, *et al.*, « Post-marketing research and its outcome for novel anticancer agents approved by both the FDA and EMA between 2005 and 2010: A crosssectional study », *International Journal of Cancer*, 2018.
(11) ラテン語で「助けとなるもの(ad juvans)」。化学療法だけでなく、外科手術後の放射線治療もアジュバントになる。
(12) Bernard Fisher, *et al.*, « L-phenylalanine mustard (L-PAM) in the management of primary breast cancer », *The New England Journal of Medecine*, 1975. Et G. Bonadonna, *et al.*, « Combination chemotherapy as an adjuvant treatment in operable breast cancer », *The New England Journal of Medicine*, 1976.
(13) 1種類の薬剤——「マスタードガス」の生成物——を加えた効果を評価したアメリカの研究と3種類の薬剤を組み合わせたイタリアの研究。併用療法を考案したのは

American Journal of Epidemiology, 2018.

(24) Vincent Feré, « L'Europe du xixe siècle se préoccupait moins d'hygiène et de santé », *Commentaire*, printemps 2021.

(25) Alfred W. Crosby, *America's Forgotten Pandemic, The Influenza of 1918*, Cambridge University Press, 1976.（アルフレッド・W・クロスビー『史上最悪のインフルエンザ——忘れられたパンデミック』西村秀一訳、みすず書房、2004）

(26) J. K. Taubenberger, *et al., art cit.*

(27) ポリメラーゼ連鎖反応（Polymerase chain reaction）。

(28) 国立衛生医学研究所（Institut national de la santé et de la recherche médicale）。

(29) J. K. Taubenberger, *et al.*, « Initial genetic characterization of the 1918 Spanish influenza virus », *Science*, 1997.

(30) 9つの断片からA型インフルエンザウイルスの8個の遺伝子のうち4個が見つかった。

(31) https://www.cdc.gov/flu/pandemic-resources/reconstruction-1918-virus.html

(32) A. H. Reid, *et al.*, « Origin and evolution of the 1918 "Spanish" influenza virus hemagglutinin gene », *Proceedings of the National Academy of Sciences*, 1999.

(33) J. K. Taubenberger, *et al., art cit.*

(34) Terrence M. Tumpey, *et al.*, « Characterization of the reconstructed 1918 Spanish influenza pandemic virus », *Science*, 2005.

(35) ヒトのゲノムには5万個の遺伝子と約300万の塩基対が含まれる。

7章

(1) 両大戦間のフランスの年間死亡数はおおむね65万から70万だった。

(2) 1950年からこんにちまで、フランス人の平均寿命はおおよそ男性で63年から80年近く、女性は69年から85年に上昇した。

(3) ここではコルチコイドのこと。コルチコイドは別名「ステロイド系抗炎症剤」、一般には「コーチゾン（コルチゾン）」と呼ばれる。コルチコイドは炎症性疾患、感染症、がん性疾患に大きなインパクトをもたらし、こんにちでも広く用いられている。重症の新型コロナウイルス感染症に効果のあった最初の薬剤の1つがステロイド系抗炎症剤デキサメタゾンだった。

(4) 無作為化とは比較臨床試験で投与される治療薬の種類（偽薬のことがある）をくじで決めることである。これは、2つの患者グループが比較可能なこと、結果の違いは治療薬の違いによるものであって2つのグループが最初から違っていたわけでないことを保証するための最良の方法である。

(5) オキシテトラサイクリンとも呼ばれる。

(6) Samuel H. Preston, « The changing relation between mortality and level of economic development », *Population Studies*, 1975.

(7) プレストンによると、開発途上国の平均寿命が改善した原因はほかにもある。彼は害虫の駆除、衛生設備、基本的な公衆衛生教育、母子の保護に対する努力が果たした役割も挙げている。

(8) John C. Caldwell, « Mortality in relation to economic development », *Bulletin of the World Health Organization*, 2003.

(9) Lant Pritchett, Lawrence H. Summers, « Wealthier is healthier », *Journal of Human Resources*,

(6) こんにちインフルエンザの平均的な死亡率は0.1%前後と推定されている。
(7) Kathleen L. Collins, *et al.*, « Truth and transparency in a time of crisis », *JCI Insight*, 2020.
(8) John M. Barry, « Pandemics: avoiding the mistakes of 1918 », *Nature*, 2009.
(9) John M. Barry, Cécile Viboud, *et al.*, « Cross-protection between successive waves of the 1918-1919 influenza pandemic: epidemiological evidence from US Army camps and from Britain », *Journal of Infectious Diseases*, 2008.
(10) David M. Morens, Jeffery K. Taubenberger, « The mother of all pandemics is 100 years old (and going strong)! », *American Journal of Public Health*, 2018.
(11) サイトカインは免疫に関与するタンパク質の分子である。サイトカインストームは新型コロナウイルスのパンデミックで有名になった。SARS-CoV-2 による死者の多くが免疫機能の暴走を引き起こすサイトカインストームとその他の重篤な合併症によって命を落としたことが、すぐに明らかになった。さらに一部の患者で、免疫システムを標的にしたいくつかの医薬品が有効であることが判明した。それらの医薬品はおそらく、サイトカインストームがピークに達する前にそれを抑制したのだろう。一例として以下の論文を参照。Olivier Hermine *et al.*, « Effect of tocilizumab vs usual care in adults hospitalized with COVID-19 and moderate or severe pneumonia », *JAMA Internal Medicine*, 2020.
(12) 上咽頭は鼻咽腔ないしは cavum とも呼ばれ、頭蓋底の下、軟口蓋の裏に位置する咽頭上部をいう。そこにはつねに多くの細菌がいるが、それらは片利共生、つまり通常は病気を引き起こさず、生体とバランスをとりながら生活している。ときおりそのバランスが崩れると、炎症を起こすことがある。
(13) Z. M. Sheng, *et al.*, « Autopsy series of 68 cases dying before and during the 1918 influenza pandemic peak », *Proceedings of the National Academy of Sciences*, 2011.
(14) その他、細菌性肺炎の合併症に相当するより重症の病変は胸膜炎ないしは膿瘍として記述された。
(15) Séverine Ansart, *et al.*, « Mortality burden of the 1918-1919 influenza pandemic in Europe », *Influenza and Other Respiratory Viruses*, 2009.
(16) 最初の抗インフルエンザワクチンは1936年につくられた。
(17) David M. Morens, Jeffery K. Taubenberger, 同前。
(18) Martin C. J. Bootsma, Neil M. Ferguson, « The effect of public health measures on the 1918 influenza pandemic in U.S. cities », *Proceedings of the National Academy of Sciences*, 2007, et aussi Richard J. Hatchett, *et al.*, « Public health intervention and epidemic intensity during the 1918 influenza pandemic », *Proceedings of the National Academy of Sciences*, 2007.
(19) Howard Markel, *et al.*, « Nonpharmaceutical interventions implemented by US cities during the 1918-1919 influenza pandemic », *Journal of the Medical American Association*, 2007.
(20) ちなみに、先の研究論文においてバリーとヴィブーは、第２波でアメリカの都市の死亡率に差が出た理由として、ロックダウンの効果以外の仮説を立てている。免疫の効果やウイルスが変異して弱毒化した可能性もあるという。
(21) あとから影響を受けたアメリカの都市もそれほど被害は大きくなかった。それは、ロックダウンがより適切に行われたことと関係があるのかもしれない。それらの都市は準備する時間があったからだが、ウイルスが変異して弱毒化した可能性もある。
(22) Siddharth Chandra, *et al.*, « The evolution of pandemic influenza: evidence from India, 1918-19 », *BMC Infectious Diseases*, 2014.
(23) Barbara Jester, *et al.*, « Readiness for responding to a severe pandemic 100 years after 1918 »,

(24) Roger Dachez, 同前。
(25) Louis Pasteur, *Écrits scientifiques et médicaux*, Flammarion, 1994.
(26) 狂犬病ウイルスが電子顕微鏡で初めて観察されたのは1962年になってからである。
(27) Louis Pasteur, 同前。
(28) Louis Pasteur, 同前。
(29) Frank Snowden, 同前。
(30) Steve M. Blevins, *et al., art cit.*
(31) 病原菌を感染させる土地は「呪われし野」と呼ばれていた。
(32) 2018年、世界で150万人が結核で死亡した。
(33) コッホの結核菌発見後ほどなくして、衣服やシーツが消毒されるようになり、人前で唾を吐くことが禁じられた。
(34) Robert Koch, « The etiology of tuberculosis », *Reviews of Infectious Diseases*, 1882.
(35) コッホの原則は以下の４つである。その微生物が病気の生物すべてから見つかり、病気でない生物から見つからないこと。その微生物が病気の生物から分離され、培養されること。培養された微生物を健康な生物に接種するとその病気を発症すること。微生物を接種して発症させた生物から再び微生物が分離され、それは元の微生物と同じであること。
(36) コッホはフランス語で「ムッシュー」と言った。
(37) Robert Koch, « On the anthrax inoculation » (1882) *in Essays of Robert Koch*, Greenwood Press, 1987.
(38) George Rosen, 同前。
(39) コッホは結核菌の抽出物から治療薬をつくろうとし、それをツベルクリンと名づけたが、結局、効果のないことが判明した。
(40) 歴史上、外科の第３の問題だった出血は、止血の技術で制御されるようになった。
(41) George Rosen, 同前。
(42) リスターは1864年と1867年の「ランセット」誌に２編の論文を投稿し、その成果を報告した。
(43) Stanley A. Plotkin, Susan L. Plotkin, « The development of vaccines: how the past led to the future », *Nature Reviews Microbiology*, 2011.

6章

(1) スペイン風邪はスペインに特有の病気というわけではまったくなかった。スペインがこの病気に関する情報を自由に発表していた唯一の国だったことから、このように呼ばれたのである。スペインは戦争中、中立だったので、軍事機密に縛られなかった。
(2) J. K. Taubenberger, J. C. Kash, D. M. Morens, « The 1918 influenza pandemic: 100 years of questions answered and unanswered », *Science Translational Medicine*, 2019.
(3) John M. Barry, *La Grande Grippe. Comment la grippe espagnole est devenue la pandémie la plus meurtrière de l'histoire*, Alisio, 2020.（ジョン・バリー『グレート・インフルエンザ』平澤正夫訳、共同通信社、2005）英語版は2004年に出版されたが、新型コロナウイルスのパンデミックを機にフランス語に翻訳された。
(4) John M. Barry, « The site of origin of the 1918 influenza pandemic and its public health implications », *Journal of Translational Medicine*, 2004.
(5) Jeffery Taubenberger, *et al., art. cit.*

2000.

5章

(1) David M. Morens, « Snow and the Broad Street pump: a rediscovery », *The Lancet*, 2000.
(2) Bill Bynum, « The McKeown thesis », *The Lancet*, 2008.
(3) Thomas McKeown, R. G. Brown, « Medical evidence related to English population changes in the eighteenth century », *Population Studies*, 1955.
(4) Thomas McKeown, R. G. Record, « Reasons for the decline of mortality in England and Wales during the nineteenth century », *Population Studies*, 1962.
(5) Thomas McKeown, *The Modern Rise of Population*, Academic Press, 1976.
(6) James Colgrove, « The McKeown thesis: a historical controversy and its enduring influence », *American Journal of Public Health*, 2002.
(7) E. Sigsworth, « A provincial hospital in the eighteenth and early nineteenth century », *The College of General Practitioners, Yorkshire Faculty Journal*, 1966.
(8) Simon Szreter, « Rethinking McKeown: the relationship between public health and social change », *American Journal of Public Health*, 2002.
(9) Bill Bynum, *art. cit.*
(10) Richard H. Steckel, « In memory of Robert William Fogel », *Economics and Human Biology*, 2014.
(11) R. Floud, R. W. Fogel, B. Harris, S. C. Hong, *The Changing Body: Health, Nutrition, and Human Development in the Western World Since 1700*, Cambridge University Press, 2011.
(12) R. W. Fogel, « Nutrition and the decline in mortality since 1700: some preliminary findings », *in* Engerman, S. L., Gallman, R. E. (dir.), *Longterm Factors in American Economic Growth*, University of Chicago Press, 1986.
(13) R. W. Fogel, Nathaniel Grotte, « Major findings from The Changing Body: Health, Nutrition, and Human Development in the Western World since 1700 », *Journal of Economic Asymmetries*, 2011.
(14) R. Floud, R. W. Fogel, B. Harris, S. C. Hong, 同前。
(15) Frank Snowden, 同前。
(16) Steve M. Blevins, Michael S. Bronze, « Robert Koch and the "golden age" of bacteriology », *International Journal of Infectious Diseases*, 2010.
(17) Roger Dachez, 同前。
(18) Michel Deveaux, *De Céline à Semmelweis. Histoire d'une thèse, histoire d'une œuvre*, L'Harmattan, 2015.
(19) Louis-Ferdinand Céline, *Semmelweis*, Gallimard, 1952.
(20) パストゥールはこのあとすぐ、醸造の失敗によるビールの生産量の低下に悩んでいた業者たちの依頼を受け、ビールについても調べている。
(21) Frank Snowden, 同前。
(22) パストゥールは科学者として、いくつかの産業と密接な関係を結んでいた。これは彼の仕事の注目すべき特徴である。彼の研究はつねに純粋に科学的なものだったが、彼にとってそれを応用することも重要だった。パストゥールは当時のフランス経済で最も重要な産業に大きな影響を与えた。
(23) 菌類とウイルス。

3章

（1） Roger Dachez, *Histoire de la médecine. De l'Antiquité à nos jours*, Tallandier, 2012.
（2） Frank Snowden, *Epidemics and Society. From the Black Death to the Present*, Yale University Press, 2019.（フランク・M・スノーデン『疫病の世界史』上下、桃井緑美子・塩原通緒訳、明石書店、2021）
（3） Scott H. Podolsky, Aaron S. Kesselheim, « Regulating homeopathic products — A century of dilute interest », *The New England Journal of Medicine*, 2016.
（4） Frank Snowden, 同前。
（5） Daniel Bernoulli « Essai d'une nouvelle analyse de la mortalité causée par la petite vérole, et des avantages de l'inoculation pour la prévenir », *Histoire de l'Académie royale des sciences*, vol. III (2), Imprimerie nationale, 1766.
（6） Audrey L. Gassman, *et al.*, « FDA regulation of prescription drugs », *The New England Journal of Medicine*, 2017.
（7） 1774年、イギリスの農夫ベンジャミン・ジェスティがこれに近い実験を行った。牛痘に罹った雌牛の膿疱の物質を採取し、妻と２人の子どもに接種したのである。妻と子どもはその後、一度も天然痘に罹らなかったが、ジェスティは実験を公表せず、再度行おうとはしなかった。ジェスティが家族に種痘を行ったことをジェンナーが知っていたかどうかはわからない。
（8） Edward Jenner, « On the origin of the vaccine inoculation », *D. N. Shury*, 1801.
（9） Roger Dachez, 同前。

4章

（1） Chantal Julia, Alain-Jacques Valleron, *art. cit.*
（2） Louis René Villermé, « Rapport sur un ouvrage intitulé: "Recherches statistiques sur la ville de Paris et le département de la Seine (volume In-8)", et considérations sur la mortalité dans la même ville », *Bulletins de la Société médicale d'émulation*, 1822: 1e41.
（3） Friedrich Engels, *Die Lage der arbeitenden Klasse in England*, Wigand, 1887.（フリードリヒ・エンゲルス『イギリスにおける労働者階級の状態』一條和生・杉山忠平訳、岩波文庫、1990）
（4） Rudolf Virchow, *Mittheilungen über die in Oberschlesien herrschende TyphusEpidemie*, Reiner, 1848.
（5） Chantal Julia, Alain-Jacques Valleron, *art. cit.*
（6） Roger Dachez, 同前。
（7） Simon Szreter, « The population health approach in historical perspective », *American Journal of Public Health*, 2003.
（8） Richard H. Steckel, Roderick Floud (dir.), *Health and Welfare during Industrialization*, University of Chicago Press, 1997.
（9） Richard H. Steckel, Roderick Floud, 同前。
（10） David Weir, « Economic welfare and physical well-being in France, 1750-1990 », in Richard H. Steckel et Roderick Floud (dir.), *Health and Welfare during Industrialization*, University of Chicago Press, 1997.
（11） Christopher J. Ruhm, « Are recessions good for your health ? », *Quarterly Journal of Economics*,

原注

1章

(1) Angus Deaton, *La Grande Évasion. Santé, richesse et origine des inégalités*, PUF, 2015.（アンガス・ディートン『大脱出——健康、お金、格差の起源』松本裕訳、みすず書房、2014）
(2) フランス語の « microbe »、« germe »、« agent pathogène »、« agent infectieux » は同義である。本書ではしばしば、これらの言葉を区別せずに使用している。
(3) 疫学（epidemiology）とは社会集団の健康状態に関する学問である。語源的には（*epidemos-logos*）、人々の上にあるもの、上から襲ってくるものについての学問であり、疫学ではない。
(4) Niall Boyce, « Bills of Mortality: tracking disease in early modern London », *The Lancet*, 2020.
(5) Alfredo Morabia, « Epidemiology's 350th Anniversary: 1662–2012 », *Epidemiology*, 2013.

2章

(1) George Rosen, *A History of Public Health*, MD Publication, 1958.（ジョージ・ローゼン『公衆衛生の歴史』小栗史朗訳、第一出版、1974）
(2) Jacques Vallin, *Annales de démographie historique*, Société de démographie historique et EHESS, 1989.
(3) イギリスの物理学者ケルヴィン卿ことウィリアム・トムソン（1824-1907）の言葉。
(4) ここ数年のフランスの死亡数は55万人から60万人のあいだで、これは18世紀当時の10分の1である。2020年の死亡数は新型コロナウイルスのパンデミックにより、例外的に65万4000人だった。
(5) Louis Henry, Didier Blanchet, « La population de l'Angleterre de 1541 à 1871 », *Population*, 1983.
(6) こんにち1歳未満の死亡率は0.4%以下である。
(7) Aquilino Morelle, Didier Tabuteau, *La Santé publique*, PUF, coll. « Que sais-je ? », 2017.
(8) Michel Foucault, *Naissance de la biopolitique. Cours au Collège de France*, 1978–1979, EHESS/Gallimard/Seuil, 2004.（ミシェル・フーコー『生政治の誕生（コレージュ・ド・フランス講義1978-79）』慎改康之訳、筑摩書房、2008）
(9) Henri Bergeron, Patrick Castel, *Sociologie politique de la santé*, PUF, 2018.
(10) Michel Foucault, 同前。
(11) George Rosen, 同前。
(12) Chantal Julia, Alain-Jacques Valleron, « Louis René Villermé (1782–1863), a pioneer in social epidemiology: re-analysis of his data on comparative mortality in Paris in the early 19th century », *Journal of Epidemiology and Community Health*, 2010.
(13) Elizabeth Fee, *in* George Rosen, 同前。
(14) ギヨタンは確かにギロチンの使用を擁護したが、それは死刑囚を苦しませないようにするためだった。

of Tropical Medicine and Hygiene, 2020.
MORENS David M., *et al.*, « Pandemic COVID-19 joins history's pandemic legion », *mBio*, 2020.
PAULES Catharine I., *et al.*, « What recent history has taught us about responding to emerging infectious disease threats », *Annals of Internal Medicine*, 2017.
YAVCHITZ Amélie, *et al.*, « Misrepresentation of randomized controlled trials in press releases and news coverage: a cohort study », *PLOS Medicine*, 2012.

終 章

書籍

FOUCART Stéphane, *Et le monde devint silencieux. Comment l'agrochimie a détruit les insectes*, Seuil, 2019.

論文

BRODY Howard, LIGHT Donald W., « The inverse benefit law: how drug marketing undermines patient safety and public health », *American Journal of Public Health*, 2011.
CAMPBELL-LENDRUM Diarmid, PRÜSS-USTÜN Annette, « Climate change, air pollution and noncommunicable diseases », *Bulletin of the World Health Organization*, 2019.
CENTOLA Damon, *et al.*, « Experimental evidence for tipping points in social convention », *Science*, 2018.
MAGNAN Sanne, « Social determinants of health 101 for health care: five plus five », *National Academy of Medicine*, 2017.
OLSHANSKY S. Jay, « From lifespan to healthspan », *Journal of the American Medical Association*, 2018.
OLSHANSKY S. Jay, CARNES Bruce A., « Inconvenient truths about human longevity », *Journal of Gerontology*, 2019.
SLY Peter D., *et al.*, « Health consequences of environmental exposures: causal thinking in global environmental epidemiology », *Annal of Global Health*, 2016.
SWINBURN Boyd A., *et al.*, « The global syndemic of obesity, undernutrition, and climate change: The Lancet Commission report », *The Lancet*, 2019.

the global burden of disease attributable to environmental determinants of health », *Journal of Public Health*, 2017.

Prüss-Ustün Annette, *et al.*, « Environmental risks and non-communicable diseases », *The British Medical Journal*, 2019.

Richet Enola, « La chute historique des émissions de CO_2 en 2020 ne devrait pas se prolonger », *Le Monde*, 11 décembre 2020.

Salas Renee N., « The climate crisis and clinical practice », *The New England Journal of Medicine*, 2020.

Salas Renee N., Solomon Caren G., « The Climate Crisis - Health and Care Delivery », *The New England Journal of Medicine*, 2019.

Salas Renee N., *et al.*, « Prioritizing Health in a Changing Climate », *The New England Journal of Medicine*, 2019.

Shultz J. M., *et al.*, « Double environmental injustice — Climate change, Hurricane Dorian, and the Bahamas », *The New England Journal of Medicine*, 2020.

Solomon Caren G., LaRocque Regina C., « Climate change — a health emergency », *The New England Journal of Medicine*, 2019.

Watts Nick, *et al.*, « The 2019 report of the Lancet Countdown on health and climate change: ensuring that the health of a child born today is not defined by a changing climate », *The Lancet*, 2019.

16章

書籍

Cockburn Aidan, *The Evolution and Eradication of Infectious Diseases*, Johns-Hopkins Press, 1963.

Macfarlane Burnet Franck, White David O., *Natural History of Infectious Diseases*, Cambridge University Press, 1971.

Snowden Frank, *Epidemics and Society. From the Black Death to the Present*, Yale University Press, 2019.（フランク・M・スノーデン、同前）

論文

D'Costa Vanessa M., *et al.*, « Antibiotic resistance is ancient », *Nature*, 2011.

Jones Kate E., *et al.*, « Global trends in emerging infectious diseases », *Nature*, 2008.

Khetan Aditya K., « COVID-19: why declining biodiversity puts us at greater risk for emerging infectious diseases, and what we can do », *Journal of General Internal Medicine*, 2020.

Marston Hilary D., *et al.*, « Antimicrobial resistance », *Journal of the American Medical Association*, 2016.

Marston Hilary D., *et al.*, « The Critical Role of Biomedical Research in Pandemic Preparedness », *Journal of the American Medical Association*, 2017.

Morens David M., Fauci Anthony S., « Emerging infectious diseases: threats to human health and global stability », *PLOS Pathogens*, 2013.

Morens David M., Fauci Anthony S., « Emerging pandemic diseases: how we got to COVID-19 », *Cell*, 2020.

Morens David M., *et al.*, « The challenge of emerging and re-emerging infectious diseases », *Nature*, 2004.

Morens David M., *et al.*, « The origin of COVID-19 and why it matters », *The American Journal*

Journal, 2018.

WOOLF Steven H., ARON Laudan, « The US health disadvantage relative to other high-income countries: findings from a National Research Council/ Institute of Medicine report », *Journal of the American Medical Association*, 2013.

15章

書籍

LOCHER Fabien, FRESSOZ Jean-Baptiste, *Les Révoltes du ciel. Une histoire du changement climatique xve -xxe siècle*, Seuil, 2020.

MCMICHAEL Anthony, *Climate change and the health of nations. Famines, fever, and the fate of populations*, Oxford University Press, 2017.

論文

CAMPBELL-LENDRUM Diarmid, PRÜSS-USTÜN Annette, « Climate change, air pollution and noncommunicable diseases », *Bulletin of the World Health Organization*, 2019.

DUNK James H., *et al.*, « Human Health on an Ailing Planet - Historical Perspectives on Our Future », *The New England Journal of Medicine*, 2019.

DUNK James H., JONES David S., « Sounding the Alarm on Climate Change, 1989 and 2019 », *The New England Journal of Medicine*, 2020.

HAINES Andy, EBI Kristie, « The imperative for climate action to protect health », *The New England Journal of Medicine*, 2019.

KIZER Kenneth W., « Extreme wildfires-a growing population health and planetary problem », *Journal of the American Medical Association*, 2020.

LANDRIGAN Philip J., *et al.*, « The Lancet Commission on pollution and health », *The Lancet*, 2018.

MCMICHAEL Anthony, « Insights from past millennia into climatic impacts on human health and survival », *Proceedings of the National Academy of Sciences*, 2012.

MENOCAL Peter B. de, « Cultural responses to climate change during the late Holocene », *Science*, 2001.

MORENS David M., FAUCI Anthony, « Emerging pandemic diseases: how we got to COVID-19 », *Cell*, 2020.

NISSAN Hannah, CONWAY Declan, « From advocacy to action: projecting the health impacts of climate change », *PLOS Medicine*, 2018.

NOGUEIRA Leticia M., *et al.*, « Association between declared hurricane disasters and survival of patients with lung cancer undergoing radiation treatment », *Journal of the American Medical Association*, 2019.

PARKS Robbie M., *et al.*, « Anomalously warm temperatures are associated with increased injury deaths », *Nature Medicine*, 2020.

PATZ Jonathan A., *et al.*, « Climate change: challenges and opportunities for global health », *Journal of the American Medical Association*, 2014.

PATZ Jonathan A., THOMSON Madeleine C., « Climate change and health: moving from theory to practice », *PLOS Medicine*, 2018.

PETRAGLIA Michael D., *et al.*, « Human responses to climate and ecosystem changes », *Proceedings of the National Academy of Sciences*, 2020.

PRÜSS-USTÜN Annette, *et al.*, « Diseases due to unhealthy environments: an updated estimate of

and Metabolism, 2015.

Dieleman Joseph L., *et al.*, « US spending on personal health care and public health, 1996–2013 », *Journal of the American Medical Association*, 2016.

Marteau Theresa, *et al.*, « Changing human behavior to prevent disease: the importance of targeting automatic processes », *Science*, 2012.

Omran Abdel R., « The epidemiologic transition. A theory of the epidemiology of population change », *The Milbank Memorial Fund quarterly*, 1971.

Peplow Mark, « Can the history of pollution shape a better future ? », *Nature*, 2020.

Prüss-Ustün Annette, *et al.*, « Diseases due to unhealthy environments: an updated estimate of the global burden of disease attributable to environmental determinants of health », *Journal of Public Health*, 2017.

Smith Richard, « Why a macroeconomic perspective is critical to the prevention of noncommunicable disease », *Science*, 2012.

14章

論文

Barnett Michael L., « Opioid prescribing in the midst of crisis — Myths and realities », *The New England Journal of Medicine*, 2020.

Bohnert Amy S. B., Ilgen Mark A., « Understanding links among opioid use, overdose, and suicide », *The New England Journal of Medicine*, 2019.

Case Anne, Deaton Angus, « Rising morbidity and mortality in midlife among white non-Hispanic Americans in the 21st century », *Proceedings of the National Academy of Sciences*, 2015.

Case Anne, Deaton Angus, « Mortality and morbidity in the 21st century », *Brookings Papers on Economic Activity*, 2017.

Case Anne, Deaton Angus, Stone Arthur A., « Decoding the mystery of American pain reveals a warning for the future », *Proceedings of the National Academy of Sciences*, 2020.

Glasser Susan B., Thrush Glenn, « What's going on with America's white people ? », *Politico*, septembre-octobre 2016.

Glei Dana A., Preston Samuel H., « Estimating the impact of drug use on US mortality, 1999–2016 », *PLOS One*, 2020.

Hecketsweiler Chloé, « ‹ J'ai expliqué à un médecin qu'il n'y avait pas de dose plafond ›: comment les opiacés ont drogué les États-Unis », *Le Monde*, 31 janvier 2020.

Hiam Lucinda, *et al.*, « Things fall apart: the British health crisis, 2010–2020 », *British Medical Bulletin*, 2020.

Jalal Hawre, *et al.*, « Changing dynamics of the drug overdose epidemic in the United States from 1979 through 2016 », *Science*, 2018.

Muennig Peter A., *et al.*, « America's declining well-being, health, and life expectancy: not just a white problem », *American Journal of Public Health*, 2018.

Preston Samuel H., *et al.*, « The role of obesity in exceptionally slow US mortality improvement », *Proceedings of the National Academy of Sciences*, 2018.

Stokes Andrew C., *et al.*, « Increases in BMI and chronic pain for US adults in midlife, 1992 to 2016 », *SSM Pop Health*, 2020.

Woolf Steven H., Aron Laudan, « Failing health in the United Health », *The British Medical*

Journal of Medicine, 2012.

FUCHS Victor R., « Social determinants of health. Caveats and nuances », *Journal of the American Medical Association*, 2017.

GALEA Sandro, *et al.*, « Causal thinking and complex system approaches in epidemiology », *International Journal of Epidemiology*, 2010.

GALEA Sandro, *et al.*, « Estimated deaths attributable to social factors in the United States », *American Journal of Public Health*, 2011.

JEMAL Ahmedin, *et al.*, « Mortality from leading causes by education and race in the United States, 2001 », *American Journal of Preventive Medicine*, 2008.

MARMOT Michael, ALLEN Jessica J., « Social determinants of health equity », *American Journal of Public Health*, 2014.

McGINNIS J. M., FOEGE W. H., « Actual causes of death in the UnitedStates », *Journal of the American Medical Association*, 1993.

NEUMANN Peter J., *et al.*, « The changing face of the cost-utility literature, 1990–2012 », *Value in Health*, 2015.

RAWLINS Michael D., « NICE: moving onward », *The New England Journal of Medicine*, 2013.

SAVEDOFF William D., « Kenneth Arrow and the Birth of Health Economics », *Bull World Health Organ*, 2004.

TORSSANDER Jenny, ERIKSON Robert, « Stratification and mortality — A comparison of education, class, status, and income », *European Sociological Review*, 2010.

12章

論文

BENGTSSON Tommy, *et al.*, « When did the health gradient emerge ? Social class and adult mortality in Southern Sweden, 1813–2015 », *Demography*, 2020.

CHAPIN Charles V., *et al.*, « Deaths among taxpayers and non-taxpayers income tax, Providence, 1865 », *American Journal of Public Health*, 1924.

CHETTY Raj, *et al.*, « The association between income and life expectancy in the United States, 2001–2014 », *Journal of the American Medical Association*, 2016.

DEATON Angus, « On death and money. History, facts and explanations », *Journal of the American Medical Association*, 2016.

EVANS Gary W., SCHAMBERG Michelle A., « Childhood poverty, chronic stress, and adult working memory », *Proceedings of the National Academy of Sciences*, 2009.

GALEA Sandro, *et al.*, « Win-win: reconciling social epidemiology and causal inference », *American Journal of Epidemiology*, 2019.

13章

書籍

JARRIGE François, LE ROUX Thomas, *La Contamination du monde. Une histoire des pollutions à l'âge industriel*, Seuil, 2017.

論文

BELLANGER Martine, *et al.*, « Neurobehavioral deficits, diseases, and associated costs of exposure to endocrine-disrupting chemicals in the European Union », *The Journal of Clinical Endocrinology*

cology », Clinical Pharmacology & Therapeutics, 2019. Munos Bernard, « Lessons from 60 years of pharmaceutical innovation », *Nature Reviews Drug Discovery*, 2009.

No authors listed. « The drug hearings: kefauver continues his campaign », *Science*, 1960.

Sarpatwari Ameet, Kesselheim Aaron S., « Reforming the Orphan Drug Act for the 21st Century », *The New England Journal of Medicine*, 2019.

Thomas Shailin, Caplan Arthur, « The orphan drug act revisited », *Journal of the American Medical Association*, 2019.

Westad Anders, *et al.*, « The multiple sclerosis market », *Nature Reviews Drug Discovery*, 2017.

Zeitoun Jean-David, *et al.*, « Postmarketing studies for novel drugs approved by both the FDA and EMA between 2005 and 2010: a cross-sectional study », *BMJ Open*, 2018.

11章

書籍

Baumol William J., *The Cost Disease, Why Computers Get Cheaper and Health Care Doesn't*, Yale University Press, 2013.

Gaag Jacques (van der), Perlman Mark, *Health, Economics, and Health Economics. Proceedings of the World Congress on Health Economics*, World Congress on Health Economics, 1980.

Neumann Peter J., *et al.*, *Cost-Effectiveness in Health and Medicine*, 2e édition, Oxford University Press, 2016.

論文

Arrow Kenneth J., « Uncertainty and the welfare economics of medical care », *The American Economic Review*, 1963.

Bengtsson Tommy, *et al.*, « When did the health gradient emerge ? Social class and adult mortality in Southern Sweden, 1813–2015 », *Demography*, 2020.

Berwick Donald M., « Elusive waste: The Fermi paradox in US health care », *Journal of the American Medical Association*, 2019.

Braveman Paula A., *et al.*, « Broadening the focus: the need to address the social determinants of health », *American Journal of Preventive Medicine*, 2011.

Braveman Paula A., Gottlieb Laura, « The social determinants of health: it's time to consider the causes of the causes », *Public Health Report*, 2014

Burger Oskar, *et al.*, « Human mortality improvement in evolutionary context », *Proceedings of the National Academy of Sciences*, 2012.

Dribe Martin, Eriksson Björn, « Socioeconomic status and adult life expectancy in early 20th-century Sweden: Evidence from full-count micro census data », *Lund Papers in Economic Demography*, 2018.

Evans Gary W., Schamberg Michelle A., « Childhood poverty, chronic stress, and adult working memory », *Proceedings of the National Academy of Sciences*, 2009.

Fries James F., « Aging, natural death, and the compression of morbidity », *The New England Journal of Medicine*, 1980.

Fuchs Victor R., « The gross domestic product and health care spending », *The New England Journal of Medicine*, 2013.

Fuchs Victor R., « Major concepts of health care economics », *Annals of Internal Medicine*, 2015.

Fuchs Victor R., « Major trends in the U.S. health economy since 1950 », *The New England*

IOANNIDIS John P. A., JHA Prabha, « Does the COVID-19 pandemic provide an opportunity to eliminate the tobacco industry ? », *Lancet Global Health*, 2021.

LEFÈVRE Jérémie H., *et al.*, « Does a longer waiting period after neoadjuvant radio-chemotherapy improve the oncological prognosis of rectal cancer ?: Three years' follow-up results of the Greccar-6 randomized multicenter trial », *Annals of Surgery*, 2019.

MELNICK Edward R., IOANNIDIS John P. A., « Should governments continue lockdown to slow the spread of COVID-19 ? », *The British Medical Journal*, 2020.

OTHERSEN JR. H. B., « Ephraim McDowell: the qualities of a good surgeon », *Annals of Surgery*, 2004

SCHILSKY Richard L., *et al.*, « Progress in cancer research, prevention and care », *The New England Journal of Medicine*, 2020.

STRINGHINI Silvia, GUESSOUS Idris, « The shift from heart disease to cancer as the leading cause of death in high-income countries: a social epidemiology perspective », *Annals of Internal Medicine*, 2018.

ZEITOUN Jean-David, *et al.*, « Post-marketing research and its outcome for novel anticancer agents approved by both the FDA and EMA between 2005 and 2010: A cross-sectional study », *International Journal of Cancer*, 2018.

10章

書籍

CARPENTER Daniel, *Reputation and Power*, Princeton University Press, 2010.

論文

ALETAHA Daniel, SMOLEN Josef S., « Diagnosis and management of rheumatoid arthritis: A Review », *Journal of the American Medical Association*, 2018.

AVORN Jerry, « Learning about the safety of drugs — a half-century of evolution », *The New England Journal of Medicine*, 2011.

AVORN Jerry, « Two centuries of assessing drug risks », *The New England Journal of Medicine*, 2012.

CARPENTER Daniel, « Can expedited FDA drug approval without expedited follow-up be trusted ? », *JAMA Internal Medicine*, 2014.

DARROW Jonathan J., *et al.*, « FDA approval and regulation of pharmaceuticals, 1983-2018 », *Journal of the American Medical Association*, 2020.

DRAKEMAN Donald L., « Benchmarking biotech and pharmaceutical product development », *Nature Biotechnology*, 2014.

GASSMAN Audrey L., *et al*, « FDA regulation of prescription drugs », *The New England Journal of Medicine*, 2017.

GAWANDE Atul, « Two hundred years of surgery », *The New England Journal of Medicine*, 2012.

GREENE Jeremy A., Podolsky Scott H., « Reform, regulation, and pharmaceuticals — the Kefauver-Harris Amendments at 50 », *The New England Journal of Medicine*, 2012.

GREENE Jeremy A., RIGGS Kevin R., « Why is there no generic insulin ? Historical origins of a modern problem », *The New England Journal of Medicine*, 2015.

KESSELHEIM Aaron S., AVORN Jerry, « The most transformative drugs of the past 25 years: a survey of physicians », *Nature Reviews Drug Discovery*, 2013.

LIONBERGER Robert, UHL Kathleen, « Generic drugs: expanding possibilities for clinical pharma-

Disease Mortality, Department of Health, Education, and Welfare, 1979.

論文

CARREL Alexis, « On the experimental surgery of the thoracic aorta and heart », *Annals of Surgery*, 1910.

JONES David S., « CABG at 50 (or 107 ?) — The complex course of therapeutic innovation », *The New England Journal of Medicine*, 2017.

JONES David S., GREENE Jeremy A., « The decline and rise of coronary heart disease: understanding public health catastrophism », *American Journal of Public Health*, 2013.

WALKER Weldon J., « Coronary mortality: what is going on ? », *Journal of the American Medical Association*, 1974.

9章

書籍

MUKHERJEE Siddhartha, *L'Empereur de toutes les maladies, Flammarion*, 2013.（シッダールタ・ムカジー『がん—4000年の歴史』上下、田中文訳、ハヤカワ文庫、2016）

STOCKWELL Brent R., *The Quest for the Cure. The Science and Stories Behind the Next Generation of Medicines*, Columbia University Press, 2011.

論文

ADAMI Hans-Olov, *et al.*, « Time to abandon early detection cancer screening », *European Journal of Clinical Investigation*, 2019.

BOCCARA David, *et al.*, « Treating breast conservation therapy defects with Brava and fat grafting: technique, outcomes, and safety profile », *Plastic and Reconstructive Surgery*, 2018.

BONADONNA G., *et al.*, « Combination chemotherapy as an adjuvant treatment in operable breast cancer », *The New England Journal of Medicine*, 1976.

BRADFORD HILL Austin, « The environment and disease: association or causation ? », *Proceedings of the Royal Society of Medicine*, 1965.

DEVITA JR Vincent T., ROSENBERG Steven A., « Two hundred years of cancer research », *The New England Journal of Medicine*, 2012.

DRUKER B. J., *et al.*, « Effect of a selective inhibitor of the Abl tyrosine kinase on the growth of Bcr-Ablo positive cells », *Nature Medicine*, 1996.

DRUKER B. J., *et al.*, « Efficacy and safety of a specific inhibitor of the BCR-ABL tyrosine kinase in chronic myeloid leukemia », *The New England Journal of Medicine*, 2001.

DRUKER B. J., *et al.*, « Five-year follow-up of patients receiving imatinib for chronic myeloid leukemia », *The New England Journal of Medicine*, 2006.

FARBER Sidney, *et al.*, « Temporary remissions in acute leukemia in children produced by folic acid antagonist, 4-aminopteroyl-glutamic acid (Aminopterin) », *The New England Journal of Medicine*, 1948.

FISHER Bernard, *et al.*, « L-phenylalanine mustard (L-PAM) in the management of primary breast cancer », *The New England Journal of Medecine*, 1975.

HOWLADER Nadia, *et al.*, « The effect of advances in lung-cancer treatment on population mortality », *The New England Journal of Medicine*, 2020.

IOANNIDIS John P. A., *et al.*, « Endgame: engaging the tobacco industry in its own elimination », *European Journal of Clinical Investigation*, 2013.

tions », *Journal of Translational Medicine*, 2004.
BARRY John M., VIBOUD Cécile, *et al.*, « Cross-protection between successive waves of the 1918–1919 influenza pandemic: epidemiological evidence from US Army camps and from Britain », *Journal of Infectious Diseases*, 2008.
BOOTSMA Martin C. J., FERGUSON Neil M., « The effect of public health measures on the 1918 influenza pandemic in U.S. cities », *Proceedings of the National Academy of Sciences*, 2007.
CHANDRA Siddharth, *et al.*, « The evolution of pandemic influenza: evidence from India, 1918–19 », *BMC Infectious Diseases*, 2014.
COLLINS Kathleen L., *et al.*, « Truth and transparency in a time of crisis », *JCI Insight*, 2020.
FERÉ Vincent, « L'Europe du xixe siècle se préoccupait moins d'hygiène et de santé », *Commentaire*, printemps 2021.
HATCHETT Richard J., *et al.*, « Public health intervention and epidemic intensity during the 1918 influenza pandemic », *Proceedings of the National Academy of Sciences*, 2007.
HERMINE Olivier, *et al.*, « Effect of tocilizumab vs usual care in adults hospitalized with COVID-19 and moderate or severe pneumonia », *Journal of the American Medical Association Internal Medicine*, 2020.
JESTER Barbara, *et al.*, « Readiness for responding to a severe pandemic 100 years after 1918 », *American Journal of Epidemiology*, 2018.
MARKEL Howard, *et al.*, « Nonpharmaceutical interventions implemented by US cities during the 1918–1919 influenza pandemic », *Journal of the American Medical Association*, 2007.
MORENS David M., TAUBENBERGER Jeffery K., « The mother of all pandemics is 100 years old (and going strong) ! », *American Journal of Public Health*, 2018.
REID A. H., *et al.*, « Origin and evolution of the 1918 "Spanish" influenza virus hemagglutinin gene », *Proceedings of the National Academy of Sciences*, 1999.
SHENG Z. M., *et al.*, « Autopsy series of 68 cases dying before and during the 1918 influenza pandemic peak », *Proceedings of the National Academy of Sciences*, 2011.
TAUBENBERGER J. K., *et al.*, « Initial genetic characterization of the 1918 Spanish influenza virus », *Science*, 1997.
TUMPEY Terrence M., *et al.*, « Characterization of the reconstructed 1918 Spanish influenza pandemic virus », *Science*, 2005.

7章

論文

CALDWELL John C., « Mortality in relation to economic development », *Bulletin of the World Health Organization*, 2003.
PRESTON Samuel H., « The changing relation between mortality and level of economic development », *Population Studies*, 1975.
PRITCHETT Lant, SUMMERS Lawrence H., « Wealthier is healthier », *Journal of Human Resources*, 1996.

8章

書籍

HAVLIK R. J., FEINLEIB M. (dir.), *Proceedings of the Conference on the Decline in Coronary Heart*

論文

Blevins Steve M., Bronze Michael S., « Robert Koch and the "golden age" of bacteriology », *International Journal of Infectious Diseases*, 2010.

Bynum Bill, « The McKeown thesis », *The Lancet*, 2008.

Colgrove James, « The McKeown thesis: a historical controversy and its enduring influence », *American Journal of Public Health*, 2002.

Fogel R. W., « Nutrition and the decline in mortality since 1700: some preliminary findings », *in* Engerman, S. L., Gallman, R. E. (dir.), *Longterm Factors in American Economic Growth*, University of Chicago Press, 1986.

Fogel R. W., Grotte Nathaniel, « Major findings from The Changing Body: Health, Nutrition, and Human Development in the Western World since 1700 », *Journal of Economic Asymmetries*, 2011.

Koch Robert, « The Etiology of Tuberculosis », *Revies of Infectious Diseases*, 1882.

Koch Robert, « On the anthrax inoculation » (1882) *in Essays of Robert Koch*, Greenwood Press, 1987.

McKeown Thomas, Brown R. G., « Medical evidence related to english population changes in the eighteenth century », *Population Studies*, 1955.

McKeown Thomas, Record R. G., « Reasons for the decline of mortality in England and Wales during the nineteenth century », *Population Studies*, 1962.

Morens David M., « Snow and the Broad Street pump: a rediscovery », *The Lancet*, 2000.

Plotkin Stanley A., Plotkin Susan L., « The development of vaccines: how the past led to the future », *Nature Reviews Microbiology*, 2011.

Sigsworth E., « A provincial hospital in the eighteenth and early nineteenth century », *The College of General Practitioners, Yorkshire Faculty Journal*, 1966.

Steckel Richard H., « In memory of Robert William Fogel », *Economics and Human Biology*, 2014.

Szreter Simon, « Rethinking McKeown: the relationship between public health and social change », *American Journal Public Health*, 2002.

6章

書籍

Barry John M., *La Grande Grippe. Comment la grippe espagnole est devenue la pandémie la plus meurtrière de l'histoire*, Alisio, 2020.（ジョン・バリー『グレート・インフルエンザ』平澤正夫訳、共同通信社、2005）

Crosby Alfred W., *America's Forgotten Pandemic, The Influenza of 1918*, Cambridge University Press, 1976.（アルフレッド・W・クロスビー『史上最悪のインフルエンザ――忘れられたパンデミック』西村秀一訳、みすず書房、2004）

Taubenberger J. K., Kash J. C., Morens D. M., *« The 1918 Influenza Pandemic: 100 Years of Questions Answered and Unanswered »*, Science Translational Medicine, 2019.

論文

Ansart Séverine, *et al.*, « Mortality burden of the 1918-1919 influenza pandemic in Europe », *Influenza and other respiratory viruses*, 2009.

Barry John M., « Pandemics: avoiding the mistakes of 1918 », *Nature*, 2009.

Barry John M., « The site of origin of the 1918 influenza pandemic and its public health implica-

Gassman Audrey L., *et al.*, « FDA regulation of prescription drugs », *The New England Journal of Medicine*, 2017.
Jenner Edward, « On the origin of the vaccine inoculation », *D. N. Shury*, 1801.
Podolsky Scott H., Kesselheim Aaron S., « Regulating homeopathic products — A century of dilute interest », *The New England Journal of Medicine*, 2016.

4章

書籍

Dachez Roger, *Histoire de la médecine. De l'Antiquité à nos jours*, Tallandier, 2012.
Engels Friedrich, *Die Lage der arbeitenden Klasse in England*, Wigand, 1887.（フリードリヒ・エンゲルス『イギリスにおける労働者階級の状態』一條和生・杉山忠平訳、岩波文庫、1990）
Steckel Richard H., Floud Roderick (dir.), *Health and Welfare during Industrialization*, University of Chicago Press, 1997.
Virchow Rudolf, *Mittheilungen über die in Oberschlesien herrschende Typhus-Epidemie*, Reiner, 1848.

論文

Julia Chantal, Valleron Alain-Jacques, « Louis René Villermé (1782–1863), a pioneer in social epidemiology: re-analysis of his data on comparative mortality in Paris in the early 19th century », *Journal of Epidemiology and Community Health*, 2010.
Ruhm Christophe J., « Are recessions good for your health ? », *Quarterly Journal of Economics*, 2000.
Szreter Simon, « The population health approach in historical perspective », *American Journal of Public Health*, 2003.
Villermé Louis René, « Rapport sur un ouvrage intitulé: "Recherches statistiques sur la ville de Paris et le département de la Seine (volume In-8)", et considérations sur la mortalité dans la même ville », *Bulletins de la Société médicale d'émulation*, 1822: 1e41.
Weir David, « Economic welfare and physical well-being in France, 1750–1990 », *in* Richard H. Steckel et Roderick Floud (dir.), *Health and Welfare during Industrialization*, University of Chicago Press, 1997.

5章

書籍

Céline Louis-Ferdinand, *Semmelweis*, Gallimard, 1952.
Dachez Roger, *Histoire de la médecine. De l'Antiquité à nos jours*, Tallandier, 2012.
Deveaux Michel, *De Céline à Semmelweis. Histoire d'une thèse, histoire d'une œuvre*, L'Harmattan, 2015.
Floud R., Fogel R. W., Harris B., Hong S. C., *The Changing Body: Health, Nutrition, and Human Development in the Western World Since 1700*, Cambridge University Press, 2011.
McKeown Thomas, *The Modern Rise of Population*, Academic Press, 1976.
Pasteur Louis, *Écrits scientifiques et médicaux*, Flammarion, 1994.
Rosen George, *A History of Public Health*, MD Publication, 1958.（同前）
Snowden Frank, *Epidemics and Society. From the black death to the present*, Yale University Press, 2019.（フランク・M・スノーデン、同前）

参考文献

1章

書籍

DEATON Angus, *La Grande Évasion: Santé, richesse et origine des inégalités*, PUF, 2015.（アンガス・ディートン『大脱出――健康、お金、格差の起源』松本裕訳、みすず書房、2014）

論文

BOYCE Niall, « Bills of Mortality: tracking disease in early modern London », *The Lancet*, 2020.

MORABIA Alfredo, « Epidemiology's 350th Anniversary: 1662-2012 », *Epidemiology*, 2013.

2章

書籍

BERGERON Henri, CASTEL Patrick, *Sociologie politique de la santé*, PUF, 2018.

FOUCAULT Michel, *Naissance de la biopolitique. Cours au Collège de France, 1978-1979*, EHESS/Gallimard/Seuil, 2004.（ミシェル・フーコー『生政治の誕生（コレージュ・ド・フランス講義1978-79）』慎改康之訳、筑摩書房、2008）

MORELLE Aquilino, TABUTEAU Didier, *La Santé publique*, PUF, coll. « Que sais-je ? », 2017.

ROSEN George, *A History of Public Health*, MD Publication, 1958.（ジョージ・ローゼン『公衆衛生の歴史』小栗史朗訳、第一出版、1974）

VALLIN Jacques, *Annales de démographie historique*, Société de démographie historique et EHESS, 1989.

論文

HENRY Louis, BLANCHET Didier, « La population de l'Angleterre de 1541 à 1871 », *Population*, 1983.

JULIA Chantal, VALLERON Alain-Jacques, « Louis René Villermé (1782-1863), a pioneer in social epidemiology: re-analysis of his data on comparative mortality in Paris in the early 19th century », *Journal of Epidemiology and Community Health*, 2011.

3章

書籍

DACHEZ Roger, *Histoire de la médecine. De l'Antiquité à nos jours*, Tallandier, 2012.

SNOWDEN Frank, *Epidemics and Society. From the Black Death to the Present*, Yale University Press, 2019.（フランク・M・スノーデン『疫病の世界史』桃井緑美子・塩原通緒訳、明石書店、2021）

論文

BERNOULLI Daniel, « Essai d'une nouvelle analyse de la mortalité causée par la petite vérole, et des avantages de l'inoculation pour la prévenir », *Histoire de l'Académie royale des sciences*, vol. III (2), Imprimerie nationale, 1766.

図版出典

p.49「パリのオテル＝デュー病院、1849年」：© Duncan 1890 / Digital Vision Vectors / Getty Images.

p.51「ネッケル病院で学生を前に肺結核患者を聴診するルネ・ラエネク、1816年」：© BnF / Collection Chevassu / Académie nationale de médecine.

p.116「ブレヴィック・ミッションを再訪したヨハン・フルティン、1996年」：© Peter Hultin.

p.127「サミュエル・プレストン」：collection personnelle de Samuel H. Preston.

p.134「冠動脈バイパス手術」：Professeur Pascal Leprince, Catherine Jousseaume et Guillaume Lebreton.

p.147「食道がんの顕微鏡写真」：© Professeur Jean-François Fléjou.

p.230「アン・ケースとアンガス・ディートン」：© Rebecca Wilcox.

吉田春美（よしだ・はるみ）
フランス語翻訳家。上智大学文学部史学科卒業。訳書に、C・アングラオ『ナチスの知識人部隊』、T・クラスニアンスキ『ナチの子どもたち』、F・コラール『毒殺の世界史』、F・マルテル『ソドム――バチカン教皇庁最大の秘密』、M・トゥーサン＝サマ『お菓子の歴史』、M=C・フレデリック『発酵食の歴史』、M=J・シャスイユ『幻のワイン100』ほか多数。

延《の》びすぎた寿命《じゅみょう》――健康《けんこう》の歴史《れきし》と未来《みらい》

2022年４月20日　初版印刷
2022年４月30日　初版発行

著　者　ジャン＝ダヴィド・ゼトゥン
訳　者　吉田春美
装　幀　岩瀬聡
発行者　小野寺優
発行所　株式会社河出書房新社
〒151-0051　東京都渋谷区千駄ヶ谷2-32-2
電話（03）3404-1201［営業］（03）3404-8611［編集］
https://www.kawade.co.jp/
組　版　株式会社創都
印　刷　株式会社暁印刷
製　本　小泉製本株式会社
Printed in Japan
ISBN978-4-309-22853-2

河出文庫

感染地図
歴史を変えた未知の病原体

S・ジョンソン著
矢野真千子訳

150年前のロンドンを「見えない敵」が襲った！　大疫病禍の感染源究明に挑む壮大で壮絶な実験は、やがて独創的な「地図」に結実する。スリルあふれる医学＝歴史ノンフィクション。

河出文庫

解剖医ジョン・ハンターの数奇な生涯

W・ムーア著
矢野真千子訳

『ドリトル先生』や『ジキル博士とハイド氏』のモデルにして、近代外科医学の父。彼は群を抜いた奇人だった。遺体の盗掘や売買、膨大な標本……その波瀾の生涯を描く傑作！　山形浩生解説。

河出文庫

あなたの体は9割が細菌
微生物の生態系が崩れはじめた

A・コリン著
矢野真千子訳

あなたの健康を維持している体内微生物の生態系が破壊され、さまざまな問題を引き起こしている！　最新の科学的知見をもとに、微生物生態系のしくみと健康との関係を解き明かす決定版！

河出文庫

脳科学者の母が、認知症になる
記憶を失うと、その人は〝その人〟でなくなるのか？

恩蔵絢子著

記憶を失っていく母親の日常生活を2年半にわたり記録し、脳科学から考察。アルツハイマー病になっても最後まで失われることのない脳の能力に迫る。NHK「クロ現」など各メディアで話題！

文明が不幸をもたらす
病んだ社会の起源

C・ライアン著
鍛原多恵子訳

文明化による「進歩」は人類を幸福にするどころか、先史時代にはない不平等・暴力・病をもたらした。健康、家族、性、労働などをめぐり、最新データと鋭い思考で人間本来の生き方を問う！

人類の進化が病を生んだ

J・テイラー著
小谷野昭子訳

なぜ人はこれほど数多くの病気に苦しめられるのか？　アレルギー、不妊症、腰痛、癌、心臓病など、進化の考え方によって病気の原因を明らかにする、「進化医学」の最前線！

眠りがもたらす奇怪な出来事
脳と心の深淵に迫る

G・レシュジナー著
高橋洋訳

不眠症、ナルコレプシー（居眠り病）、夢遊病……。睡眠の病はなぜ起きるのか？　健康な睡眠には何が必要か？　睡眠の専門家が、にわかに信じがたい驚きの症例から、脳の深淵に迫る！

河出ブックス
医療とは何か
現場で根本問題を解きほぐす

行岡哲男著

医療現場で「正しい判断」は不可能である――救急医学の第一人者、哲学する医師がついに書いた！　医療崩壊のほんとうの問題とは？　従来の医療観を根源から問い直す、静かなる革命。

医学の歴史　大図鑑

S・パーカー監修
酒井シヅ日本語版監修

人類はいかに病と闘ってきたのか――初めて見る大迫力のオールカラー・ヴィジュアル図鑑！　ネアンデルタール人の歯の化石から最先端医療まで驚異の5万年史を図版550点で網羅する。

臨床人類学
文化のなかの病者と治療者

A・クラインマン著
大橋英寿／遠山宜哉／作道信介／川村邦光訳

西洋医と漢方医と呪術医が混在する1970年前後の台湾でのフィールドワークを基に、民族史的知見を臨床の具体的な場面に即して明示。医療人類学の道を切り拓いた著者の歴史的デビュー作。

描かれた病
疾病および芸術としての医学挿画

R・バーネット著
中里京子訳

皮膚病、ハンセン病、天然痘、がん、性感染症……写真誕生以前の細密イラストが雄弁に語る、医療と社会をめぐるイメージの博物誌！　ゾッとするが、魅力的な本――「ネイチャー」

描かれた手術
19世紀外科学の原理と実際およびその挿画

R・バーネット著
中里京子訳

外科手術はどう進化してきたか。〝床屋の延長〟から科学の神殿へと変貌を遂げた、その発展の歴史を貴重な画像で描き出す。『描かれた病』に続く、驚愕の医学博物誌シリーズ第2弾。

河出文庫

奇想版　精神医学事典

春日武彦著

五十音順でもなければアルファベット順でもなく、筆者の「連想」の流れに乗って見出し語を紡いでゆく、前代未聞の精神医学事典。ただし実用には適さず。博覧強記の精神科医による世紀の奇書。

河出新書

こころの違和感　診察室

しっくりこない自分と折り合いをつける方法

春日武彦著

おどおどしてしまう、誤解されがち、嫉妬深い、ぶれる……ままならない自分と折り合いをつけるには？　精神科医による丁寧な考察とアドバイス。こんなはずじゃない！と思ったときに読む33章。

看取るあなたへ

終末期医療の最前線で見えたこと

細谷亮太／徳永進／長尾和宏ほか著

「あなたの大事な人が旅立つ時には、よく頑張ったね、と手を握ってあげてほしい」——終末期医療の最前線に立つ20人が綴る、看取りのかまえ。大切な人と今を生きる為のヒントに満ちた書。

自閉スペクトラム症の女の子が出会う世界

幼児期から老年期まで

S・ヘンドリックス著
堀越英美訳

幼児期、学校、就職、出産、老い……生まれてから老いるまでの間に、自閉スペクトラム症の女の子はどんな体験をするのか。自らも当事者の著者が、当事者や家族の証言をもとに描き出す。

ヒトはなぜ「がん」になるのか

進化が生んだ怪物

K・アーニー著
矢野真千子訳

「がん」は現代人特有の病ではなく、生物システムに最初から組みこまれたバグである。がん細胞が体内で文字通り「進化」するという、驚きの事実を解明。未来の治療の可能性に迫る！

死の恐怖を乗り越える

2000人以上を看取ったがん専門医が考えてきたこと

佐々木常雄著

2万人以上のがん患者と関わり、生と死を見つめてきた日本屈指の腫瘍内科医が、「生きることをあきらめない」患者のエピソードを通して問いかける、人生最大の奈落から這い上がる術。

がん患者の心を救う

精神腫瘍医の現場から

大西秀樹著

がん患者とその家族の心のケアを専門に扱う、日本を代表する精神腫瘍医の一人である著者が、がん医療現場での精神腫瘍医の働きや診察で出会った命の限り成長する人間のすばらしさを伝える。

ガン治療革命

最先端医療はここまで来た！　予防&寛解のための最高の選択をする！

小林平大央編著
坂口力／白川太郎／陰山康成／藤田亨監修

がんは治る時代へ！　自らもステージ4のがんを克服した医師かつ元厚生労働大臣・坂口力氏監修のもと、最先端治療を行う複数の医師たちによる、がんの総合治療の最前線を紹介した1冊。